Olena Berezovska

A Armadilha da Ferritina

A verdade oculta sobre ferro, fadiga e anemia

International Academy of Healthy Life
2026

A armadilha da ferritina: a verdade oculta sobre ferro, fadiga e anemia

320 páginas

Este livro destina-se exclusivamente a fins educacionais e informativos. Não se destina a diagnosticar, tratar, curar ou prevenir qualquer doença e não deve ser considerado um substituto para aconselhamento, diagnóstico ou tratamento médico profissional. Os leitores devem consultar profissionais de saúde qualificados a respeito de qualquer condição médica ou decisão relacionada a tratamento.

As informações apresentadas neste livro refletem a literatura científica, as observações clínicas e as opiniões profissionais disponíveis no momento da publicação. O conhecimento médico continua a evoluir, e recomenda-se aos leitores consultar pesquisas atuais e diretrizes clínicas vigentes.

A autora e a editora não se responsabilizam por quaisquer efeitos adversos, lesões, perdas ou danos decorrentes do uso ou da aplicação das informações contidas neste livro.

Publicado por: International Academy of Healthy Life

Primeira edição

Sumário

Introdução (5)

Parte 1: A ilusão do ferro (9)
Capítulo 1: O que o ferro significa para o organismo (9)
O que é o ferro? (9)
O que o ferro faz no corpo humano (11)
De quanto ferro precisamos? (14)
A natureza de dois gumes do ferro (17)
Como o ferro entra no organism (19)
Deficiência real de ferro versus ferro mal distribuído: por que as palavras importam (23)
Capítulo 2: O que a ferritina realmente é — a última proteína do ferro a entrar em cena (25)
Dentro da família das proteínas do ferro (25)
Biologia e função da ferritina (30)
Capítulo 3: A falácia da ferritina (34)
Antes da ferritina: a busca pela origem da anemia (34)
O exame que transformou a medicina do ferro (37)
Como os intervalos de referência foram fabricados (45)
O mito do padrão-ouro (49)
Correlação não é identidade (52)
Como os intervalos laboratoriais confundem pacientes e médicos (56)
Capítulo 4: Além da ferritina — os verdadeiros marcadores do ferro (59)
Saturação da transferrina (TSAT)(59)
Receptor solúvel de transferrina (sTfR)(64)
Exames complementares: TIBC, ferro sérico, CRP e ESR (67)

Parte 2: Quando o ferro mente (71)
Capítulo 5: Deficiência de ferro (71)
O negócio da deficiencia (71)
A armadilha dos sintomas inespecíficos (74)
Deficiência, insuficiência, déficit: palavras que induzem ao erro (81)
A deficiência de ferro no mundo da medicina (83)
Capítulo 6: Deficiência absoluta de ferro (86)
Perda de Sangue: A Principal Responsável (87)
A classificação moderna da anemia (89)
O que acontece quando as pessoas perdem sangue (91)
Perda crônica de sangue (93)
Má absorção: quando o intestino não consegue absorver ferro (97)
Desnutrição e ingestão de ferro (100)
Como diagnosticar a deficiência absoluta de ferro (102)
Capítulo 7: Inflamação, infecção e a armadilha da ferritina (119)

O que é uma condição crônica na medicina real? (119)
Nem todas as condições crônicas são iguais (121)
Por que as condições crônicas alteram os exames de ferro (122)
Quando a "ferritina normal" não significa que o ferro está adequado (126)
Situações clínicas que alteram os exames de ferro (127)
Capítulo 8: Anemia da doença crónica (133)
A quem pertence a anemia? O gigante esquecido da medicina (133)
O ponto cego na formação médica (135)

Parte 3: O ferro nas fases críticas da vida (140)
Quando a vida muda, o ferro também muda (140)
Capítulo 9: Ferro e anemia na gravidez — fisiologia, mitos e interpretações equivocadas (142)
Por que a gravidez altera fundamentalmente o metabolismo do ferro (142)
Fisiologia da expansão do volume plasmático versus massa eritrocitária (144)
A anemia gestacional é sempre uma doença? (146)
Por que a "anemia" gestacional é frequentemente fisiológica (149)
Por que a interpretação da ferritina se torna difícil durante a gravidez (151)
Estratégias Diagnósticas Além da Ferritina Durante a Gravidez (154)
A cultura da prescrição rotineira de ferro durante a gravidez (157)
Capítulo 10: Ferro e saúde da mulher (162)
Menstruação: entre a biologia e o mito (162)
O que é a menstruação? (164)
O que realmente acontece durante a menstruação? (167)
Por que as mulheres menstruam? (173)
Menstruação, ferro e o mito da longevidade (177)
O que é o sangue menstrual? (181)
Quando o sangramento menstrual não é normal (185)
Menstruação, perda de sangue e ferro: o que realmente sabemos? (188)
Capítulo 11: Crianças, adolescentes e surtos de crescimento (193)
Capítulo 12: Envelhecimento e ferro (197)
Envelhecimento, longevidade e a busca por respostas (197)
Ferro e envelhecimento: causa, consequência ou coincidência? (201)

Parte 4: Resolvendo a crise do ferro (207)
Capítulo 13: Mitos sobre o ferro nos alimentos (207)
Como o ferro se tornou um número (207)
O teor total de ferro não equivale ao ferro biodisponível (211)
Ferro heme, ferro não heme e por que a forma química é importante (212)
O mito dos alimentos ricos em ferro (216)
O ferro oculto (220)

Produtos derivados do sangue: entre alimento e suplemento (224)
A obsessão pela absorção (229)
Cozinhar em utensílios de ferro fundido aumenta a ingestão de ferro? (234)
Capítulo 14: A escala terapêutica do ferro (236)
Suplementos de ferro por via oral (236)
Se a ferritina é tão importante, por que não prescrevemos ferritina? (246)
Ferro intravenoso: o próximo nível de tratamento (249)
Verdadeiros produtos sanguíneos: quando o ferro já não é suficiente (258)
Capítulo 15: Quando o ferro faz mal (263)
O lado sombrio do ferro: estresse oxidativo, ferroptose e envelhecimento (263)
Ferro, mitocôndrias e envelhecimento (266)
Ferro e o envelhecimento cerebral (268)
Ferro e a biologia do cancer (269)
Por que o organismo controla o ferro de forma tão rigorosa? (271)
O que é sobrecarga de ferro? (272)
Hemocromatose: o experimento natural do ferro (278)
Hemossiderose e deposição de ferro nos tecidos (281)
Ferritina elevada: até que ponto é segura? (283)

O que você deve levar deste libro (286)
Glossário (291)
Referências (303)
Sobre a autora (312)
Livros de Olena Berezovska (313)

Introdução

Caros leitores,

Provavelmente eu nunca teria escrito este livro se não fosse por uma história que, muitos anos atrás, me levou a refletir seriamente sobre quão facilmente as informações sobre ferro, sangue, menstruação e fisiologia feminina podem ser distorcidas — e até onde essas distorções podem chegar quando são apresentadas de forma atraente e transformadas em best-sellers.

Por volta de 2008, amigos meus me apresentaram um popular livro de não ficção de grande sucesso, *Sex, Time, and Power: How Women's Sexuality Shaped Human Evolution*, de Leonard Shlain. Como sou médica obstetra e ginecologista, eles acreditavam que essa obra despertaria meu interesse de maneira especial. Afinal, o título e o tema pareciam muito próximos da minha área profissional: sexualidade feminina, menstruação, perda de ferro, obtenção de ferro por meio da alimentação, biologia reprodutiva e evolução humana.

À primeira vista, o livro parecia uma tentativa original e ambiciosa de conectar biologia, antropologia, sexualidade e cultura. Mas, quando comecei a lê-lo, não fiquei fascinada. Fiquei profundamente preocupada.

O problema não era o fato de o autor apresentar uma hipótese ousada. Não tenho nada contra ideias ousadas. A ciência precisa de perguntas, imaginação e até mesmo de ideias provocativas. O problema é que muitas afirmações sobre fisiologia feminina, menstruação, sangue e metabolismo do ferro eram cientificamente incorretas, excessivamente simplificadas ou apresentadas de uma forma que poderia facilmente induzir os leitores ao erro. Fatos biológicos reais eram misturados com especulações, e as especulações eram apresentadas com a segurança de quem oferece explicações definitivas.

Lembro-me de repetir várias vezes: "Isso não é verdade".

E, ainda assim, o livro tornou-se um best-seller.

Essa foi a parte que mais me perturbou. Quando informações imprecisas ou enganosas são apresentadas de maneira persuasiva e memorável para milhões de leitores, elas deixam de ser inofensivas. Criam um terreno fértil para mais confusão, mais mitos e mais crenças distorcidas — especialmente em áreas nas quais as pessoas já possuem conhecimento científico limitado. As mulheres podem começar a compreender mal o próprio corpo. Os pacientes podem passar a temer processos fisiológicos normais. Os médicos podem repetir explicações atraentes, mas incorretas. E, gradualmente, uma ideia popular pode se tornar mais forte do que as evidências que a sustentam.

Meus amigos e eu discutimos isso muitas vezes. Eles me diziam: "Então você deveria escrever o seu próprio livro — um livro que explique o que está errado, o que é verdadeiro e como o ferro, o sangue, a ferritina, a menstruação e a anemia realmente devem ser compreendidos."

Durante muitos anos, essa ideia permaneceu comigo.

Eu estava ocupada escrevendo outros livros sobre saúde da mulher e, sinceramente, não gosto de criticar o trabalho ou os livros de outras pessoas. Procuro manter uma postura neutra. Não deixo comentários em publicações alheias para criticá-las. Essa é a minha forma de agir. Acredito na liberdade de expressão e na liberdade de opinião.

Mas o que tenho observado ao longo dos últimos vinte anos da minha vida profissional é profundamente preocupante.

Lembro-me do império da vitamina C, criado artificialmente, em parte porque um médico ganhador do Prêmio Nobel esteve envolvido em sua promoção. Depois disso, começamos a ver a explosão dos produtos antienvelhecimento, incluindo os antioxidantes. E então, de repente, surgiu outro tsunami — também apoiado financeiramente e, em muitos aspectos, artificialmente construído: os mitos sobre a deficiência de vitamina D e sobre inúmeros outros suplementos.

Mas, comparado ao tsunami da vitamina D, agora enfrentamos outro tsunami: o da ferritina e do ferro no organismo. Esse tsunami sobrecarregou os sistemas de saúde em praticamente todos os países do mundo e continua dominando a prática médica.

Hoje, esses dois exames — vitamina D e ferritina — continuam exercendo enorme influência sobre a prática médica mundial.

Nos últimos anos, tenho observado como algo tão simples quanto um exame de sangue — ferritina, hemoglobina — se transformou em uma espécie de religião médica. Esses números passaram a ser usados para rotular pessoas, assustá-las e incentivar o uso de suplementos e medicamentos, quase sem reflexão. Sem contexto, sem compreensão da fisiologia — apenas um número, um intervalo de referência e um diagnóstico rápido. E, muitas vezes, um diagnóstico errado.

A obsessão pelo ferro ultrapassou há muito tempo os limites da ciência. Hoje, praticamente todos recomendam suplementos de ferro — não apenas médicos e parteiras, mas também treinadores físicos, blogueiros, influenciadores digitais e coaches de bem-estar. Toda uma indústria foi construída em torno da chamada "deficiência de ferro", transformando medo e fadiga em lucro. E, ainda assim, poucos falam sobre os riscos desses suplementos — sobre o fato de que o ferro, quando utilizado desnecessariamente ou em excesso, pode causar danos ao organismo, desencadear inflamação e perturbar o equilíbrio fisiológico. Dizem-nos que ele é essencial. Raramente nos dizem que também pode ser perigoso.

Um dos cenários mais preocupantes em que esse mito prospera é a obstetrícia. Há mais de setenta anos, mulheres grávidas vêm sendo rotineiramente diagnosticadas com "anemia" e recebendo prescrição de suplementos de ferro — muitas vezes sem investigação adequada e sem o entendimento de que a redução da hemoglobina é uma parte normal da gravidez. A chamada "anemia gestacional" é, em muitos casos, nada mais do que uma adaptação fisiológica. Ainda assim, comprimidos de ferro continuam sendo prescritos automaticamente, às vezes de forma agressiva — como se isso fosse uma regra incontestável, e não uma decisão médica.

Essa repetição cega de antigos dogmas — sem evidências, sem nuances — não representa apenas uma má prática médica. Ela causa danos. E já passou da hora de dizer isso em voz alta.

Escrevi este livro para questionar aquilo que se tornou quase intocável na medicina contemporânea: a forma como diagnosticamos e tratamos a chamada deficiência de ferro e a anemia. Não se trata apenas da ferritina. Trata-se de quão facilmente os números substituem o raciocínio. Com que frequência os pacientes são tratados com base em conceitos ultrapassados? E quanta desinformação — mesmo quando não intencional — continua moldando a forma como entendemos a saúde, especialmente a saúde das mulheres?

Meu objetivo não é assustá-lo, mas oferecer uma perspectiva diferente. Ajudá-lo a fazer perguntas melhores. Lembrá-lo de que seu corpo é mais complexo — e mais inteligente — do que qualquer valor laboratorial isolado. E de que a boa medicina começa não com números, mas com compreensão.

— Dra. Olena Berezovska

Parte 1: A ilusão do ferro

Capítulo 1: O que o ferro significa para o organismo

O que é o ferro?

Quando ouvimos a palavra ferro, a maioria de nós imagina algo forte e pesado — um metal, uma ferramenta, uma peça de maquinaria. O ferro é o material das construções, das pontes, dos utensílios de cozinha e até das espadas. É sólido, visível e industrial. Mas o que muitos não percebem é que esse mesmo elemento — o ferro da crosta terrestre — também circula silenciosamente pelo nosso sangue.

O ferro, um presente cósmico, nem sequer foi formado na Terra. Nenhuma parte dele — nem o ferro que corre em suas veias, nem o ferro da sua frigideira, nem mesmo o ferro presente nas profundezas do núcleo terrestre — teve origem aqui.

Ele nasceu no interior de estrelas em processo de morte — forjado nos momentos finais e violentos das explosões de supernovas massivas. Ali, sob temperaturas e pressões extremas, elementos mais leves se fundiram para formar elementos mais pesados. Entre os últimos a surgir estava o ferro. Quando essas estrelas colapsaram, espalharam seu conteúdo pelo universo. A Terra, assim como os demais planetas, formou-se a partir dessa poeira ancestral, que incluía o ferro.

Portanto, sim — o ferro presente no seu sangue é, literalmente, poeira estelar.

É uma ideia poética, mas também um fato científico. Esse mesmo elemento, criado no colapso de uma estrela há bilhões de anos, hoje ajuda o seu corpo a transportar oxigênio, alimentar seus músculos e sustentar a atividade do seu cérebro. O ferro não é apenas mais um mineral — ele faz parte de uma história muito mais antiga e muito maior do que nós, despertando um profundo senso de admiração.

O ferro não é uma vitamina. É um metal, representado na tabela periódica pelo símbolo **Fe**, abreviação de *ferrum*, seu nome em latim. Com número atômico 26, o ferro é ao mesmo tempo ancestral e essencial — encontrado em rochas, no solo, em meteoritos e em todos os corpos humanos.

O mais notável é que esse metal denso e suscetível à oxidação desempenha um papel tão delicado e quase invisível na vida. No organismo, o ferro não existe na forma de fragmentos ou pedaços metálicos. Ele está presente como átomos e íons individuais, incorporados em moléculas complexas. Moléculas como a **hemoglobina** e a **mioglobina** dependem do ferro para se ligar ao oxigênio com extraordinária precisão. Esse processo intrincado é uma verdadeira maravilha da natureza. Sem o ferro, nossas células simplesmente sufocariam.

E, apesar de toda a sua importância, a quantidade total de ferro presente no corpo humano é muito pequena — apenas cerca de 3 a 4 gramas em um adulto saudável. Isso corresponde aproximadamente ao peso de um clipe de papel. O que realmente importa não é a quantidade, mas o equilíbrio.

O ferro também é uma das substâncias utilizadas pela humanidade há mais tempo. Muito antes de a química existir como ciência, as civilizações antigas já trabalhavam com o ferro — primeiro obtido de meteoritos e, posteriormente, extraído dos minérios. Os artefatos de ferro mais antigos conhecidos datam de aproximadamente 3200 a.C., no Egito, e foram produzidos a partir de ferro meteórico, que continha elevadas concentrações de níquel. Por volta de 1200 a.C., os seres humanos aprenderam a extrair ferro da crosta terrestre, marcando o início da Idade do Ferro. Essa transição da Idade do Bronze para a Idade do Ferro representou um marco fundamental na história da humanidade, possibilitando o desenvolvimento de ferramentas e armas cada vez mais sofisticadas.

A ciência moderna veio depois. No século XVIII, o químico Antoine Lavoisier ajudou a classificar o ferro como um elemento fundamental. No século XIX, cientistas como Berzelius descobriram que o ferro era uma parte essencial da hemoglobina — o pigmento vermelho do nosso sangue responsável pelo transporte de oxigênio. Em meados do século XIX, já estava claro: o ferro é essencial para a função dos glóbulos vermelhos e para a própria vida. Pesquisas posteriores revelaram como o ferro é transportado (pela transferrina), armazenado (na ferritina) e regulado (pelo hormônio hepcidina, descoberto apenas em 2000).

O ferro moldou a história da humanidade — tanto nos campos de batalha quanto na corrente sanguínea. E, no entanto, no mundo atual, esse elemento ancestral encontra-se no centro de novas confusões, orientações questionáveis e amplos equívocos médicos. É aqui que a nossa história realmente começa.

O que o ferro faz no corpo humano

Embora frequentemente pensemos no ferro principalmente em termos dos glóbulos vermelhos (**eritrócitos**), seu papel no corpo humano é muito mais amplo. Na verdade, o ferro participa de milhares de reações biológicas e é um componente fundamental de muitas substâncias diferentes — não apenas da hemoglobina.

Cerca de dois terços de todo o ferro do corpo encontram-se na **hemoglobina**. Aproximadamente 10% estão armazenados na **mioglobina**, uma molécula semelhante presente nas células musculares, que ajuda os músculos a armazenar e utilizar oxigênio, especialmente durante a atividade física ou situações de estresse. Mas isso ainda deixa uma parcela significativa do ferro desempenhando outras funções essenciais — muitas vezes despercebidas.

O ferro é um componente estrutural de muitas enzimas e proteínas, especialmente aquelas envolvidas na **produção de**

energia, respiração celular, defesa imunológica e até mesmo na atividade cerebral.

As enzimas, em termos simples, são proteínas especiais que atuam como trabalhadores altamente qualificados dentro do organismo — ajudando as reações químicas a ocorrerem de forma mais rápida, fácil e eficiente. A cada segundo, seu corpo realiza milhares de pequenas reações: decompondo alimentos, produzindo energia, reparando células, sintetizando hormônios e muito mais. Sem as enzimas, a maioria dessas reações seria lenta demais para sustentar a vida. Cada enzima é altamente específica — ela sabe exatamente qual tarefa executar e sobre quais moléculas atuar. E muitas delas dependem de minerais — como o ferro — para funcionar adequadamente.

Algumas das enzimas mais essenciais do seu corpo requerem ferro. Entre elas estão:

- **Citocromos**, que desempenham papel crucial nas mitocôndrias das células — as "usinas de energia" responsáveis pela produção de energia.
- **Catalases** e **peroxidases**, que degradam subprodutos nocivos, como o peróxido de hidrogênio, e protegem as células contra danos oxidativos.
- **Proteínas contendo agrupamentos ferro-enxofre (Fe-S)**, que desempenham funções fundamentais em diversas vias metabólicas.
- **Enzimas envolvidas na síntese de DNA**, que permitem às células se dividir, crescer e se reparar.
- Enzimas envolvidas na produção de **neurotransmissores**, incluindo dopamina e serotonina, demonstram o quão profundamente o ferro está ligado ao humor, à atenção e à clareza mental.

Se algumas dessas palavras parecem desconhecidas — como vias metabólicas, neurotransmissores, dopamina ou serotonina — não se preocupe. Você não precisa ter formação médica para ler este livro. Procurei explicar esses conceitos ao longo do livro em uma linguagem fácil de compreender (e você sempre pode consultar o glossário no final do livro). Você entenderá o que eles significam, por que são importantes e como se relacionam com a sua saúde — mesmo que seja a primeira vez que tenha contato com eles.

Embora os cientistas ainda não tenham catalogado todas as proteínas dependentes de ferro, estima-se que cerca de **8% de todas as enzimas humanas conhecidas utilizem o ferro como cofator**, tornando-o um dos metais mais utilizados no corpo humano.

O restante do ferro — a parte que não está trabalhando ativamente — permanece armazenado ou em circulação. A **ferritina** e a **hemossiderina** atuam como proteínas de armazenamento, mantendo reservas de ferro até que elas sejam necessárias. A **transferrina** é a principal proteína transportadora, responsável por levar o ferro pela corrente sanguínea até as células que dependem dele. Esses sistemas trabalham em conjunto para regular cuidadosamente o ferro — porque tanto a deficiência quanto o excesso podem ser prejudiciais.

Para desempenhar todas essas funções diversas, o ferro também precisa ser quimicamente flexível.

No organismo, o ferro não circula livremente como metal bruto. Em vez disso, ele existe em duas formas: Fe^{2+} (ferroso) e Fe^{3+} (férrico). Esses não são apenas nomes diferentes — eles representam diferentes estados do ferro, dependendo de ele ter perdido ou ganho um elétron. Essa capacidade de alternar entre formas permite que o ferro realize muitas reações vitais, como ligar-se e liberar oxigênio, ativar enzimas e impulsionar a produção de energia.

Tão importante quanto isso é o fato de que o ferro no organismo está sempre ligado — seja dentro da hemoglobina, fazendo parte de uma enzima ou associado a uma proteína de transporte ou de armazenamento. O ferro livre, por outro lado, é perigoso. Ele pode gerar radicais livres nocivos e causar danos aos tecidos. É por isso que o organismo monitora e controla o ferro com tanta precisão — absorvendo apenas o que necessita, reciclando o que pode e armazenando o restante de forma segura. Não se trata de ter mais ferro — trata-se de utilizá-lo com sabedoria.

De quanto ferro precisamos?

O corpo humano é **um sistema energético aberto**. Ele está constantemente trocando substâncias com o ambiente — recebendo nutrientes, água e oxigênio e liberando calor, resíduos e dióxido de carbono. Algumas substâncias podem ser produzidas dentro do organismo. Outras, como o ferro, precisam vir de fontes externas. **Nosso corpo não é capaz de produzir ferro, razão pela qual precisamos obtê-lo por meio da alimentação.**

Com toda a discussão sobre baixos níveis de ferro, suplementos e deficiências, você pode imaginar que o organismo necessite de grandes quantidades de ferro todos os dias. Mas a verdade é exatamente o oposto: precisamos apenas de uma quantidade muito pequena, e a maior parte dela não vem dos alimentos — **ela é reciclada internamente**.

Você provavelmente já viu recomendações oficiais afirmando que adultos devem consumir 8, 15 ou até 27 miligramas de ferro por dia, dependendo da idade, do sexo ou da gravidez. Mas de onde vêm esses números?

Surpreendentemente, **a necessidade diária de ferro nunca foi medida com precisão — nem em indivíduos, nem em grandes estudos clínicos. Esses números foram calculados com base em modelos teóricos e médias populacionais, e não em dados biológicos individualizados.**

Foi assim que essa estimativa foi elaborada:

Os cientistas começaram calculando a quantidade de ferro que uma pessoa média perde diariamente. Essa perda diária geralmente varia entre 1 e 2 miligramas. Como o ferro da dieta é absorvido de forma pouco eficiente — normalmente apenas entre 5% e 15% do que ingerimos — eles propuseram que as pessoas deveriam consumir entre 10 e 20 miligramas por dia para garantir a absorção de uma quantidade suficiente para compensar essas perdas.

À primeira vista, isso parece razoável. Mas também é uma **simplificação extrema** e **não reflete a forma como o organismo realmente funciona.**

O corpo humano possui um sistema altamente sofisticado de gerenciamento do ferro. **A absorção de ferro não é passiva — ela é regulada.** Se o organismo possui ferro suficiente, absorve menos. Se as reservas estão baixas, a absorção pode aumentar — mas apenas dentro de certos limites. Mais importante ainda, o corpo não depende principalmente da alimentação para suprir suas necessidades diárias de ferro. Ele recicla ferro continuamente.

Todos os dias, reutilizamos cerca de 20 a 25 miligramas de ferro por meio da degradação de glóbulos vermelhos envelhecidos e da reutilização desse ferro para produzir novos glóbulos vermelhos. Apenas 1 a 2 miligramas de ferro novo precisam ser obtidos de fontes externas — e mesmo essa quantidade pode variar dependendo da fisiologia individual.

Portanto, a necessidade diária real de ferro recém-absorvido é **mínima**.

No entanto, como as recomendações são baseadas em médias generalizadas e incluem margens de segurança, muitas pessoas são orientadas a consumir grandes doses de ferro — mesmo quando seus organismos podem não precisar dele. E, como o excesso de ferro não é facilmente eliminado, ele pode se acumular, aumentando o risco de inflamação, estresse oxidativo e danos aos tecidos — especialmente quando ninguém verifica se o organismo realmente necessita de mais ferro.

Essa é uma das muitas razões pelas quais seguir mecanicamente as "recomendações diárias" pode ser enganoso — e até prejudicial. As necessidades reais do seu corpo não estão escritas em uma tabela. Elas dependem **do contexto, da biologia e do equilíbrio** — algo que exploraremos com mais profundidade ao longo deste livro.

Poderíamos dizer que nosso organismo funciona como uma pequena usina metalúrgica — reciclando ferro com tanta precisão e eficiência que é como se jamais ficássemos sem matéria-prima.

Eis o que acontece:

Os **glóbulos vermelhos** vivem aproximadamente 120 dias. Quando envelhecem, são degradados por células do sistema imunológico chamadas **macrófagos**, principalmente no baço e no fígado. Essas células desmontam a hemoglobina envelhecida e extraem o ferro, que é devolvido à circulação por uma proteína transportadora chamada **transferrina**.

Cerca de 90% do ferro necessário diariamente para a produção de novos glóbulos vermelhos provém desse **sistema interno de reciclagem** — e não dos alimentos. A medula óssea necessita de aproximadamente 20–25 miligramas de ferro por dia para manter a produção de glóbulos vermelhos, enquanto a absorção proveniente da alimentação fornece apenas 1–2 miligramas. A economia de ferro do organismo depende muito mais da conservação e da reciclagem do que da absorção diária pela alimentação.

Portanto, mesmo que você não consumisse ferro durante um ou dois dias, seu organismo continuaria funcionando — graças a esse extraordinário ciclo de reciclagem. Ele é eficiente, preciso e admiravelmente autossustentável. **Nenhuma fornalha é necessária. Apenas biologia.**

De modo geral, para adultos saudáveis, a ingestão *dietética* recomendada de ferro é relativamente modesta:

- **Homens e mulheres na pós-menopausa**: ~8–10 mg/dia
- **Mulheres na pré-menopausa**: ~15–18 mg/dia
- **Gestantes**: até 27 mg/dia — embora, como discutiremos mais adiante, esse valor seja **amplamente debatido** e nem sempre se justifique pelas necessidades individuais

Esses valores indicam a quantidade de ferro que você deve *consumir* por meio da alimentação — mas não a quantidade que seu organismo absorve. **A maior parte do ferro presente nos alimentos nunca chega à corrente sanguínea.** A absorção depende de muitos fatores: o tipo de ferro (heme ou não heme), os níveis atuais de ferro no organismo e a presença de componentes na alimentação que favorecem ou dificultam sua absorção (como a vitamina C ou o cálcio).

É importante destacar que a absorção de ferro não é linear. **Quanto mais ferro o organismo possui, menos ele absorve.** Se as reservas estiverem baixas, a absorção aumenta — mas nunca de forma ilimitada. Isso torna o ferro muito diferente de nutrientes como a vitamina C, que o organismo consegue eliminar com facilidade. O ferro, ao contrário, é difícil de eliminar, e seu excesso pode se tornar tóxico.

E é exatamente isso que este livro ajudará você a compreender.

A natureza de dois gumes do ferro

O ferro, embora essencial, também pode ser perigoso. No entanto, a regulação meticulosa exercida pelo organismo oferece uma sensação de segurança, garantindo que esse equilíbrio seja mantido com o máximo cuidado.

Por um lado, o ferro é vital. Ele sustenta o transporte de oxigênio, a produção de energia, a síntese de DNA, o desenvolvimento cerebral e a função imunológica. Suas células não conseguiriam sobreviver um único dia sem ele. O ferro participa de milhares de reações químicas graças à sua capacidade de alternar entre dois estados — ferroso (Fe^{2+}) e férrico (Fe^{3+}) — o que lhe permite transportar e transferir elétrons com facilidade.

Mas essa mesma propriedade também torna o ferro perigoso quando ele não está ligado a proteínas ou outras moléculas. O **ferro livre** na corrente sanguínea ou nos tecidos pode desencadear a formação **de espécies reativas de oxigênio (ROS)** — moléculas instáveis que danificam células, proteínas e DNA. Esse processo, frequentemente descrito como "estresse oxidativo", é uma condição em que o equilíbrio entre radicais livres e antioxidantes no organismo é perturbado, levando a danos celulares e teciduais. O estresse oxidativo pode acelerar o envelhecimento e contribuir para doenças crônicas, incluindo câncer, doenças cardiovasculares e doenças neurodegenerativas. Exploraremos outros aspectos obscuros do ferro em capítulos posteriores.

Ao contrário de muitos outros nutrientes, **o ferro não possui uma via natural de eliminação**. O organismo não consegue eliminar ativamente o excesso de ferro pela urina ou pelo suor. É por isso que a única forma eficaz de controlar os níveis de ferro é regular rigorosamente a quantidade absorvida — e o local onde ele é armazenado ou liberado.

Essa regulação é realizada por um hormônio chamado **hepcidina**, produzido pelo fígado. A hepcidina atua como um elemento central no sistema de regulação do ferro do organismo. Quando as reservas de ferro estão cheias, ou quando há inflamação, a hepcidina sinaliza ao organismo para interromper a absorção de ferro no intestino e aprisionar o ferro armazenado dentro das células, degradando a **ferroportina,** o único exportador de ferro conhecido. Quando o ferro é necessário, os níveis de hepcidina diminuem, permitindo que a ferroportina libere ferro para a corrente sanguínea.

Esse sistema, com seu equilíbrio intrincado e seus mecanismos de controle, é extraordinariamente sofisticado, um testemunho da complexidade do corpo humano.

- Quando a hepcidina está muito baixa, a absorção de ferro ocorre sem controle. Isso pode levar à sobrecarga de ferro e a condições como a hemocromatose hereditária, na qual o ferro se acumula no fígado, coração, pâncreas e articulações, causando danos irreversíveis.
- Quando a hepcidina está muito elevada, o que frequentemente ocorre durante processos inflamatórios

crônicos, o ferro fica aprisionado dentro das células. Isso leva à deficiência funcional de ferro — há ferro suficiente no organismo, mas ele não está disponível para uso, especialmente para a produção de novos glóbulos vermelhos.

Essa condição é uma causa importante **da anemia da doença crônica**, comum em pessoas com infecções, doenças autoimunes, câncer ou doença renal. Essas condições frequentemente levam à inflamação crônica, que pode elevar os níveis de hepcidina e aprisionar o ferro dentro das células, causando deficiência funcional de ferro.

Portanto, o ferro é ao mesmo tempo curador e ameaça. **Em quantidade insuficiente**, as células não conseguem respirar. **Em excesso**, elas queimam por dentro. É por isso que o organismo caminha sobre uma linha tênue — equilibrando constantemente o ferro entre utilização, armazenamento e segurança.

Como o ferro entra no organism

Costumamos falar sobre o ferro de maneira casual — quanto precisamos, quão baixo ele está, quais alimentos o contêm — como se fosse apenas mais um nutriente que entra facilmente no organismo e começa imediatamente a desempenhar suas funções. Mas a realidade é muito mais complexa. O ferro não é simplesmente absorvido como água por uma esponja. Ele é examinado, transformado quimicamente, avaliado e, então, aceito ou rejeitado. O organismo, ao que tudo indica, é altamente seletivo quanto ao que permite entrar — e por boas razões.

O ferro entra no organismo por meio dos alimentos em duas formas principais. A primeira, chamada **ferro heme**, provém de fontes animais, como carne e peixe, onde existe como parte da hemoglobina e da mioglobina. Essa forma é facilmente reconhecida e absorvida — o organismo sabe exatamente o que fazer com ela.

A segunda forma, o **ferro não heme**, é encontrada em vegetais, cereais fortificados e suplementos. Ela é mais abundante na alimentação, mas mais difícil de ser absorvida. Geralmente chega na forma férrica (Fe^{3+}), um estado estável, porém menos solúvel, e precisa ser convertida em ferro ferroso (Fe^{2+}) antes que o organismo possa utilizá-la. Retornaremos às duas formas de ferro em um capítulo posterior.

Essa conversão ocorre no intestino delgado, particularmente no duodeno — a primeira porção logo após o estômago. Ali, uma enzima de superfície chamada **citocromo B duodenal** ajuda a reduzir o ferro férrico a ferro ferroso, preparando-o para a absorção. O ferro transformado é então transportado para as células da mucosa intestinal, **os enterócitos**, por meio de uma proteína transportadora específica chamada **DMT1** — transportador de metais divalentes 1. O ferro heme, por outro lado, pode entrar por um transportador diferente e é degradado no interior da célula para liberar ferro ferroso para uso.

Uma vez dentro das células intestinais, o ferro alcança um importante ponto de controle. Parte dele é transportada para a corrente sanguínea, enquanto outra parte permanece armazenada dentro das células na forma de **ferritina**, uma espécie de depósito interno temporário. Como essas células intestinais sobrevivem apenas alguns dias (tipicamente de 3 a 5) antes de serem descamadas e substituídas, qualquer ferro retido em seu interior acaba sendo eliminado do organismo quando essas células são naturalmente descartadas. Em certo sentido, parte da ferritina produzida pelas células intestinais acaba deixando o corpo nas fezes. A quantidade exata de ferritina em si presente nas fezes é difícil de quantificar, porque a ferritina é amplamente degradada à medida que as células se degeneram. O que normalmente é medido é **a perda de ferro**, e não a perda de ferritina.

Em adultos saudáveis, a perda total diária de ferro geralmente é de apenas cerca de 1 a 2 mg por dia. Trata-se de uma quantidade extremamente pequena de ferro — aproximadamente um milésimo a dois milésimos de grama. Em outras palavras, as perdas normais de ferro são notavelmente mínimas, o que ajuda a explicar por que o organismo desenvolveu sistemas tão eficientes para conservar e reciclar ferro, e uma parcela substancial dessa perda ocorre por meio da descamação das células epiteliais intestinais (enterócitos) e de outras células que revestem o trato gastrointestinal.

Perdas diárias aproximadas de ferro:

- Descamação de células gastrointestinais (incluindo enterócitos): ~0,5–1,0 mg/día
- Descamação de células da pele e suor: ~0,2–0,5 mg/día
- Urina e outras vias menores: <0,1 mg/día
- Menstruação (mulheres): altamente variável, frequentemente com média de ~0,5–1 mg/dia quando distribuída ao longo do mês.

Se, no entanto, houver um sinal de necessidade — por exemplo, se novos glóbulos vermelhos precisarem ser produzidos — a célula exportará o ferro por meio da **ferroportina**, o único exportador de ferro conhecido no organismo. Essa etapa é crucial. Se a ferroportina permanecer fechada, o ferro ficará retido. Se ela se abrir, o ferro entrará na circulação.

Mesmo assim, ele não permanece livre. Assim que entra na corrente sanguínea, o ferro é rapidamente ligado à **transferrina**, a principal proteína transportadora de ferro do organismo. O ferro livre seria excessivamente reativo, capaz de catalisar reações oxidativas perigosas. Portanto, a transferrina atua simultaneamente como amortecedor, guarda-costas e mensageiro. Ela transporta o ferro com segurança pelo sangue, entregando-o aos tecidos que expressam **receptores de transferrina** em sua superfície — especialmente à medula óssea, onde o ferro é utilizado para a produção de nova hemoglobina.

Qualquer excesso de ferro que não seja imediatamente necessário é armazenado, principalmente no fígado, mas também no baço e na medula óssea, onde permanece aprisionado dentro das moléculas de ferritina. A ferritina é uma estrutura extraordinária — uma cápsula proteica oca capaz de armazenar milhares de átomos de ferro em uma forma inerte, segura e acessível quando necessário. Se o ferro começar a se acumular além da capacidade de armazenamento da ferritina, ele poderá ser desviado para a **hemossiderina**, uma forma de armazenamento mais densa e menos acessível. A hemossiderina geralmente aparece em condições de sobrecarga de ferro, como na hemocromatose hereditária ou em transfusões sanguíneas repetidas, situações em que a regulação falhou e o excesso começa a se acumular nos tecidos. A sobrecarga de ferro pode levar a sérios problemas de saúde, incluindo danos hepáticos, problemas cardíacos e diabetes.

O sistema de gerenciamento do ferro do organismo, desde o intestino até o fígado, o sangue e a medula óssea, é uma solução elegante para um problema complexo. Ele é um testemunho da vigilância constante do organismo na administração de uma substância que é essencial para a vida, mas perigosa em excesso. Cada etapa desse processo não é apenas uma função biológica, mas também um mecanismo de segurança. Esse gerenciamento cuidadoso do ferro é uma demonstração da notável capacidade do organismo de manter o equilíbrio e prevenir danos potenciais.

Toda essa jornada — desde o ferro da alimentação até seu uso ativo ou armazenamento — é, em grande parte, invisível para nós. Nós comemos, digerimos e seguimos com a vida. Mas, abaixo da superfície, o organismo realiza cálculos constantes: há ferro suficiente? Há ferro em excesso? Devemos armazená-lo, colocá-lo em circulação ou mantê-lo aprisionado?

Costumamos pensar no ferro como um número em um exame laboratorial, algo que está baixo demais ou exatamente no nível certo. Mas o ferro não é um número. É um processo dinâmico — um metal com uma mensagem — e essa mensagem é interpretada de maneira diferente por cada célula, todos os dias, com base no contexto, na necessidade e em um sistema que evoluiu para acertar na maior parte do tempo.

Deficiência real de ferro versus ferro mal distribuído: por que as palavras importam

Quando se trata de ferro e saúde, uma quantidade surpreendente de confusão começa com a linguagem. Palavras como *déficit, deficiência, insuficiência e reservas baixas* são comuns em relatórios médicos e conversas, mas seus significados raramente são definidos com precisão.

Essa falta de clareza não é inofensiva. Ela pode levar a consequências graves. A forma como definimos esses termos determina como uma condição é diagnosticada, se o ferro será prescrito e até mesmo se a verdadeira causa dos sintomas será identificada ou ignorada. Um rótulo vago pode levar à suplementação desnecessária, a diagnósticos perdidos ou a estratégias de tratamento que pioram a situação. Isso ressalta a importância de compreender as diferenças entre deficiência verdadeira e deficiência funcional de ferro.

Neste livro, **deficiência verdadeira de ferro** significa que existe uma escassez real de ferro no organismo — não apenas no sangue, mas também nas reservas totais e na disponibilidade de ferro, incluindo as reservas de ferritina e o ferro presente na medula óssea. Essa escassez pode surgir devido à perda de sangue, ingestão alimentar inadequada, absorção prejudicada ou aumento acentuado das necessidades, como ocorre durante a gravidez.

Em contraste, a **deficiência funcional de ferro** descreve uma situação em que a quantidade total de ferro no organismo é adequada — às vezes até elevada — mas não está disponível para funções essenciais. O ferro está presente, mas permanece "estacionado" nos depósitos em vez de ser mobilizado para a circulação. Isso frequentemente ocorre como parte da resposta adaptativa mais ampla do organismo a doenças, inflamação ou outros sinais internos que alteram a distribuição do ferro.

Por que isso é importante? Porque, na deficiência verdadeira, a administração de ferro pode restaurar a função normal, enquanto, na deficiência funcional, o problema não é a quantidade de ferro, mas sua disponibilidade. Adicionar mais ferro pode trazer pouco benefício e, em alguns casos, pode até piorar a situação.

Nenhum exame laboratorial isolado é capaz de revelar completamente o estado do ferro no organismo. Cada teste avalia uma parte diferente do quebra-cabeça — alguns analisam o ferro circulante, outros as reservas, o transporte ou sinais indiretos de deficiência. Para tornar as coisas ainda mais complexas, muitos desses marcadores são influenciados por fatores além do próprio ferro, como inflamação, infecção ou doença hepática.

As avaliações mais confiáveis baseiam-se em exames de sangue total, soro ou plasma. Em contraste, os chamados "testes de ferro" realizados com saliva, urina ou amostras de cabelo não são válidos para diagnosticar deficiência ou sobrecarga de ferro e não devem ser utilizados na tomada de decisões clínicas.

Em outros capítulos, examinaremos mais detalhadamente como interpretar importantes exames laboratoriais, como saturação da transferrina, receptor solúvel de transferrina, capacidade total de ligação do ferro (TIBC), ferro sérico e marcadores de inflamação, como PCR e VHS.

Por enquanto, lembre-se disto: **o ferro pode estar realmente ausente ou pode estar presente, mas inacessível — e descobrir qual dessas situações está ocorrendo exige os exames corretos e a interpretação adequada.** Esta é a principal conclusão da nossa discussão sobre deficiência verdadeira e deficiência funcional de ferro.

Capítulo 2: O que a ferritina realmente é — a última proteína do ferro a entrar em cena

Dentro da família das proteínas do ferro

Quando falamos sobre ferro no organismo, a maioria das pessoas pensa imediatamente na hemoglobina — a molécula vermelho-escura presente nos glóbulos vermelhos que transporta oxigênio para todos os tecidos do corpo. E, de fato, a **hemoglobina** foi a primeira proteína contendo ferro a ser identificada, observada ao microscópio em 1840 por Friedrich Ludwig Hünefeld. Sua elegante estrutura composta por quatro subunidades foi posteriormente elucidada, em 1959, por Max Perutz, rendendo-lhe o Prêmio Nobel e transformando a hemoglobina na celebridade da biologia do ferro.

Em seguida veio a **mioglobina**, descoberta no final do século XIX — uma prima da hemoglobina encontrada no tecido muscular, responsável pelo armazenamento de oxigênio para momentos de esforço intenso.

Na década de 1940, pesquisadores identificaram a **transferrina** (originalmente chamada *siderofilina*), a transportadora de ferro do sangue. Ao contrário dos quatro átomos de ferro da hemoglobina, a transferrina pode transportar apenas dois átomos de ferro por vez — mas isso é suficiente para manter o delicado tráfego de ferro entre o intestino, a medula óssea e os locais de armazenamento.

Outros participantes surgiram lentamente: a **lactoferrina** (uma proteína ligadora de ferro com atividade imunológica presente no leite, nas lágrimas e na saliva), a **ceruloplasmina** e a **hefaestina** (enzimas contendo cobre que ajudam o ferro a se ligar à transferrina) e a **ferroportina** (o único canal conhecido de exportação de ferro em nossas células).

E então, muito mais tarde, em 1937, um cientista tcheco chamado Laufberger finalmente purificou a **ferritina** — não a partir de tecido humano, mas do baço de cavalos. Em sua forma seca, a ferritina do baço continha 23% de ferro em peso, uma pista de que essa proteína não servia para transportar ferro como a transferrina, mas para armazená-lo com segurança. A ferritina revelou-se uma estrutura esférica oca composta por 24 subunidades proteicas — capaz de armazenar impressionantes 4.500 átomos de ferro em seu reservatório nanoscópico.

Somente mais tarde a ferritina foi detectada no soro humano, e apenas em 1972 tornaram-se disponíveis os testes laboratoriais para ferritina sérica. No ano seguinte, em 1973, os cientistas propuseram uma conversão:

1 µg/L de ferritina sérica ≈ ~8 mg de ferro corporal total.

Em 1975, dois pesquisadores — Jacobs e Worwood — publicaram um artigo afirmando que *a ferritina sérica refletia as reservas corporais de ferro*. Essa ideia tornou-se um dogma da hematologia, repetido durante décadas por médicos, sites de saúde e até mesmo livros escolares de biologia.

Tabela: Principais proteínas ligadoras de ferro e proteínas contendo ferro em humanos

Proteína / Enzima	**Ano (descoberta / estrutura)**	**Função principal**	**Átomos de ferro por molécula***	**Observações**
Hemoglobina	1840 / 1959	Transporte de oxigênio no sangue	**4**	Proteína contendo ferro mais abundante no organismo
Citocromos (ex.: citocromo c)	1925 / década de 1960	Transporte de elétrons nas mitocondrias	**1 ferro heme**	Essenciais para a produção de energia
Catalase	década de 1930 / 1981	Decompõe o peróxido de hidrogênio	**4 ferros heme**	Defesa antioxidante
Ferritina	1937 / 1991	Armazenamento	**até ~4.500**	Esfera oca

		de ferro nas células		formada por 24 subunidades
Lactoferrina	1939 / 1987	Ligação ao ferro nas secreções, ação antimicrobiana	**2**	Encontrada no leite, nas lágrimas, na saliva e no muco
Mioglobina	década de 1930 / 1958	Armazenamento de oxigênio nos músculos	**1**	Primeira estrutura proteica determinada por cristalografia de raios X
Transferrina	década de 1940 / 1984	Transporte de ferro no sangue	**2**	Mantém o ferro solúvel e o transporta até as células
Ceruloplasmina	1948 / 2005	Oxida Fe^{2+} a Fe^{3+} para sua ligação à transferrina	**~6–7 átomos de cobre (não ferro)**	Dependente de cobre, mas relacionada ao metabolismo do ferro
Hemossiderina	década de 1950 / N/A	Armazenamento de ferro a longo prazo, frequentemente em casos de sobrecarga	Variável	Agregados de ferritina degradada
Ribonucleotídeo redutase	década de 1960 / década de 1980	Síntese de DNA	**2 (não heme)**	Enzima fundamental para a divisão celular
Hefaestina	1999 / década de 2000	Enzima dependente de cobre que auxilia na exportação de ferro	Contém cobre	Atua em conjunto com a ferroportina no intestino
Ferroportina	2000 / 2015	Exportação de ferro das células	**0 (não liga ferro a longo prazo)**	Transportador de membrana

*O número de átomos de ferro refere-se a cada molécula proteica, e não a cada célula.

Como se pode observar na tabela, a ferritina supera todas as outras proteínas relacionadas ao ferro em capacidade de armazenamento. Quando os cientistas descobriram que uma única molécula de ferritina podia **armazenar mais de quatro mil átomos de ferro**, isso pareceu quase inacreditável — um salto de escala tão extraordinário que transformou nossa forma de pensar sobre o ferro no organismo.

Essa descoberta criou uma aura quase mística em torno da ferritina. Se a natureza havia desenvolvido um reservatório tão gigantesco para o ferro, certamente isso significava que essa molécula estava no centro do equilíbrio do ferro — a principal reserva do organismo, o cofre mestre de onde todas as retiradas de ferro eram feitas.

Em meados da década de 1970, surgiu o teste de ferritina sérica, a fórmula de conversão foi proposta e o mundo médico abraçou a ideia de que um único número poderia revelar todo o quadro do estado do ferro no organismo. Era uma ideia elegante, lógica e sedutora.

Mas, como acontece com muitas teorias elegantes na medicina, a realidade mostrou-se mais complexa. A ferritina que circula no sangue representa apenas uma pequena fração da ferritina total do organismo — e grande parte dela não representa necessariamente ferro "disponível". Ela frequentemente é liberada pelas células em situações de estresse, durante processos inflamatórios ou quando ocorre dano tecidual.

As moléculas de ferritina são formadas por **24 subunidades proteicas** que se organizam em uma esfera oca quase perfeita, com apenas 12 nanômetros de diâmetro. Essas subunidades existem em duas formas — as chamadas **cadeias leves (L)** e **cadeias pesadas (H)**. As denominações "leve" e "pesada" não se referem ao peso em um sentido coloquial, mas à sua massa molecular e ao seu papel funcional:

- As **subunidades pesadas (H)** contêm um centro ferroxidase. Esse sítio catalítico converte rapidamente o ferro ferroso (**Fe^{2+}**, a forma mais reativa) em ferro férrico (**Fe^{3+}**), que pode ser armazenado com segurança no interior da cavidade da ferritina. As cadeias H atuam como guardiãs, desintoxicando o ferro que entra e armazenando-o eficientemente no núcleo.
- As **subunidades leves (L)** não possuem esse sítio catalítico, mas são essenciais para a formação de um núcleo mineral cristalino estável dentro da estrutura da ferritina. As cadeias L ajudam a organizar o ferro férrico em uma forma compacta, biodisponível, mas inerte — um "mineral de ferro" sólido que poderá ser mobilizado posteriormente, se necessário.

A proporção entre as subunidades H e L varia conforme o tecido, ajustando o desempenho da ferritina ao ambiente local de ferro:

- Os tecidos cardíaco e cerebral tendem a apresentar uma alta proporção de cadeias H, pois necessitam de rápida desintoxicação do ferro para prevenir o estresse oxidativo. Esses órgãos são particularmente vulneráveis aos danos causados pelos radicais livres induzidos pelo ferro, tornando crítica a velocidade de sequestro do ferro.
- A ferritina do fígado e do baço é mais rica em cadeias L, privilegiando a estabilidade do armazenamento a longo prazo em detrimento da velocidade. Esses órgãos atuam como os depósitos de ferro do organismo, mantendo reservas por meses ou até anos.
- A ferritina da medula óssea geralmente contém uma mistura equilibrada de cadeias H e L, compatível com a demanda constante tanto por armazenamento seguro quanto por liberação oportuna para a produção de hemoglobina.

Sob essa perspectiva, a ferritina é menos uma peça que movimenta o jogo de xadrez do ferro e mais a instalação segura de armazenamento onde as peças são mantidas quando não estão em uso. Seu comportamento reflete a estratégia mais ampla do organismo para o gerenciamento do ferro, aumentando ou diminuindo em resposta aos sinais que regulam toda a rede, mas nunca atuando como fornecedora direta de ferro.

A descoberta tardia da ferritina pode sugerir que ela tenha sido um personagem secundário no drama da biologia do ferro. No entanto, sua importância central no sequestro de ferro e sua regulação por vias metabólicas e imunológicas demonstram que ela é uma pedra angular do gerenciamento do ferro. Compreender a ferritina pelo que ela realmente é — uma especialista em armazenamento, e não um agente de entrega — é essencial para interpretar seus níveis na saúde e na doença.

Biologia e função da ferritina

Durante décadas, a medicina apresentou a ferritina como o "depósito de ferro" do organismo — um cofre do qual o ferro poderia ser retirado quando necessário. Essa imagem surgiu a partir dos primeiros estudos estruturais e tornou-se um conceito consolidado na prática clínica, mas representa uma simplificação excessiva.

A maior parte da ferritina não está na corrente sanguínea, mas dentro das células, especialmente no fígado e no baço. Quanto maior a quantidade de ferro em uma célula, mais ferritina ela produz — no entanto, a ferritina também pode aumentar durante processos inflamatórios, lesão hepática, dano muscular, câncer e outras doenças.

A ferritina medida em um exame de sangue padrão (ferritina sérica) provém principalmente dos macrófagos da medula óssea que reciclam o ferro dos glóbulos vermelhos envelhecidos. Essa ferritina sérica difere da forma intracelular — ela é composta predominantemente por subunidades de cadeia leve, contém pouco ou nenhum ferro, possui uma meia-vida de aproximadamente 30 horas e está principalmente ligada a moléculas de açúcar (glicosilada). A ferritina liberada diretamente de células danificadas para a circulação sanguínea possui uma meia-vida muito mais curta, de apenas alguns minutos.

A ferritina sérica não transporta ferro para as células — essa é a função da transferrina. O ferro da ferritina permanece aprisionado dentro de uma cápsula proteica e permanece inacessível até que a célula degrade a molécula. Mesmo a maioria dos receptores de ferritina não é utilizada para captação de ferro. Isso explica o paradoxo: níveis elevados de ferritina sérica frequentemente não significam níveis elevados de ferro utilizável.

Em muitas doenças que elevam a ferritina — como inflamação crônica, infecções, doenças autoimunes, doença renal e câncer — os pacientes ainda podem apresentar anemia por deficiência de ferro. O ferro está presente, mas permanece aprisionado nos depósitos.

As pesquisas revelam que a ferritina não é apenas uma unidade passiva de armazenamento de ferro, mas um participante multifuncional das funções do organismo.

- **Sinalização na inflamação** — possivelmente desencadeando respostas anti-inflamatórias.
- **Regulação imunológica** — interagindo com linfócitos (um tipo de glóbulo branco, ou leucócito, que desempenha papel central no sistema imunológico) e potencialmente reduzindo sua ativação.
- **Angiogênese** — influenciando o crescimento de novos vasos sanguíneos, com evidências divergentes sobre promover ou inibir esse processo.
- **Tráfego intracelular** — transportando vesículas contendo ferritina dentro de neurônios e células-tronco para fornecer ferro durante o crescimento ou situações de estresse.

- **Ligações metabólicas** — níveis elevados de ferritina correlacionam-se com resistência à insulina e síndrome metabólica, possivelmente refletindo tanto o estado do ferro quanto a inflamação crônica.

A ferritina não atua sozinha. Seu principal parceiro é a **ferroportina**, a "porta de saída" que transporta o ferro para fora das células. Nas células intestinais e nas células imunológicas chamadas macrófagos, ferritina e ferroportina atuam de forma coordenada.

Uma descoberta notável surgiu no início dos anos 2000 com a identificação da **ferritina mitocondrial (FtMt)**. Diferentemente da ferritina citosólica convencional (intracelular), a FtMt é produzida a partir de um gene distinto e é encontrada predominantemente em tecidos com elevada demanda energética, como cérebro, testículos e coração. Sua função não se limita ao armazenamento de longo prazo, mas também à proteção — ela sequestra o ferro dentro das mitocôndrias para prevenir reações oxidativas prejudiciais.

Os blocos estruturais da ferritina também variam. Algumas plantas e bactérias produzem ferritinas com um centro ferroxidase (um sítio catalítico especializado) em cada subunidade, ideal para rápida desintoxicação em ambientes ricos em ferro. Os mamíferos frequentemente utilizam uma combinação de subunidades pesadas (H) e leves (L), equilibrando a desintoxicação com uma elevada capacidade de armazenamento.

Essa adaptabilidade estrutural transforma a ferritina de um depósito estático em um centro dinâmico e multifuncional — um amortecedor, um desintoxicador, um depósito e um mensageiro ao mesmo tempo. Essa adaptabilidade explica por que sua produção é rigidamente regulada, não apenas pelos níveis de ferro por meio dos **elementos responsivos ao ferro (IREs)**, mas também por sinais inflamatórios, como a interleucina-1β e o fator de necrose tumoral-α. Poucas moléculas conseguem estabelecer uma ligação tão direta entre metabolismo e imunidade quanto a ferritina.

E aqui está o mito que questionaremos nas próximas páginas: **o nível de ferritina sérica não revela toda a história das suas reservas de ferro**. Muitos outros fatores, incluindo inflamação, infecção e dano celular, influenciam seus níveis. Compreender o verdadeiro papel da ferritina é essencial para o diagnóstico e o manejo das condições relacionadas ao ferro.

Capítulo 3: A falácia da ferritina

Antes da ferritina: a busca pela origem da anemia

Muito antes de a ferritina sérica se tornar um exame laboratorial de rotina, médicos e hematologistas enfrentavam um problema muito mais fundamental: **compreender a origem da própria anemia.**

A anemia nunca foi uma doença única. Ela representava um achado clínico e laboratorial amplo, associado a numerosos processos patológicos, muitos dos quais permaneceram pouco compreendidos até bem avançado o século XX. Os pacientes podiam apresentar baixos níveis de hemoglobina, eritrócitos anormais, distúrbios hemorrágicos, infecções graves, doenças inflamatórias crônicas, neoplasias, exposições tóxicas, deficiências nutricionais, doenças hereditárias, falência da medula óssea ou fadiga inexplicável, e, ainda assim, a causa subjacente frequentemente permanecia incerta.

O principal interesse científico da hematologia inicial, portanto, não estava centrado na "deficiência de ferro" como uma categoria diagnóstica separada. De fato, o conceito laboratorial moderno de deficiência de ferro praticamente não existia na prática clínica rotineira durante grande parte desse período. **Os médicos buscavam principalmente compreender como o sangue era formado, por que os eritrócitos (glóbulos vermelhos) se tornavam anormais, por que os níveis de hemoglobina diminuíam e por que alguns pacientes desenvolviam anemia grave ou persistente apesar do tratamento.**

Durante a segunda metade do século XIX, o crescente interesse científico pela formação do sangue e pelas doenças hematológicas levou gradualmente os pesquisadores ao estudo da medula óssea. Entre as décadas de 1860 e 1880, investigadores como Giulio Bizzozero, Franz Ernst Christian Neumann e Paul Ehrlich estudaram a histologia da medula óssea e a formação das células sanguíneas, contribuindo para estabelecer que a medula óssea era o principal local da hematopoiese e da produção de eritrócitos. Por volta de 1879, Mosler descreveu o uso do exame da medula óssea na investigação da leucemia, fortalecendo ainda mais o papel dos estudos medulares na hematologia.

A medula óssea passou a ser reconhecida como o principal local de formação do sangue e de produção de eritrócitos (**eritropoiese**). Ao contrário do sangue circulante, que refletia apenas o produto final, o tecido medular fornecia acesso direto ao próprio processo da hematopoiese, o processo pelo qual todas as células sanguíneas são produzidas, desenvolvidas e renovadas ao longo da vida. Ao examinar a estrutura da medula, sua composição celular, os precursores eritroides, os megacariócitos, o desenvolvimento dos leucócitos e as células de armazenamento, os médicos esperavam compreender melhor os mecanismos responsáveis pelas alterações hematológicas.

No início do século XX, particularmente após 1905, as técnicas de aspiração da medula óssea tornaram-se progressivamente mais práticas e clinicamente úteis. Giovanni Ghedini e outros pesquisadores contribuíram para o desenvolvimento do exame da medula óssea como parte da investigação hematológica de rotina. Na década de 1920, o médico russo Mikhail Arinkin aperfeiçoou as técnicas de aspiração esternal da medula óssea, que posteriormente passaram a ser amplamente utilizadas na hematologia clínica. À medida que a hematologia evoluiu para uma especialidade mais consolidada durante a metade do século XX, a biópsia de medula óssea por trefina, também conhecida como biópsia por fragmento ósseo, tornou-se mais padronizada e amplamente adotada.

A aspiração e a biópsia da medula óssea eram procedimentos invasivos e desconfortáveis, mas ofereciam algo que as contagens sanguíneas isoladamente não podiam fornecer — a visualização direta do tecido formador de sangue. Em pacientes com anemia grave, persistente ou inexplicada, o exame da medula óssea às vezes se tornava o único método disponível capaz de distinguir entre falência medular, leucemia, distúrbios megaloblásticos, doenças infiltrativas, lesão tóxica, processos hemolíticos ou anormalidades da produção de eritrócitos.

A própria medula também continha depósitos visíveis de ferro, principalmente dentro de macrófagos e células do sistema reticuloendotelial. Métodos especiais de coloração histológica, particularmente a coloração pelo azul da Prússia, permitiam aos patologistas visualizar grânulos contendo ferro em nível microscópico. No entanto, essas observações inicialmente constituíam apenas um componente de uma investigação hematológica muito mais ampla, centrada na produção de sangue e não no conceito laboratorial, desenvolvido posteriormente, de "deficiência de ferro" isolada.

Pesquisadores e patologistas também estudaram o acúmulo de ferro em órgãos como o fígado e o baço, pois esses tecidos participam do armazenamento de ferro e da degradação dos eritrócitos. No entanto, a biópsia direta do fígado ou do baço nunca foi prática como abordagem rotineira para a avaliação da anemia comum. Ambos os procedimentos apresentavam riscos significativos, especialmente de sangramento. A biópsia esplênica era particularmente perigosa devido à natureza altamente vascularizada do tecido esplênico. A biópsia hepática também apresenta riscos de hemorragia, dor, infecção e lesão de estruturas adjacentes. Por essa razão, a avaliação direta do ferro nos tecidos fora da medula permaneceu limitada a condições patológicas selecionadas, estudos post mortem, pesquisas especializadas e, posteriormente, investigações de distúrbios de sobrecarga de ferro, e não à prática médica rotineira.

O exame da medula óssea, portanto, tornou-se o principal método invasivo da hematologia, não porque os médicos estivessem procurando agressivamente por uma "deficiência de ferro" oculta, mas porque **a medula representava o órgão central da própria hematopoiese**. O estudo da medula permitiu aos pesquisadores ir além das alterações observadas no sangue periférico e examinar a maquinaria biológica responsável pela formação do sangue. A coloração para ferro foi incorporada a esse quadro hematológico mais amplo apenas posteriormente.

À medida que a medicina laboratorial avançava, os pesquisadores começaram a buscar marcadores sanguíneos que pudessem correlacionar-se com os achados da medula óssea e potencialmente substituir os procedimentos invasivos. A ferritina sérica acabou surgindo nesse contexto. Os primeiros estudos sobre ferritina não se originaram de um grande movimento de saúde pública voltado para a detecção de sintomas vagos e inespecíficos supostamente causados por baixos níveis de ferro. Pelo contrário, **a dosagem de ferritina desenvolveu-se como parte do esforço mais amplo para criar correlatos laboratoriais mais simples para observações complexas da medula óssea que já estavam sendo estudadas na hematologia.**

O exame que transformou a medicina do ferro

A transformação da ferritina, de uma curiosidade bioquímica em uma ferramenta clínica, representou um marco significativo na história da medicina. Durante décadas após sua descoberta, a ferritina permaneceu uma proteína obscura, estudada principalmente por bioquímicos fascinados por sua capacidade única de armazenar ferro dentro de uma estrutura esférica oca. Na década de 1940, Sam Granick e Leonor Michaelis investigaram suas propriedades, incluindo a existência da "apoferritina" (ferritina sem ferro). Essas descobertas construíram a base intelectual para o que viria depois, mas não tiveram aplicação clínica imediata.

Naquela época, a única forma confiável de determinar a quantidade de ferro presente no corpo humano era invasiva: realizar uma coleta de medula óssea, uma biópsia hepática ou analisar laboriosamente tecidos ao microscópio. Para médicos e pacientes, esses procedimentos eram desagradáveis, arriscados e pouco práticos para uso rotineiro.

O verdadeiro avanço ocorreu no início da década de 1970, quando a era dos **imunoensaios** transformou a medicina laboratorial. Essas novas tecnologias permitiram aos cientistas medir proteínas no sangue em concentrações extremamente baixas, utilizando anticorpos marcados com substâncias radioativas ou enzimáticas.

Em 1972, Addison e seus colaboradores publicaram um dos primeiros métodos confiáveis para medir a ferritina no soro humano utilizando um **imunoensaio radiométrico**. Pela primeira vez, os médicos puderam medir os níveis circulantes de ferritina com um simples exame de sangue, em vez de depender de uma biópsia invasiva da medula óssea. A descoberta despertou enorme interesse científico e clínico porque a ferritina sérica parecia correlacionar-se com determinados padrões observados na coloração do ferro na medula óssea e com algumas doenças associadas à sobrecarga de ferro ou à anemia grave. No entanto, o ensaio media apenas a **ferritina circulante**. Ele não media diretamente as reservas de ferro presentes nos órgãos e tecidos, onde se encontra a maior parte da ferritina.

Ainda assim, essas correlações iniciais contribuíram gradualmente para a crescente suposição de que a ferritina sérica poderia servir como um marcador indireto confiável das reservas totais de ferro do organismo. Com o tempo, essa interpretação expandiu-se muito além das observações originais. Eventualmente, ajudou a estabelecer o **dogma laboratorial** moderno de que os níveis de ferritina no sangue refletem com precisão as reservas de ferro do organismo na maioria das condições clínicas.

Apenas três anos depois, em 1975, Jacobs e Worwood deram o próximo passo decisivo ao recomendar a ferritina sérica como um "*método útil e conveniente para avaliar o estado das reservas de ferro*". Sua confiança não se baseava apenas em teoria. Naquela época, diversos estudos clínicos já haviam comparado a ferritina sérica com avaliações baseadas em tecidos, especialmente o ferro corável na medula óssea e, em contextos selecionados, a mensuração do ferro hepático. **O que esses estudos demonstraram não foi que**

um valor de ferritina no sangue pudesse diagnosticar diretamente a "deficiência de ferro" como entidade clínica moderna. Eles demonstraram uma correlação entre a concentração sérica de ferritina e a quantidade de ferro armazenado visível ou mensurável nos tecidos examinados. Níveis baixos de ferritina sérica estavam associados à ausência ou redução de ferro corável na medula óssea, enquanto valores mais elevados de ferritina eram observados com maior frequência em condições associadas ao aumento do ferro tecidual. Essa foi uma observação importante, mas continuava sendo uma correlação entre um marcador sanguíneo e achados teciduais — **não uma prova de que a ferritina sérica pudesse definir completamente o estado do ferro, explicar a anemia ou substituir o raciocínio clínico.**

Em poucos anos, os livros-texto de medicina passaram a destacar a ferritina, os laboratórios apressaram-se em adotá-la e os médicos passaram a solicitá-la avidamente para seus pacientes. No final da década, a ferritina já não era mais apenas um tema de pesquisa — estava firmemente incorporada à indústria diagnóstica, sendo considerada quase um padrão-ouro, embora suas limitações, especialmente em condições de inflamação ou doença crônica, já fossem conhecidas, mas frequentemente ignoradas.

A adoção dos testes de ferritina coincidiu com uma necessidade clínica urgente: o aprimoramento do diagnóstico da **hemocromatose hereditária**. Ao contrário da anemia, que reflete deficiência de ferro, essa condição é caracterizada pelo excesso de ferro — um acúmulo tóxico causado por mutações genéticas hereditárias. Tradicionalmente, o diagnóstico era feito tardiamente, muitas vezes após a ocorrência de danos irreversíveis aos órgãos, porque a doença progride silenciosamente durante anos (a sobrecarga de ferro e a hemocromatose serão discutidas com mais detalhes em capítulos posteriores).

Antes da introdução dos testes de ferritina, a única maneira confiável de detectar sobrecarga de ferro era por meio de uma biópsia hepática — um procedimento invasivo e caro, inadequado para rastreamento em larga escala. A ferritina transformou esse cenário. Pela primeira vez, os médicos puderam solicitar um simples exame de sangue que oferecia uma janela para o armazenamento anormal de ferro, levantando a suspeita de sobrecarga muito antes do aparecimento dos sintomas. Isso tornou possível rastrear não apenas indivíduos, mas famílias inteiras portadoras de risco genético, permitindo identificar a doença em estágios precoces. Fundamentalmente, o tratamento precoce era simples: flebotomias regulares — a remoção controlada de sangue reduzia efetivamente os níveis de ferro e prevenia danos aos órgãos. Dessa forma, a dosagem de ferritina transformou o manejo da hemocromatose hereditária de uma intervenção tardia para uma estratégia de prevenção proativa, conferindo ao teste uma forte base clínica e ajudando a garantir sua rápida aceitação na medicina convencional.

A ascensão dos testes de ferritina não foi obra de uma única pessoa, mas de uma constelação de cientistas e clínicos. Addison e seus colaboradores desenvolveram o primeiro ensaio. Jacobs e Worwood lhe conferiram legitimidade por meio de suas recomendações. Pauline Harrison, uma cristalógrafa britânica, havia anteriormente elucidado a estrutura da ferritina por difração de raios X em 1959, fornecendo conhecimentos fundamentais que ajudaram a tornar possível o desenvolvimento dos ensaios. Na Austrália, June Wanda Halliday avançou a aplicação prática da ferritina ao correlacionar a ferritina sérica com a concentração de ferro hepático, particularmente nas pesquisas sobre hemocromatose. Por trás deles estavam décadas de trabalho bioquímico conduzido por Sam Granick e outros pesquisadores, que esclareceram o que era a ferritina muito antes de alguém imaginar que ela pudesse ser medida em uma amostra de sangue.

Mas a ciência, por si só, não explica por que a dosagem de ferritina se difundiu tão amplamente e tão rapidamente. **Diversos fatores não científicos aceleraram sua comercialização**. Em primeiro lugar, o exame era simples e não invasivo. Coletar sangue era muito mais fácil do que realizar uma biópsia, e os médicos preferiam ferramentas que poupassem os pacientes de procedimentos dolorosos. Em segundo lugar, os ensaios de ferritina eram relativamente baratos após a implementação de sistemas automatizados. À medida que a tecnologia laboratorial das décadas de 1970 e 1980 evoluiu para grandes analisadores automatizados, a ferritina tornou-se uma candidata natural para ser incluída em painéis laboratoriais. Em terceiro lugar, o teste possuía um forte apelo em saúde pública. Organizações internacionais, como a Organização Mundial da Saúde, começaram a incorporar a ferritina em programas de monitoramento da deficiência de ferro, particularmente em mulheres e crianças. Os níveis de ferritina passaram a ser utilizados como medida do sucesso de intervenções nutricionais, programas de fortificação e campanhas globais de saúde. Uma vez associada às políticas de saúde pública, a demanda pela ferritina tornou-se garantida, evidenciando o impacto social desse desenvolvimento.

No início da década de 1980, até mesmo a Organização Mundial da Saúde havia se incorporado à história da ferritina, desenvolvendo preparações internacionais de referência para tornar os resultados comparáveis entre laboratórios. Críticos argumentaram posteriormente que, **à medida que grandes organizações internacionais, a indústria laboratorial e os sistemas diagnósticos comerciais se tornaram cada vez mais envolvidos com os testes de ferritina**, a interpretação e a utilização da ferritina expandiram-se muito além das observações científicas originais sobre as quais o teste havia sido baseado.

Em princípio, essa harmonização destinava-se a tornar as medições de ferritina mais comparáveis entre laboratórios de diferentes países, de modo que resultados obtidos no Canadá, Quênia, Japão ou em outros locais pudessem ser interpretados dentro de uma estrutura analítica semelhante. Na prática, **a padronização completa jamais foi plenamente alcançada, porque os ensaios de ferritina, os métodos laboratoriais, os sistemas de calibração, as influências inflamatórias e os critérios de interpretação continuaram a variar substancialmente**.

Ainda assim, a introdução de preparações de referência apoiadas pela OMS fortaleceu a autoridade institucional e a aceitação global dos testes de ferritina. Os sistemas de saúde, **os** laboratórios e os clínicos passaram a considerar cada vez mais a ferritina como um marcador laboratorial cientificamente validado e respaldado internacionalmente.

Esse movimento foi incomum porque a OMS não é uma organização profissional de laboratórios. Seu principal mandato é amplo: coordenar políticas internacionais de saúde, promover estratégias de saúde pública e orientar governos na resposta a ameaças globais à saúde. Ela não foi concebida para regular ou supervisionar os detalhes técnicos dos ensaios diagnósticos utilizados na prática clínica. No entanto, no caso da ferritina, o envolvimento da OMS acabou conferindo ao teste uma aura de autoridade global. Uma vez que uma organização internacional aprovou a calibração da ferritina, ela deixou de ser apenas um marcador laboratorial promissor — **tornou-se um padrão respaldado politicamente.**

Por que isso aconteceu? Em parte, porque a deficiência de ferro passou a ser apresentada como um dos problemas nutricionais mais importantes do mundo, especialmente para mulheres e crianças em países de baixa renda. A ferritina, apesar de suas limitações, era a ferramenta mais conveniente para estudos populacionais em larga escala. Para os responsáveis pelas políticas da OMS, a vantagem era evidente: um simples exame de sangue poderia fornecer números que pareciam objetivos, comparáveis entre países e úteis para a formulação de políticas globais sobre suplementação e fortificação alimentar. O que se perdeu nessa transição da ciência para a política foi a complexidade da biologia da ferritina — **o fato de que seus níveis são influenciados não apenas pelo estado do ferro, mas também por inflamação, infecção, câncer e doença hepática**.

Os programas de nutrição e anemia das décadas de 1970 — o ambiente político em que a ferritina se desenvolveu — foram financiados principalmente por governos nacionais, com apoio de doadores multilaterais e bilaterais: UNICEF, USAID, Banco Mundial e, posteriormente, iniciativas dedicadas aos micronutrientes. Por exemplo, o Programa Nacional de Profilaxia da Anemia Nutricional da Índia, implementado em 1970, ilustra o tipo de iniciativa governamental que criou demanda por indicadores do estado do ferro (com a hemoglobina ocupando posição central e a ferritina ganhando importância crescente a partir da década de 1980). O trabalho de padronização da OMS, realizado por meio do ECBS, foi apoiado por seu programa de normas e padrões e implementado pelo NIBSC, no Reino Unido, responsável pela produção e distribuição da maioria dos padrões biológicos da OMS. O financiamento básico do NIBSC historicamente provém do Departamento de Saúde do Reino Unido (atualmente por meio da MHRA), complementado por subsídios e pela recuperação de custos decorrente da distribuição de padrões. Tratava-se de financiamento do setor público, e não de recursos provenientes de uma única empresa.

Em outras palavras, o papel da OMS nos testes de ferritina não se baseou em um consenso profissional laboratorial, mas em um pragmatismo de saúde pública. A organização buscava um único número para monitorar o "estado do ferro das populações", e a ferritina parecia adequar-se a essa função — pelo menos no papel. O problema é que, uma vez que tal número é elevado ao status de diretriz internacional, ele tende a retornar à prática clínica, onde os médicos podem interpretá-lo como uma medida precisa e autoritativa. Assim, a aprovação da OMS — originalmente destinada às estatísticas populacionais — contribuiu para o mito da ferritina como teste padrão-ouro para indivíduos, obscurecendo a fronteira entre epidemiologia e diagnóstico médico.

Os interesses comerciais também desempenharam um papel decisivo. As empresas de diagnóstico rapidamente perceberam que os ensaios de ferritina poderiam ser vendidos como kits, incorporados a painéis mais amplos de exames e promovidos como ferramentas essenciais para o manejo da anemia e dos distúrbios do ferro. Ao contrário das biópsias hepáticas, os testes de ferritina podiam ser repetidos indefinidamente sem risco, criando uma demanda contínua por reagentes e equipamentos. **À medida que a "epidemia" de anemia passou a ser cada vez mais apresentada como uma crise global de saúde — especialmente entre mulheres em idade reprodutiva — os testes de ferritina**

foram posicionados como ferramentas diagnósticas de primeira linha. Os laboratórios os promoveram como padrão-ouro, e os fabricantes de suplementos se beneficiaram indiretamente, uma vez que a ferritina baixa passou a servir de gatilho para a prescrição de ferro. Formou-se, assim, um ecossistema no qual clínicos, laboratórios e empresas farmacêuticas tinham interesse em promover os testes de ferritina.

Vale a pena perguntar se houve monopolização nesse processo. Ao contrário de alguns marcadores diagnósticos controlados por um único método patenteado, a ferritina nunca ficou sob o monopólio de uma única empresa. Diversos formatos de ensaio proliferaram rapidamente — radioimunoensaios, ensaios imunoenzimáticos e, posteriormente, ensaios quimioluminescentes totalmente automatizados. Múltiplos fabricantes entraram no mercado, desde empresas multinacionais até fornecedores laboratoriais regionais. Esse pluralismo impediu a formação de um monopólio absoluto, mas o resultado também não foi uma concorrência perfeita. Em vez disso, criou-se um mosaico de ensaios, cada um com calibrações, sensibilidades e intervalos de referência ligeiramente diferentes. Embora isso tenha favorecido o crescimento comercial, também gerou confusão, pois o resultado da ferritina de um paciente podia variar dependendo do laboratório que processasse a amostra de sangue.

Na década de 1990, a ferritina havia alcançado domínio global como o exame padrão para avaliação do estado do ferro. **Poucos médicos questionavam seu valor, e os pacientes começaram a acompanhar seus níveis de ferritina da mesma forma que acompanhavam o colesterol. Em certo sentido, o sucesso da ferritina não foi apenas científico ou médico, mas também cultural. Os números tornaram-se uma espécie de linguagem simplificada: ferritina baixa equivalia a anemia; ferritina elevada equivalia a sobrecarga**. Essa simplicidade tornou a ferritina uma narrativa atraente, e, uma vez incorporada aos currículos médicos e às diretrizes clínicas, ela passou a se perpetuar por si mesma. No entanto, por trás dessa narrativa aparentemente simples havia uma realidade muito mais complexa. A ferritina é influenciada por muitos fatores além do ferro, tornando-a muito menos confiável do que sua promoção comercial sugeria. Mas, quando essas limitações começaram a ser amplamente reconhecidas na literatura científica, a ferritina já estava profundamente estabelecida, tanto clínica quanto economicamente.

Assim, a comercialização dos testes de ferritina pode ser entendida como o resultado da convergência entre ciência, tecnologia, necessidade clínica e forças de mercado. Os avanços científicos da década de 1970 tornaram o ensaio possível. A necessidade urgente de melhores ferramentas para o diagnóstico da hemocromatose e da anemia tornou-o clinicamente valioso. A automatização dos laboratórios tornou-o economicamente viável. E o envolvimento das agências de saúde pública conferiu-lhe poder político. Em conjunta, essas forças transformaram a ferritina de uma proteína de nicho em uma mercadoria diagnóstica global.

Como os intervalos de referência foram fabricados

Quando os laboratórios começaram a oferecer testes de ferritina na década de 1970, enfrentaram um problema simples, mas profundo: que valor deveria ser considerado "normal"? No caso da glicemia ou da hemoglobina, os médicos já dispunham de décadas de dados acumulados, limites associados a sintomas e extensos levantamentos epidemiológicos aos quais podiam recorrer. A ferritina não possuía nada disso. Era uma nova molécula no cenário médico, e ninguém sabia qual seria o aspecto de um valor "saudável". **Não existiam registros históricos, consenso estabelecido ou bancos de dados contendo valores de diferentes populações**. Cada laboratório que desejava realizar o teste precisava criar suas próprias regras, construindo um "intervalo de referência" que tranquilizasse médicos e pacientes e transmitisse uma impressão de certeza.

Nenhum grupo ou empresa isoladamente inventou o teste de ferritina. Depois que essa prova de conceito foi publicada em 1972, a área se expandiu rapidamente. Em apenas alguns anos, hospitais e grupos de pesquisa no Reino Unido, nos Estados Unidos, na Europa continental e no Japão estavam desenvolvendo suas próprias versões dos ensaios de ferritina.

As empresas comerciais rapidamente perceberam a oportunidade. No final da década de 1970, a ferritina já havia saído dos laboratórios de pesquisa e ingressado no mercado comercial. Grandes empresas de diagnóstico, como Abbott, Roche, Dade-Behring (posteriormente incorporada à Siemens), Amersham, no Reino Unido, e Hyland/Travenol, nos Estados Unidos, lançaram kits para dosagem de ferritina. Até mesmo empresas regionais menores começaram a comercializar suas próprias versões. Alguns kits utilizavam marcadores radioativos, outros utilizavam enzimas, mas o princípio era o mesmo: anticorpos projetados para "capturar" a ferritina no sangue e gerar um número em um relatório laboratorial. No início da década de 1980, a ferritina já era um item padrão nos catálogos das empresas, vendida ao lado de testes para hormônios tireoidianos, vitamina B12 e marcadores tumorais.

Essa explosão de fornecedores foi positiva para os negócios, mas problemática para a medicina. Cada empresa fabricava seus kits utilizando anticorpos e sistemas de calibração ligeiramente diferentes. Isso significava que a mesma amostra de sangue poderia gerar resultados de ferritina drasticamente distintos, dependendo do equipamento utilizado para realizar o teste. Uma amostra processada em um equipamento Abbott, em Chicago, poderia apresentar um resultado de 50 nanogramas por mililitro, enquanto a mesma amostra analisada em um sistema Amersham, em Londres, poderia registrar 80 ou 90. Médicos e pacientes já começavam a utilizar esses números para diagnosticar deficiência ou sobrecarga de ferro, mas os resultados não eram intercambiáveis. A suposta precisão do teste era, na realidade, uma ilusão.

Diante dessa situação, **cada laboratório improvisava seu próprio intervalo de "normalidade"**. ¿Mas como esses intervalos eram estabelecidos? Na prática, eles eram construídos a partir das amostras de sangue mais facilmente disponíveis. Doadores de sangue eram uma escolha comum: presumidamente saudáveis, ofereciam acesso fácil ao soro. Pacientes hospitalares submetidos a exames não relacionados também eram incluídos, assim como pequenos grupos de voluntários "saudáveis" — frequentemente estudantes de medicina, funcionários de laboratório ou amigos dos pesquisadores.

Em alguns casos, tecidos hepáticos armazenados ou amostras agrupadas de soro eram utilizados como fontes de calibração. O ponto principal é que esses grupos eram restritos, convenientes e muito pouco representativos. Eram frequentemente compostos predominantemente por indivíduos europeus ou norte-americanos, principalmente homens, de meia-idade, definidos como "saudáveis" apenas no sentido de não apresentarem doenças agudas.

É por isso que os intervalos de referência criados naquela época não podem ser considerados verdades biológicas universais. Eles eram produtos estatísticos de pequenas coortes locais, posteriormente transformados em padrões médicos. Cada laboratório media a ferritina em seu grupo selecionado, excluía os valores extremos e declarava os 95% centrais como "normais". Se o valor de um paciente se situasse dentro desse intervalo central, era classificado como normal. Se estivesse fora dele, era considerado anormal. No entanto, um valor de ferritina considerado normal em um laboratório poderia ser classificado como deficiência ou excesso em outro, dependendo exclusivamente da forma como o intervalo havia sido definido.

No início da década de 1980, a Organização Mundial da Saúde reconheceu esse cenário caótico e tentou impor alguma ordem. Por meio de seu Comitê de Especialistas em Padronização Biológica (ECBS), introduziu preparações internacionais de referência para ferritina. Esses padrões foram distribuídos a laboratórios em todo o mundo para auxiliar na calibração dos ensaios. Mas, mais uma vez, a percepção pública sobre o que a OMS estava fazendo e a realidade técnica não eram a mesma coisa. **A OMS não realizou grandes levantamentos de ferritina na África, Ásia, Europa e América do Norte para definir verdadeiras**

normas biológicas. Em vez disso, trabalhou com instituições como o National Institute for Biological Standards and Control (NIBSC), no Reino Unido, responsável pela produção dessas preparações bioquímicas.

Os primeiros padrões da OMS representaram um passo importante em direção à padronização global. Esses padrões eram produzidos a partir da extração de ferritina de amostras agrupadas de tecido hepático humano — frequentemente provenientes de amostras armazenadas em hospitais e bancos de tecidos europeus. Gerações posteriores utilizaram ferritina recombinante produzida em condições laboratoriais cuidadosamente controladas. Essas preparações eram liofilizadas em ampolas e distribuídas globalmente, fornecendo aos laboratórios uma referência comum para a química dos testes. O envolvimento da OMS padronizou a química, e não a biologia, mas ainda assim representou um passo importante para uma compreensão global dos níveis de ferritina.

No entanto, uma vez que o nome da OMS foi associado a essas preparações, os materiais de referência passaram a ter enorme autoridade. Laboratórios e ministérios da saúde passaram a tratá-los como se representassem uma verdadeira norma internacional, quando, na realidade, eram apenas ferramentas de calibração. Os intervalos efetivamente considerados "normais" continuaram baseados nos mesmos grupos restritos e convenientes: doadores de sangue, estudantes de medicina ou voluntários locais de países ocidentais na década de 1970.

A discrepância entre os intervalos de referência originais e a população moderna é uma questão urgente. Atualmente, as populações da América do Norte e da Europa são muito diferentes daquelas estudadas há cinquenta anos. Nutrição, obesidade e inflamação crônica de baixo grau — fatores que elevam a ferritina independentemente do estado do ferro — são muito mais comuns. A migração global também trouxe uma diversidade genética que estava ausente nas coortes originais de referência. Ainda assim, os intervalos estabelecidos a partir de pequenos grupos homogêneos, décadas atrás, continuam dominando a prática clínica. Isso ressalta a necessidade urgente de atualizar esses padrões para refletir a realidade atual.

Então, esses intervalos de referência podem ser aplicados às populações contemporâneas? A resposta honesta é: apenas com extrema cautela. Eles continuam sendo úteis como uma orientação aproximada, mas não representam verdades universais da biologia humana. O que pacientes e médicos frequentemente interpretam como limites rígidos — números que supostamente revelam suficiência ou deficiência de ferro — são, na verdade, limites estatísticos construídos artificialmente, criados em circunstâncias muito diferentes e com populações muito diferentes. Sua permanência deve-se menos ao rigor científico do que à inércia institucional. Uma vez que um número aparece em livros-texto, softwares laboratoriais ou diretrizes clínicas, ele tende a persistir, independentemente de ainda refletir a biologia das pessoas que estão sendo avaliadas.

O mito do padrão-ouro

A expressão "padrão-ouro" ("gold standard") teve origem na economia, onde era utilizada para descrever sistemas monetários nacionais lastreados em ouro no século XIX. A medicina adotou essa expressão posteriormente. Seu primeiro registro documentado em contexto médico remonta a 1870, na revista *The Lancet*, embora o significado ainda não fosse idêntico ao que utilizamos atualmente.

As primeiras utilizações claramente reconhecíveis em textos médicos surgiram em meados do século XX, durante as décadas de 1940 e 1950, frequentemente referindo-se a achados anatomopatológicos ou de autópsia, considerados a prova definitiva de doença. Na década de 1960, o termo já circulava em periódicos médicos, nos quais procedimentos invasivos, como a biópsia hepática para avaliação das reservas de ferro ou a angiografia para doenças cardíacas, eram descritos como o padrão-ouro contra o qual novos métodos diagnósticos deveriam ser validados. Na década de

1970, uma revisão publicada no *The Lancet* tornou o uso do termo mais explícito e, em 1979, Rudd consolidou o significado moderno de "padrão-ouro" na medicina, estabelecendo uma ligação direta com suas origens econômicas. Ao longo das décadas de 1970 e 1980, com a evolução da epidemiologia clínica e da medicina baseada em evidências, a expressão tornou-se definitivamente estabelecida, passando a ser a forma rotineira de se referir ao método diagnóstico ou terapêutico considerado mais confiável.

O que começou como um marcador promissor nos laboratórios, a ferritina, passou por uma transformação significativa. Ela não foi apenas adotada, mas elevada a um status quase sagrado na medicina. Comercializada e promovida como a medida definitiva do estado do ferro no organismo, a ferritina tornou-se gradualmente um marcador confiável para os pacientes, uma ferramenta diagnóstica rotineira para os médicos e um dos pilares das diretrizes clínicas. Esta é a história de como a ferritina, outrora um marcador promissor, passou a ser considerada o "padrão-ouro" do estado do ferro. Compreender essa trajetória é essencial para entender seu papel atual no diagnóstico.

O fascínio pela ferritina como teste padrão-ouro era inegável. Ela fornecia um único número, obtido a partir de uma simples coleta de sangue, que parecia condensar toda a economia oculta do ferro no organismo. Diferentemente da hemoglobina, que pode permanecer normal mesmo na deficiência de ferro, esperava-se que a ferritina revelasse a deficiência antes do desenvolvimento da anemia. Diferentemente das biópsias hepáticas invasivas, ela oferecia uma avaliação segura e repetível da sobrecarga de ferro. Era um teste limpo, eficiente e sedutor — o tipo de exame que os médicos consideram irresistível, embora também apresentasse desafios importantes em sua interpretação.

A mitologia da ferritina como o "melhor indicador das reservas corporais de ferro" foi perpetuada pela linguagem da educação médica. Os livros-texto a descreviam dessa forma, as aulas repetiam essa afirmação, e os laboratórios apresentavam os resultados em colunas organizadas, como se fossem tão precisos quanto os níveis de colesterol ou sódio. Quanto mais a ferritina era utilizada, mais confiável ela se tornava aos olhos dos profissionais.

A familiaridade gerou confiança, não ceticismo. No entanto, chamar a ferritina de padrão-ouro sempre foi um exagero. Um padrão-ouro na medicina deveria representar a medida mais precisa disponível, o critério pelo qual todos os demais métodos são julgados. Mas a ferritina jamais ocupou verdadeiramente essa posição. Ela sempre foi um marcador indireto — útil, sem dúvida, mas influenciado por muito mais fatores do que apenas o ferro. Seus níveis podem aumentar ou diminuir por razões não relacionadas às reservas de ferro. O mito persistiu não porque a ciência o comprovasse, mas porque o sistema clínico necessitava de uma ferramenta simples, e a ferritina era a melhor opção disponível.

Parte desse mal-entendido decorre da forma como a ferritina se comporta no organismo. **A ferritina não é um reservatório passivo de ferro, à espera de ser utilizado. Trata-se de uma proteína dinâmica e multifuncional que responde ao estresse, à infecção, à inflamação e até mesmo a alterações metabólicas.** Um paciente com níveis elevados de ferritina pode não apresentar excesso de ferro algum. Da mesma forma, alguns indivíduos podem apresentar níveis de ferritina artificialmente baixos apesar de possuírem reservas adequadas de ferro, particularmente quando fatores genéticos ou hormonais reduzem a expressão da ferritina.

No entanto, na prática clínica rotineira, essas complexidades são frequentemente ignoradas. Os médicos podem concentrar-se exclusivamente no número e em sua posição em relação ao intervalo de referência laboratorial. Uma ferritina "baixa" é automaticamente interpretada como deficiência de ferro, e uma ferritina "alta" é automaticamente considerada sobrecarga de ferro. O paciente é categorizado, o tratamento é prescrito e as causas subjacentes raramente são investigadas. Essa simplificação excessiva levou a décadas de confusão e prejuízos, ressaltando a importância crítica da interpretação contextual dos resultados laboratoriais no diagnóstico médico.

A ferritina também é mal compreendida porque transita entre dois mundos: a saúde pública e a medicina individual. Em estudos populacionais, a ferritina pode ser um indicador útil das tendências de deficiência de ferro, especialmente em crianças e mulheres em idade reprodutiva. No entanto, os resultados de um estudo populacional não são necessariamente aplicáveis a um paciente individual. Os pontos de corte que fazem sentido na epidemiologia tornam-se instrumentos imprecisos quando aplicados no consultório médico. Essa confusão — **entre a conveniência estatística e a realidade biológica** — tem sido um dos legados mais prejudiciais da ferritina.

Correlação não é identidade

Como mencionado anteriormente, um dos momentos mais importantes e frequentemente negligenciados de toda a história da ferritina foi a transformação gradual de uma correlação laboratorial limitada em uma doutrina biológica amplamente aceita. Grande parte da confusão posterior em torno da interpretação da ferritina, dos intervalos de referência laboratoriais e da expansão do diagnóstico de "deficiência de ferro" surgiu dessa mudança crítica de interpretação, e não das observações originais em si.

Os estudos originais de validação da ferritina, realizados no início da década de 1970, **compararam os níveis de ferritina sérica com a coloração do ferro na medula óssea** utilizando técnicas de azul da Prússia. Os pesquisadores observaram que, quando os macrófagos da medula óssea não apresentavam ferro corável, os níveis de ferritina sérica frequentemente também eram baixos. **A partir dessa associação estatística, concluiu-se que baixos níveis de ferritina sérica refletiam reservas de ferro esgotadas.**

Essa observação foi clinicamente útil. Mas **correlação não significa identidade.**

Esses estudos iniciais eram investigações clínicas observacionais, e **não ensaios clínicos randomizados**. Foram conduzidos principalmente em pacientes que já estavam sendo submetidos à biópsia de medula óssea devido a anemia inexplicada ou suspeita de doença hematológica. Os estudos demonstraram uma associação entre a ferritina sérica e a coloração do ferro na medula óssea **em circunstâncias clínicas específicas**. Eles não mediram diretamente o ferro hepático total, a massa total de ferro corporal ou a distribuição do ferro em todo o organismo.

Uma importante nuance histórica é frequentemente esquecida: esses estudos fundamentais eram relativamente pequenos.

Quando os imunoensaios para ferritina se tornaram disponíveis no início da década de 1970, as coortes de validação geralmente incluíam dezenas ou poucas centenas de pacientes, e não grandes amostras populacionais. Alguns estudos incluíram aproximadamente 40 a 60 indivíduos; outros envolveram entre 70 e 150 participantes. Tratava-se de populações clínicas hospitalares, e não de voluntários saudáveis selecionados aleatoriamente.

O desenho dos estudos era tipicamente simples:

1. O paciente apresentava anemia ou outra alteração hematológica.
2. Uma biópsia de medula óssea era realizada para fins diagnósticos.
3. A ferritina sérica era medida.
4. O ferro medular era classificado de forma semiquantitativa como presente, reduzido ou ausente.
5. Realizava-se uma análise estatística da correlação entre os níveis de ferritina e o ferro corável na medula óssea.

Esses estudos forneceram informações clínicas importantes. No entanto, eles não:

- quantificaram diretamente o ferro corporal total;

- mediram a concentração de ferro hepático;
- estabeleceram limiares universais para tratamento;
- validaram pontos de corte idênticos de ferritina para todas as populações;
- nem demonstraram, em estudos randomizados de longo prazo, superioridade clínica baseada em determinados limiares de ferritina.

O que esses estudos demonstraram foi algo mais restrito, mas ainda assim valioso: **níveis muito baixos de ferritina sérica frequentemente coincidiam com ausência de ferro corável na medula óssea em pacientes avaliados por anemia.**

Mesmo a própria coloração do ferro na medula óssea apresenta limitações. Trata-se de um método semiquantitativo e sujeito à interpretação do observador. Ele não fornece uma medida exata, em miligramas, do ferro corporal total. Apenas indica se grânulos de ferro estão presentes nos macrófagos e qual parece ser sua abundância aproximada.

Com o tempo, porém, essa relação fisiológica complexa foi gradualmente simplificada na prática clínica cotidiana, transformando-se na suposição mais ampla de que a ferritina sérica representa direta e uniformemente as reservas totais de ferro do organismo. Essa simplificação excessiva influenciou profundamente a medicina moderna.

A ferritina, por si só, não transporta oxigênio nem determina diretamente a capacidade de transporte de oxigênio. A hemoglobina reflete a eritropoiese funcional, enquanto a ferritina reflete principalmente a dinâmica do armazenamento. Ambas estão fisiologicamente relacionadas, mas não são medidas intercambiáveis.

Na verdadeira depleção de ferro, a ferritina frequentemente diminui antes da queda da hemoglobina. As reservas se esgotam primeiro; a anemia se desenvolve posteriormente. É por isso que a ferritina passou a ser aceita como um marcador precoce da depleção de ferro. No entanto, essa relação nem sempre é linear. Uma pessoa pode apresentar hemoglobina normal e ferritina baixa. Outra pode apresentar anemia com ferritina normal ou elevada no contexto de doença inflamatória crônica.

A ferritina também é uma proteína de fase aguda. Níveis elevados de ferritina não significam automaticamente excesso de ferro, assim como níveis baixos de ferritina não significam automaticamente anemia sintomática.

Outra simplificação excessiva envolveu o estabelecimento de limites rígidos para a ferritina. Pontos de corte como 12, 15 ou 30 ng/mL surgiram principalmente de análises estatísticas populacionais e de estudos de correlação com a medula óssea. Eles não foram universalmente derivados de grandes ensaios clínicos randomizados baseados em desfechos que demonstrassem que o tratamento em um determinado ponto de corte exato melhora os resultados clínicos a longo prazo em todos os estados fisiológicos e patológicos.

Nenhum valor de corte único para ferritina se aplica igualmente à gravidez, à obesidade, às doenças inflamatórias crônicas, ao envelhecimento, às doenças hepáticas, aos atletas de endurance ou às disfunções metabólicas.

Os sintomas tornam a interpretação ainda mais complexa. Fadiga, tontura, fraqueza, dificuldade de concentração, queda de cabelo e intolerância ao exercício são sintomas biologicamente inespecíficos. Eles podem resultar de distúrbios endócrinos, privação de sono, estresse crônico, deficiências nutricionais, doenças inflamatórias, condições psiquiátricas ou dezenas de outras causas. Reduzir todos os sintomas inespecíficos a um único marcador, como a ferritina, não constitui medicina baseada em evidências.

A questão central nunca foi a própria ferritina. A ferritina é uma molécula real e fisiologicamente importante. O problema surgiu quando uma correlação biológica útil evoluiu gradualmente para uma regra universal rígida, aplicada muito além das evidências originais.

Como os intervalos laboratoriais confundem pacientes e médicos

Os intervalos de referência laboratoriais tornam o problema ainda mais complexo. Cada laboratório publica seus próprios valores "normais", baseados em amostras históricas, escolhas de calibração e ajustes estatísticos. Esses intervalos não representam verdades universais; são construções estatísticas moldadas pela população estudada (doadores de sangue jovens, residentes, pacientes hospitalares) e pela forma como o laboratório decide analisar os dados. O resultado é um mosaico de intervalos de referência que varia amplamente de uma instituição para outra. Em um laboratório, uma ferritina de 20 pode ser considerada normal; em outro, pode gerar um alerta de deficiência. Os limites superiores variam de forma igualmente acentuada, de 150 a mais de 400, dependendo do laboratório e do grupo de referência utilizado.

Para os pacientes, isso cria uma situação peculiar em que sua "saúde" parece mudar dependendo do local onde são examinados. Uma mulher pode ser informada em uma cidade de que seu nível de ferritina de 25 é perfeitamente normal, enquanto, em outra clínica, é classificada como deficiente em ferro e recebe prescrição de suplementos. Um homem com ferritina de 350 pode ser tranquilizado em um hospital, mas investigado quanto à sobrecarga de ferro em outro. Essas contradições minam a confiança, mas a maioria dos pacientes nunca chega a saber que os próprios intervalos são arbitrários. O laudo impresso, com suas colunas organizadas e alertas destacados, faz com que o número pareça uma verdade absoluta. **Muitos pacientes presumem que qualquer valor marcado como "normal" deve ser seguro e qualquer valor fora da "normalidade" deve ser perigoso — mesmo quando o ponto de corte não passa de uma convenção estatística.**

Para os médicos, a inconsistência dos intervalos de referência laboratoriais é uma fonte constante de frustração. Os profissionais mais jovens, treinados para confiar fortemente nos relatórios laboratoriais, frequentemente aceitam os intervalos de referência impressos sem questionamento. O próprio laudo — com sua formatação oficial, precisão gerada por máquinas, valores alterados destacados e aparência de autoridade — cria uma pressão psicológica sutil. Tornar-se difícil tranquilizar um paciente preocupado quando o laboratório classifica claramente um valor como "anormal", mesmo quando seu verdadeiro significado clínico pode ser incerto.

Os clínicos mais experientes podem reconhecer que a interpretação da ferritina é muito mais complexa. A ferritina reflete numerosos processos fisiológicos e patológicos. No entanto, até mesmo médicos experientes frequentemente permanecem limitados pelos sistemas institucionais. Políticas de seguros, protocolos hospitalares, prontuários eletrônicos, exigências de codificação e algoritmos laboratoriais pressionam cada vez mais os profissionais a responderem a pontos de corte numéricos, em vez de considerar um contexto clínico mais amplo.

Com o tempo, isso produz uma distorção sutil, mas poderosa, do julgamento médico. **Os médicos passam a tratar resultados laboratoriais em vez de pacientes, enquanto limites estatísticos gradualmente substituem a interpretação individualizada.** O que parece ser uma extraordinária precisão científica — às vezes expressa até em casas decimais — frequentemente oculta uma considerável incerteza biológica e clínica.

Para os pacientes, os relatórios laboratoriais criam uma ilusão de certeza. Os números aparecem organizados de forma clara como "normais" ou "anormais", sugerindo que esses limites representam verdades biológicas objetivas. **Na realidade, os intervalos de referência são construções estatísticas moldadas pela seleção populacional, pelos métodos laboratoriais, pelas características demográficas, pela variabilidade analítica e por decisões institucionais.** Diferentes laboratórios podem utilizar diferentes ensaios, sistemas de calibração e intervalos de referência, o que significa que uma mesma pessoa pode receber interpretações diferentes dependendo do local onde o exame é realizado.

A maioria dos pacientes jamais aprende como esses intervalos são construídos. Em vez disso, os valores laboratoriais são percebidos como fatos fixos e incontestáveis. À medida que os pacientes passam por diferentes médicos, laboratórios, cidades ou países, frequentemente surgem interpretações conflitantes, gerando confusão, ansiedade e crescente desconfiança em relação às orientações médicas.

Tanto pacientes quanto médicos acabam, em última análise, presos ao mesmo sistema: a crença equivocada de que os intervalos de referência laboratoriais representam verdades biológicas universais, e não ferramentas estatísticas imperfeitas. **O problema não está na medicina laboratorial em si, mas na tendência de tratar processos biológicos dinâmicos como categorias numéricas rígidas, dissociadas do contexto clínico.**

A ferritina não é a única envolvida nessa confusão, mas representa um dos exemplos mais claros. Quando a definição de "normalidade" muda de um laboratório para outro, o próprio fundamento da tomada de decisão médica torna-se instável. Até que pacientes e médicos aprendam a questionar os próprios intervalos de referência — e a interpretar os números dentro do contexto mais amplo da saúde — o laudo laboratorial continuará a determinar os cuidados médicos com mais força do que a própria biologia.

Capítulo 4: Além da ferritina — os verdadeiros marcadores do ferro

Saturação da transferrina (TSAT)

Até este ponto, vimos por que a ferritina, embora amplamente utilizada, frequentemente induz tanto pacientes quanto médicos ao erro. Seus intervalos laboratoriais variam enormemente de uma instituição para outra. Mas a ferritina não é a única proteína ligadora de ferro do organismo. Desde os primórdios da pesquisa sobre o ferro, os cientistas identificaram outras moléculas fundamentais que armazenam, transportam ou sinalizam a disponibilidade de ferro. Uma das mais relevantes do ponto de vista clínico é a **transferrina** — a principal transportadora de ferro no sangue. Ao contrário da ferritina, que reflete armazenamento, a transferrina reflete o fornecimento de ferro.

Quando aprofundamos a investigação além da ferritina e perguntamos: "*Mas o ferro está realmente chegando às células que dele necessitam*?", o principal indicador a ser examinado é a **saturação da transferrina**, ou TSAT. Compreender a TSAT é fundamental para o diagnóstico dos distúrbios do ferro e desempenha um papel importante na prática médica.

A transferrina é o principal "caminhão de entrega" de ferro na corrente sanguínea. Imagine a ferritina como o depósito onde o ferro é armazenado, enquanto a transferrina representa a frota de caminhões que transporta o ferro do depósito para as fábricas — nossos tecidos e células. Medir a saturação da transferrina nos informa quão carregados estão esses caminhões. Se a maioria deles estiver circulando vazia, os tecidos não estarão recebendo ferro suficiente, independentemente de quão cheio o depósito pareça estar no papel.

Matematicamente, a TSAT é a razão entre o **ferro sérico** — a quantidade de ferro atualmente circulando no sangue — e a **capacidade total de ligação do ferro (TIBC),** que representa a quantidade de ferro que poderia ser transportada se todos os caminhões de transferrina estivessem totalmente carregados. É importante destacar que ferro sérico não significa ferro livre, circulando solto. Quase todo ele está na forma **férrica (Fe^{3+})**, firmemente ligado à transferrina, a principal proteína transportadora de ferro do sangue. Em outras palavras, o ferro sérico mede a "carga" já ligada às proteínas transferrina. O resultado desse cálculo é expresso como uma porcentagem, representando a proporção dos sítios de ligação da transferrina que estão ocupados por ferro.

Um intervalo saudável para a TSAT geralmente situa-se entre 20% e 45%, embora os laboratórios possam estabelecer pontos de corte ligeiramente diferentes. Abaixo de 20%, especialmente abaixo de 15%, o fornecimento de ferro aos tecidos costuma ser inadequado, levando aos sintomas da anemia por deficiência de ferro. Acima de 45–50%, um número excessivo de caminhões encontra-se sobrecarregado, aumentando o risco de que o ferro seja depositado nos tecidos, onde pode se tornar tóxico e potencialmente causar danos aos órgãos.

O valor clínico da TSAT torna-se evidente quando a comparamos com a ferritina. A ferritina informa sobre armazenamento, mas armazenamento nem sempre significa fornecimento. Considere dois exemplos:

- **Deficiência oculta**. Uma mulher com inflamação crônica pode apresentar uma ferritina de 80, aparentemente perfeitamente normal. Mas sua TSAT é de apenas 12%, demonstrando que, embora o "depósito" pareça abastecido, muito pouco ferro está chegando aos tecidos. Sem a TSAT, essa carência de ferro passaria despercebida.
- **Sobrecarga precoce**. Um homem com hemocromatose hereditária pode ainda apresentar ferritina dentro da faixa intermediária de normalidade, mas sua TSAT já é de 55%. Seus caminhões estão sobrecarregados de ferro, entregando mais do que os tecidos podem utilizar com segurança. Ao identificar esse padrão precocemente, os médicos podem intervir antes que ocorram danos irreversíveis aos órgãos.

Em ambos os casos, a TSAT revela o verdadeiro estado funcional do fornecimento de ferro de uma forma que a ferritina isoladamente não consegue demonstrar.

Os profissionais de saúde utilizam a TSAT como parte do painel padrão de avaliação do ferro para diferenciar a **deficiência absoluta de ferro** (quando tanto a ferritina quanto a TSAT estão baixas) da **deficiência funcional** (quando a ferritina parece normal, mas a TSAT está baixa). Ela também é indispensável no diagnóstico de distúrbios de sobrecarga de ferro, como a hemocromatose hereditária, na qual a TSAT frequentemente é o primeiro marcador a se elevar. Essa aplicação prática da TSAT fornece as ferramentas necessárias para uma avaliação mais abrangente.

Os médicos frequentemente analisam a saturação da transferrina (TSAT) para compreender quanto ferro está disponível para processos fisiológicos essenciais, como a **produção de hemoglobina** e a **oxigenação dos tecidos**. Na doença renal crônica, uma TSAT baixa representa mais do que uma simples alteração laboratorial. Diversos estudos demonstraram que níveis mais baixos de TSAT estão associados a maior risco de mortalidade por todas as causas e a maior risco cardiovascular, tanto em pacientes em diálise quanto em pacientes não dialíticos. Quando a TSAT cai abaixo de aproximadamente 20–25%, os riscos de acidente vascular cerebral, infarto do miocárdio, hospitalização e morte prematura tendem a aumentar significativamente.

Pesquisas também associaram a TSAT baixa a outras doenças crônicas. Grandes estudos populacionais demonstraram uma associação entre níveis mais baixos de TSAT e maior prevalência de insuficiência cardíaca. Ao mesmo tempo, doenças hematológicas, como a mielofibrose primária, apresentaram menor sobrevida entre pacientes com níveis muito baixos de TSAT, mesmo após ajuste para anemia e outros fatores de risco.

Ao mesmo tempo, é importante interpretar esses achados com cautela. Uma TSAT baixa pode refletir não apenas deficiência de ferro, mas também inflamação crônica, desnutrição, alterações na produção de transferrina ou doenças subjacentes graves. Em outras palavras, **a TSAT baixa pode, em algumas situações, funcionar mais como um marcador da gravidade da doença do que como uma causa isolada de desfechos desfavoráveis**.

Alguns estudos demonstraram que a terapia com ferro pode aumentar a TSAT relativamente rapidamente em populações selecionadas de pacientes, incluindo indivíduos submetidos à hemodiálise. No entanto, **a melhora de um marcador laboratorial não garante automaticamente melhores resultados clínicos a longo prazo**, e a relação entre a correção da TSAT e a sobrevida global continua sendo objeto de investigação.

A própria TSAT também apresenta limitações importantes. A inflamação — extremamente comum nas doenças crônicas — pode alterar o metabolismo do ferro e distorcer a interpretação da TSAT. Alguns pesquisadores argumentaram que, em determinadas situações, os níveis de ferro sérico podem fornecer informações tão úteis quanto, ou ocasionalmente mais confiáveis do que, a TSAT isoladamente. Além disso, a variabilidade laboratorial continua sendo um problema significativo. Diferentes métodos analíticos, fórmulas e intervalos de referência podem produzir valores distintos de TSAT para a mesma pessoa, criando o risco de classificação clínica incorreta quando pontos de corte numéricos rígidos são aplicados de forma excessivamente estrita.

Alguns estudos sugerem que a correção da TSAT baixa pode melhorar determinados parâmetros clínicos em populações selecionadas de pacientes. Em pacientes japoneses em diálise, o tratamento com um composto especial de ferro denominado citrato férrico hidratado foi capaz de elevar a TSAT de valores inferiores a 20% para valores superiores a 25% em apenas quatro semanas. Isso sugere que o manejo cuidadoso do ferro pode melhorar a disponibilidade de ferro e parâmetros relacionados à anemia nesses pacientes, embora o impacto sobre os desfechos clínicos de longo prazo permaneça menos claro.

Outras condições apresentam padrões semelhantes. Alterações da TSAT também têm sido associadas à gravidade da doença renal diabética, embora a interpretação continue complicada pela presença de inflamação e pelas alterações do metabolismo do ferro.

Como qualquer exame, a TSAT não é perfeita. Seus valores podem variar significativamente, e conhecer suas limitações é fundamental para evitar interpretações equivocadas.

- **Influência da alimentação.** O ferro sérico — o numerador da equação da TSAT — aumenta após as refeições, especialmente aquelas ricas em carne vermelha ou suplementos de ferro. Um exame realizado logo após o café da manhã pode apresentar valores falsamente elevados em comparação com um exame realizado em jejum.
- **Ritmo circadiano**. Os níveis de ferro seguem um ritmo circadiano natural, com concentrações mais elevadas pela manhã e mais baixas à noite. Para maior consistência, a maioria dos laboratórios recomenda a coleta de sangue pela manhã e em jejum.
- **Inflamação e doença**. Assim como a ferritina, o ferro sérico pode diminuir durante infecções ou processos inflamatórios, levando a uma TSAT artificialmente baixa. Isso nem sempre significa que o organismo apresenta verdadeira deficiência de ferro — pode simplesmente refletir a retenção de ferro pelo organismo para protegê-lo contra microrganismos, uma resposta protetora conhecida como "anemia da inflamação".
- **Diferenças laboratoriais**. Os intervalos de referência tanto para o ferro sérico quanto para a TIBC podem variar ligeiramente entre laboratórios, o que significa que os pontos de corte da TSAT não são idênticos em todos os locais. Uma porcentagem considerada "limítrofe" em um contexto pode ser classificada como anormal em outro.

Devido a essas possíveis limitações, a TSAT nunca deve ser interpretada isoladamente. Em vez disso, ela é mais útil quando analisada em conjunto com outros marcadores, como ferritina, PCR, ferro sérico, TIBC e, em alguns casos, o receptor solúvel da transferrina. Essa abordagem abrangente garante uma interpretação mais completa e precisa da TSAT.

Para os pacientes, a principal mensagem é não entrar em pânico se a TSAT estiver ligeiramente fora do intervalo de referência do laboratório — o contexto é importante. Para os médicos, o desafio é resistir à tentação de reagir excessivamente a um único número e, em vez disso, integrar a TSAT ao contexto clínico mais amplo.

A principal conclusão é esta: **a TSAT é a janela para o fornecimento de ferro**. Ela nos mostra se os caminhões estão vazios, parcialmente carregados ou sobrecarregados. Sem ela, corremos o risco de não perceber a diferença entre o ferro armazenado e o ferro utilizável — exatamente a lacuna onde vivem os sintomas de muitos pacientes.

Receptor solúvel de transferrina (sTfR)

A maioria das pessoas não está familiarizada com o **receptor solúvel da transferrina (sTfR)**, um marcador extremamente importante na medicina. Ele pode ser comparado à "voz da célula", um indicador direto da necessidade urgente de ferro pelos tecidos do organismo.

Todas as células necessitam de ferro, mas a maior demanda ocorre nas fábricas de glóbulos vermelhos da medula óssea, onde a hemoglobina é produzida. Para captar o ferro da circulação, as células utilizam "ganchos" especiais em sua superfície, chamados **receptores de transferrina**. Esses receptores capturam a transferrina — a proteína que transporta o ferro pela corrente sanguínea — e internalizam o ferro. Quando o ferro se torna escasso, as células respondem produzindo mais desses receptores, quase como se abrissem portas adicionais em um depósito para receber todas as entregas possíveis. Uma pequena parte desses receptores se desprende e passa a circular no sangue. É esse fragmento que medimos como sTfR.

A ferritina fornece uma estimativa da quantidade de ferro armazenada no depósito, mas o sTfR revela quão intensamente as células estão solicitando mais ferro. É por isso que ele agrega tanto valor. Um sTfR elevado indica que as células apresentam deficiência de ferro, mesmo quando a ferritina parece normal. Um sTfR baixo ou normal indica que as células estão recebendo ferro suficiente para atender às suas necessidades.

Essa distinção é importante porque a ferritina é uma proteína de dupla função. Ela armazena ferro, mas também aumenta durante processos inflamatórios como parte da resposta do sistema imunológico. Como resultado, uma pessoa com artrite, doença renal crônica, câncer ou outra condição inflamatória pode apresentar níveis de ferritina "normais" ou até elevados, mesmo quando seus tecidos estão privados de ferro. Nessas situações, o sTfR supera essa confusão e revela o que realmente está acontecendo no organismo.

Durante anos, os médicos enfrentaram dificuldades para diferenciar a anemia por deficiência verdadeira de ferro da anemia causada por doenças crônicas ou inflamação. O teste de sTfR revolucionou esse desafio, especialmente quando utilizado em conjunto com a ferritina, formando o que os especialistas chamam **de índice sTfR/log ferritina.** Extensas pesquisas confirmam que esse índice é significativamente mais preciso do que a ferritina isoladamente. Ele é particularmente útil na chamada "zona cinzenta da ferritina", quando os valores de ferritina situam-se entre 10 e 100 ng/mL, deixando os médicos em dúvida. Nessa situação, o índice reduz a incerteza e tornou-se uma ferramenta valiosa na prática hospitalar cotidiana.

As crianças também se beneficiam desse exame. Pesquisas estabeleceram intervalos de referência específicos por idade para o sTfR, demonstrando que seus níveis são naturalmente elevados na infância e diminuem gradualmente à medida que as crianças crescem. Curiosamente, o índice combinado permanece mais estável entre as diferentes faixas etárias e, ao contrário da ferritina, quase não é influenciado pela inflamação. O exame também pode revelar causas ocultas de anemia. Por exemplo, em crianças com doença celíaca não diagnosticada que não apresentavam melhora com a terapia com ferro, o índice sTfR/ferritina forneceu a pista crucial de que a anemia era causada por má absorção, e não por ingestão insuficiente.

No entanto, nenhum exame médico é perfeito. O sTfR ainda não está amplamente disponível, e muitos laboratórios menores não o oferecem. Os valores de corte também podem variar dependendo dos métodos utilizados pelo laboratório. Os médicos geralmente interpretam o sTfR em conjunto com outros marcadores, como hemoglobina, saturação da transferrina (TSAT) e ferritina. Na prática, muitos clínicos utilizam o índice sTfR/log ferritina para refinar o diagnóstico quando a presença de doença crônica torna o quadro mais complexo.

Considere dois pacientes. Ambos apresentam fadiga e artrite, e seus resultados de ferritina são de 120 ng/mL, valor que pareceria adequado. O Paciente A apresenta sTfR elevado, indicando que, apesar de um nível de ferritina "normal", suas células estão necessitando de ferro. Sem o teste de sTfR, essa deficiência passaria despercebida. O Paciente B apresenta a mesma ferritina, mas um sTfR normal, indicando que a fadiga está mais relacionada à inflamação do que à deficiência de ferro. Em ambos os casos, o sTfR fornece a informação crucial que a ferritina isoladamente não consegue revelar.

O sTfR atua como uma linha direta de comunicação entre as células do organismo, revelando se elas dispõem de ferro suficiente para funcionar adequadamente. Ele evita muitas das limitações da ferritina e identifica deficiências que, de outra forma, permaneceriam ocultas. Suas desvantagens são a disponibilidade limitada e a necessidade de interpretação cuidadosa. Ainda assim, quando disponível, o sTfR está entre as melhores ferramentas modernas para o diagnóstico da deficiência de ferro na presença de doenças crônicas ou inflamação.

Exames complementares: TIBC, ferro sérico, CRP e ESR

Além da ferritina e da saturação da transferrina, vários outros exames desempenham um papel crucial na obtenção de uma compreensão abrangente do estado do ferro. Cada exame fornece informações valiosas, mas nenhum é infalível isoladamente. Essa abordagem abrangente permite que os profissionais de saúde tomem decisões mais fundamentadas no diagnóstico e no manejo das condições relacionadas ao ferro.

A capacidade total de ligação do ferro (TIBC) mede quanto ferro o sangue poderia transportar se todos os "caminhões" de transferrina estivessem completamente carregados. Na deficiência de ferro, o organismo responde produzindo mais transferrina para captar cada pequena quantidade de ferro circulante, de modo que a TIBC geralmente aumenta.

O **ferro sérico** mede a quantidade real de ferro circulando na corrente sanguínea no momento da coleta. O desafio é que esse valor pode variar amplamente dependendo da hora do dia, do que a pessoa ingeriu ou até mesmo de pequenas alterações no estado de saúde. Por essa razão, o ferro sérico raramente é útil quando avaliado isoladamente. Ele só adquire significado quando interpretado em conjunto com a TIBC e a ferritina.

Os **marcadores inflamatórios também são importantes. A proteína C-reativa (PCR) e a velocidade de hemossedimentação (VHS)** não medem diretamente o ferro, mas indicam se há inflamação presente. Isso é fundamental porque os níveis de ferritina aumentam durante processos inflamatórios, mesmo quando as reservas de ferro do organismo estão esgotadas. Assim, um paciente com infecção, artrite ou outra doença crônica pode aparentar ter níveis "normais" ou até "elevados" de ferritina, quando seus tecidos, na realidade, estão privados de ferro. Valores elevados de PCR ou VHS alertam o médico de que a inflamação pode estar distorcendo o resultado da ferritina.

Estudos recentes forneceram uma compreensão mais clara de como esses quatro exames sanguíneos padrão — **TIBC, ferro sérico, PCR e VHS** — contribuem para o diagnóstico e o manejo da anemia por deficiência de ferro, das infecções e das condições inflamatórias.

Um achado consistente é que **PCR e ferro sérico se comportam de forma oposta durante infecções**. Quando a inflamação está ativa, os níveis de PCR aumentam, enquanto os níveis de ferro sérico diminuem, à medida que o organismo temporariamente "esconde" o ferro para mantê-lo fora do alcance dos microrganismos invasores. Durante a recuperação, os níveis de PCR diminuem, enquanto os níveis de ferro sérico e de TIBC voltam a aumentar.

A TIBC continua sendo um dos pilares do diagnóstico da deficiência de ferro, pois geralmente aumenta quando o organismo apresenta carência de ferro. Uma TIBC elevada, associada a baixos níveis de ferro sérico, sugere fortemente anemia por deficiência de ferro. No entanto, a TIBC não é infalível; ela também pode ser influenciada pela gravidez e por doenças crônicas, o que reforça a importância de interpretar os resultados dentro do contexto clínico. Essa relevância da TIBC no diagnóstico reforça a confiança dos profissionais de saúde em suas habilidades diagnósticas.

Tanto **a PCR quanto a TIBC refletem o estado inflamatório do organismo,** que influencia diretamente o metabolismo do ferro. Marcadores como ferritina e hepcidina frequentemente aumentam em resposta à inflamação, enquanto o receptor solúvel da transferrina (sTfR) permanece relativamente estável. Essa estabilidade torna o sTfR especialmente útil em situações nas quais a inflamação distorce a interpretação dos outros marcadores, pois fornece uma avaliação mais precisa do estado do ferro no organismo.

No monitoramento da recuperação, **a PCR demonstra ser mais sensível do que a VHS**. Os níveis de PCR diminuem rapidamente à medida que a inflamação se resolve, enquanto a VHS cai mais lentamente. Portanto, a PCR é mais adequada para acompanhar alterações de curto prazo, enquanto a VHS continua relevante para a avaliação de processos inflamatórios de longa duração.

Ferramentas mais recentes também estão revolucionando a avaliação do estado do ferro. A hemoglobina dos reticulócitos (CHr), uma medida da quantidade de ferro que chega aos glóbulos vermelhos recém-formados, apresenta boa correlação com os marcadores tradicionais de ferro, incluindo TIBC, ferro sérico e saturação da transferrina. Ao contrário da ferritina, ela é muito menos influenciada pela inflamação, tornando-se particularmente útil em pacientes com doenças crônicas. A valorização dessas novas ferramentas mantém os profissionais de saúde atualizados e melhor preparados em sua prática clínica.

A relação entre ferro e inflamação também se estende além da anemia. Em pessoas com problemas cardíacos agudos, baixos níveis de ferro sérico e níveis elevados de PCR foram associados a piores desfechos, incluindo internações hospitalares mais prolongadas e maior risco de complicações. Níveis mais baixos de TIBC e de saturação da transferrina também estiveram associados a uma recuperação mais lenta.

A principal mensagem é que nenhum marcador isolado conta toda a história. Assim como uma única peça de um quebra-cabeça não revela a imagem completa, o estado do ferro só se torna claro quando vários exames são considerados em conjunto. O padrão formado por TIBC, ferro sérico, ferritina, PCR e VHS é muito mais confiável do que qualquer número isolado.

A ferritina abriu as portas para a compreensão moderna do metabolismo do ferro, mas ela representa apenas o começo. A saturação da transferrina nos mostra se o ferro está sendo transportado. O receptor solúvel da transferrina nos permite ouvir a voz das células solicitando mais ferro. A TIBC, o ferro sérico, a PCR e a VHS ajudam a colocar esses sinais em contexto. A hemoglobina dos reticulócitos aponta diretamente para o ferro que alimenta a produção de glóbulos vermelhos. Cada exame acrescenta um fio, e, juntos, eles tecem o tecido do metabolismo do ferro tal como ele realmente existe no organismo. Nos próximos capítulos, continuaremos a desvendar esse tecido — avançando dos marcadores para os mecanismos, dos números impressos em uma página para a fisiologia viva que eles representam.

Parte 2: Quando o ferro mente

Capítulo 5: Deficiência de ferro

O negócio da deficiência

Ao navegar pelas redes sociais, blogs de bem-estar e até mesmo revistas de saúde convencionais, você rapidamente perceberá um tema recorrente: quase todo sintoma vago — fadiga, humor deprimido, névoa mental, queda de cabelo, dores musculares, sono inadequado — é atribuído à deficiência de ferro. Isso ecoa outro conceito amplamente difundido na área da saúde: a ideia da deficiência de vitamina D.

Em ambos os casos, o público recebe uma narrativa simplificada:

- *"Se você se sente cansado, provavelmente precisa de mais ferro (ou vitamina D)."*
- *"Se seu cabelo está afinando, se você está deprimido ou se pega resfriados com frequência — verifique seus níveis de ferro (ou vitamina D)."*

O problema dessa abordagem não é que o ferro e a vitamina D não sejam importantes — eles certamente são. O problema é que afirmações tão abrangentes reduzem uma biologia complexa a uma narrativa única e simplificada. Elas levam as pessoas a acreditar que o autodiagnóstico e a automedicação com suplementos são suficientes para "corrigir" sua saúde.

¿Por que isso acontece? Por que o ferro e a vitamina D são frequentemente apresentados como **panaceias** para praticamente qualquer sintoma? A resposta não está na medicina, mas no comércio. Tanto o ferro quanto a vitamina D são comercializados como suplementos, e não como medicamentos. Essa distinção é fundamental. **Ao contrário dos medicamentos sujeitos a**

prescrição, os suplementos não precisam passar por ensaios clínicos rigorosos para comprovar sua eficácia em condições específicas. Eles não precisam demonstrar segurança ou eficácia em grandes populações antes de serem colocados no mercado.

Do ponto de vista regulatório, isso cria um amplo espaço de atuação. Uma empresa pode produzir comprimidos de ferro ou cápsulas de vitamina D, rotulá-los como "suporte nutricional" e vendê-los livremente — em farmácias, supermercados ou com um único clique pela internet: sem receita médica, sem monitoramento cuidadoso e sem fiscalização rigorosa.

Essa conveniência gera três forças poderosas.

1. A acessibilidade alimenta a crença. Se algo está disponível em todos os lugares, sem barreiras, as pessoas começam a presumir que deve ser seguro e universalmente benéfico. Afinal, por que um supermercado ou uma loja de produtos naturais venderia algo que não fosse necessário?
2. O marketing perpetua esses mitos. As empresas de suplementos dispõem de recursos financeiros significativos para publicidade.
3. As redes sociais, influenciadores da área da saúde, blogs de bem-estar e até mesmo alguns sites médicos reproduzem continuamente a mesma narrativa: "*Está cansado? Você deve ter deficiência de ferro ou vitamina D.*" Essas histórias se fixam porque são simples, reconfortantes e oferecem uma solução rápida.

Os lucros sustentam esse ciclo. O ferro e a vitamina D são baratos de fabricar, fáceis de embalar e extremamente lucrativos. Todos os anos, consumidores gastam bilhões de dólares nesses produtos, criando uma vasta indústria global que vai muito além dos suplementos, abrangendo testes laboratoriais, serviços de saúde, alimentos fortificados e produtos farmacêuticos.

Quanto mais o público acredita que "a maioria das pessoas tem deficiência", mais o mercado cresce.

- Os suplementos de vitamina D nos Estados Unidos geram aproximadamente US$ 1,5–1,6 bilhão por ano.
- Os suplementos de vitamina D em todo o mundo geram aproximadamente US$ 4–6 bilhões por ano.
- Os suplementos de ferro em todo o o mundo geram aproximadamente US$ 2,9–3,0 bilhões por ano.
- Os suplementos de ferro na América do Norte geram aproximadamente US$ 1,1–1,3 bilhão por ano.
- As vendas combinadas de suplementos de vitamina D e ferro na América do Norte são estimadas em aproximadamente US$ 2,5–3 bilhões por ano.

A América do Norte representa apenas parte desse panorama. A Europa responde por outra parcela substancial do mercado, enquanto economias em rápida expansão na Ásia — incluindo China, Índia, Japão e Sudeste Asiático — tornaram-se importantes motores de crescimento. A América Latina, o Oriente Médio, a África e a Austrália também contribuem significativamente para as vendas globais. Coletivamente, consumidores de todos os continentes gastam muitos bilhões de dólares por ano em produtos de vitamina D e ferro.

Poucos suplementos nutricionais geram o nível de atividade comercial observado com a vitamina D e o ferro. Embora não se aproximem das vendas de gigantes farmacêuticos como Keytruda, Ozempic ou Mounjaro, eles representam, ainda assim, indústrias globais multibilionárias que influenciam a pesquisa, a educação, as mensagens de saúde pública, a prática clínica e o comportamento dos consumidores.

O resultado é que dois nutrientes essenciais — o ferro e a vitamina D — tornaram-se os queridinhos da cultura dos suplementos, elevados quase ao status de panaceias. Mas isso não é ciência. Isso é negócio. A tragédia é que, por trás desse sucesso comercial, existe um rastro de decepção pessoal: pessoas que continuam tomando comprimidos, esperando sentir-se melhor, e nunca descobrem a verdadeira causa de seus sintomas.

Quando a maioria das pessoas pensa em deficiência de ferro, costuma imaginar uma despensa vazia: as reservas do organismo foram esgotadas. Essa imagem corresponde à deficiência absoluta de ferro, na qual o ferro está realmente reduzido devido a sangramentos, desnutrição ou má absorção.

A armadilha dos sintomas inespecíficos

Agora vamos falar sobre sintomas. Fadiga, dificuldade de concentração, alterações de humor, síndrome das pernas inquietas, unhas frágeis ou até mesmo queda de cabelo — esses são problemas reais, desconfortáveis e frequentemente angustiantes. Mas aqui está a verdade: eles não são específicos da deficiência de ferro. Na verdade, estão entre as queixas mais comuns em toda a medicina.

Se fizéssemos uma lista de quantas condições compartilham esses sintomas, o número facilmente chegaria a dezenas, talvez até centenas. Considere apenas alguns exemplos. A fadiga pode resultar de distúrbios da tireoide, apneia do sono, depressão, excesso de treinamento físico, infecções crônicas, doenças autoimunes, anemia, deficiências vitamínicas ou até mesmo diabetes mal controlado.

De acordo com a Organização Mundial da Saúde e a Classificação Internacional de Doenças (CID-10 e CID-11), a medicina moderna reconhece dezenas de milhares de condições de saúde distintas. Entre os muitos sintomas que levam as pessoas aos consultórios médicos, a fadiga figura consistentemente entre os cinco mais frequentes em todo o mundo.

O que torna a fadiga tão desafiadora é sua falta de especificidade. Pesquisas publicadas em importantes periódicos médicos, como o BMJ e o JAMA, confirmam **que a fadiga pode ser o primeiro ou o principal sintoma em literalmente milhares de condições diferentes** — desde infecções comuns e desequilíbrios hormonais até doenças autoimunes, distúrbios cardiovasculares e até câncer.

Em outras palavras, a fadiga não é um sinal específico de uma única doença. Ela é um grito universal do organismo, compartilhado por uma impressionante variedade de problemas médicos, evidenciando a natureza intrincada e complexa da resposta do corpo à fadiga.

É importante lembrar que a fadiga nem sempre é um sinal de doença. Existem também condições normais ou não patológicas — o que os médicos frequentemente chamam de estados fisiológicos — que podem causar fadiga, às vezes de forma intensa. Nessas situações, o organismo não está doente, mas está submetido a uma demanda adicional, adaptando-se a mudanças ou recuperando-se de algum esforço.

Os estados fisiológicos incluem as fases naturais da vida. A fadiga é quase universal durante a gravidez, especialmente no primeiro e no último trimestres. O ciclo menstrual pode provocar períodos de exaustão, particularmente na fase pré-menstrual. Após o parto, o período pós-parto combina recuperação física, alterações hormonais e privação de sono, deixando muitas mães profundamente cansadas. Mesmo na adolescência, com seu crescimento acelerado e suas mudanças hormonais, a fadiga é frequentemente interpretada como "preguiça". Mais tarde na vida, a perimenopausa, a menopausa e o envelhecimento trazem suas próprias formas de cansaço, mesmo em pessoas que, de outra forma, são saudáveis.

Os fatores relacionados ao estilo de vida podem ser igualmente importantes. A privação crônica de sono, os horários irregulares decorrentes do trabalho em turnos ou simplesmente a má qualidade do sono podem reduzir a energia tanto quanto muitas doenças. O excesso de trabalho e o estresse crônico são epidemias modernas de fadiga, enquanto, no extremo oposto, o sedentarismo leva paradoxalmente à lentidão e à falta de energia. A alimentação também desempenha um papel importante: dietas muito restritivas em calorias, ingestão inadequada de proteínas, desidratação e até mesmo o consumo excessivo de álcool ou cafeína podem comprometer a vitalidade, permitindo que as pessoas façam escolhas mais informadas sobre seu estilo de vida.

O estresse ambiental também importa. Calor ou frio extremos, grandes altitudes com menor disponibilidade de oxigênio ou a poluição do ar podem fazer o corpo parecer mais pesado e lento. As mudanças sazonais, especialmente a redução da luz solar durante o inverno, contribuem para o que muitas pessoas descrevem como "fadiga sazonal".

Por fim, os estados psicológicos exercem enorme influência. O estresse agudo ou crônico, a exaustão emocional decorrente dos cuidados com outras pessoas ou do luto e até mesmo o tédio ou a falta de estímulo podem deixar uma pessoa tão esgotada quanto se estivesse fisicamente doente.

A lição aqui é simples: **fadiga nem sempre significa doença**. Às vezes, ela é o resultado natural da própria vida — da nossa biologia, do nosso ambiente e dos nossos hábitos. Distinguir entre um estado fisiológico normal e um distúrbio médico é essencial, porque rotular equivocadamente a fadiga cotidiana como "deficiência de ferro" ou "deficiência de vitamina D" não apenas gera confusão, mas também corre o risco de obscurecer o verdadeiro contexto biológico do organismo.

Outro sintoma frequentemente atribuído à deficiência de ferro é a **dificuldade de concentração**. Assim como ocorre com a fadiga, a narrativa repetida na mídia e nos círculos de bem-estar é que, se você "não consegue se concentrar", provavelmente precisa de mais ferro. **Mas a concentração é uma função cerebral complexa, influenciada por inúmeros fatores biológicos e psicológicos**. Reduzi-la a uma única deficiência nutricional é, na melhor das hipóteses, simplista e, na pior, prejudicial.

Quantas doenças podem causar dificuldade de concentração? A lista é extensa. A literatura médica e a Classificação Internacional de Doenças indicam que milhares de condições podem comprometer a capacidade de concentração. Alguns exemplos incluem: distúrbios neurológicos, como acidente vascular cerebral, epilepsia, doença de Parkinson, demência, esclerose múltipla, tumores cerebrais e traumatismo cranioencefálico; transtornos psiquiátricos, como depressão, ansiedade, transtorno bipolar, esquizofrenia e transtorno de estresse pós-traumático; transtornos relacionados à atenção, como o TDAH em crianças e adultos; doenças endócrinas e metabólicas, como doenças da tireoide, diabetes, distúrbios adrenais e deficiência de vitamina B12 ou folato; doenças crônicas, incluindo doenças autoimunes, doenças cardiovasculares, infecções crônicas e câncer; e, por fim, os efeitos de medicamentos — sedativos, anti-histamínicos, analgésicos, agentes quimioterápicos e muitos outros. No total, a dificuldade de concentração é relatada em centenas ou milhares de condições médicas distintas, assim como a fadiga.

E, novamente, nem toda dificuldade de concentração indica doença. Existem muitas situações normais ou circunstanciais em que o cérebro encontra dificuldades para se concentrar. O estresse e a ansiedade consomem recursos mentais. A privação de sono — decorrente da maternidade recente, do trabalho em turnos ou de estudantes que passam a noite estudando — deixa a mente confusa. As alterações hormonais durante a puberdade, diferentes fases do ciclo menstrual, a gravidez, o pós-parto ou a menopausa podem comprometer a clareza mental. A sobrecarga de informações, as notificações constantes e a multitarefa reduzem a capacidade de atenção. Hábitos de vida inadequados, como falta de atividade física, alimentação desequilibrada, desidratação ou consumo excessivo de cafeína e álcool, também interferem na clareza mental. Fatores ambientais, como ambientes barulhentos, falta de luz natural ou exposição prolongada a telas, também exercem influência. E estados emocionais — como luto, tédio ou esgotamento — podem gerar a sensação de que o cérebro "não está colaborando".

A visão geral é esta: assim como a fadiga não é um atalho diagnóstico, a dificuldade de concentração também não é. Trata-se de uma via final comum compartilhada por uma extraordinária variedade de condições — desde estressores cotidianos até doenças cerebrais graves. **Atribuir toda dificuldade de concentração à**

deficiência de ferro é uma simplificação que ignora a complexa interação entre corpo, mente e ambiente.

A queda de cabelo é outro sintoma frequentemente — e precipitadamente — atribuído à deficiência de ferro. É fácil entender por quê. O cabelo é visível, pessoal e emocionalmente significativo. Quando os fios começam a afinar ou grandes quantidades de cabelo aparecem no ralo do chuveiro, as pessoas procuram explicações. Na internet, uma das mais comuns é: "Você deve estar com baixo nível de ferro."

Mas, assim como a fadiga e a dificuldade de concentração, a queda de cabelo é um sintoma inespecífico. Muitas condições diferentes podem causá-la. Distúrbios da tireoide — tanto hipotireoidismo quanto hipertireoidismo — alteram o ciclo de crescimento dos cabelos. Alterações hormonais também desempenham um papel importante: mulheres no pós-parto frequentemente apresentam perda significativa de cabelo alguns meses após o nascimento, uma consequência normal das mudanças hormonais. A menopausa pode provocar o mesmo efeito. A quimioterapia é outra causa bem conhecida, pois os tratamentos oncológicos afetam diretamente células de rápida divisão, incluindo os folículos pilosos. Na alopecia autoimune, o sistema imunológico ataca equivocadamente os folículos capilares, causando áreas localizadas de calvície. Desnutrição grave, dietas extremamente restritivas, deficiência de proteínas e carências de zinco, biotina ou ácidos graxos essenciais também podem levar ao afinamento dos cabelos. Doenças crônicas, infecções prolongadas ou estresse físico frequentemente desencadeiam o chamado "eflúvio telógeno", uma condição na qual os folículos pilosos entram prematuramente na fase de repouso, resultando em queda excessiva dos cabelos. E sim — a deficiência de ferro também pode comprometer o crescimento capilar. Mas ela representa apenas um item em uma lista muito extensa.

Os fatores não relacionados a doenças também são importantes. A queda de cabelo nem sempre está associada a uma enfermidade. Ela também pode ser influenciada pela genética (calvície de padrão masculino ou feminino), pelo envelhecimento, por práticas de cuidados capilares (como tranças apertadas e tratamentos químicos frequentes) e até pelo estresse emocional.

Se ampliarmos a perspectiva, o que veremos? A mesma pequena lista de sintomas vagos se repete em um número impressionante de problemas de saúde. Atribuir todos eles a um único nutriente — seja ferro ou vitamina D — não é medicina. É pensamento desejoso.

Por que isso importa? **Concentrar-se em um único nutriente pode criar falsas esperanças**. Essa distinção é importante porque, mesmo quando as pessoas começam a tomar suplementos de ferro e sentem alguma melhora, essa melhora pode não ter qualquer relação com o ferro. Em muitos casos, o efeito é de curta duração. Ele pode ser atribuído ao **efeito placebo** — a capacidade natural do cérebro de gerar uma sensação temporária de alívio simplesmente porque a pessoa acredita que está tratando o problema.

Um ciclo típico ocorre da seguinte forma: alguém pensa: "*Se eu tomar mais ferro, vou me sentir melhor*". Inicialmente, essa pessoa pode perceber uma pequena melhora, mas, quando os sintomas retornam, assume que a dose não foi suficiente ou que há algo errado com ela. Enquanto isso, a verdadeira causa subjacente — seja doença da tireoide, inflamação autoimune, depressão, estresse crônico ou qualquer outra condição — permanece não reconhecida e sem tratamento.

É exatamente aí que reside o perigo: explicações simplistas atrasam o diagnóstico real. Elas mantêm as pessoas presas em ciclos de automedicação com suplementos e decepção.

É muito importante não confiar apenas nos sintomas, especialmente nesses "sintomas populares" tão frequentemente repetidos pela mídia e pela cultura do bem-estar. Um diagnóstico não é um palpite. Ele é o resultado de um processo médico estruturado, que faz parte da responsabilidade

profissional do médico. Fazer um diagnóstico exige raciocínio clínico — a capacidade de avaliar padrões, interpretar dados laboratoriais, comparar possibilidades e excluir condições. A maioria das pessoas sem formação médica, compreensivelmente, não dispõe dessas ferramentas.

Essa é a diferença fundamental entre o autodiagnóstico e a avaliação profissional. No entanto, mesmo aqui existe um perigo: se o médico não se mantiver atualizado com as publicações modernas baseadas em evidências, ele poderá ser igualmente influenciado por mitos populares. Nesses casos, em vez de ajudar, o médico reforça involuntariamente a desinformação, e os pacientes continuam a sofrer ou até mesmo pioram devido a tratamentos inadequados.

A lição é clara: os sintomas podem iniciar a investigação, mas não podem encerrá-la. Somente um diagnóstico cuidadoso e bem fundamentado pode fazê-lo.

Não é apenas o fato de confiar exclusivamente nos sintomas que pode causar sofrimento. Erros médicos — ou falhas dos sistemas de saúde e dos hospitais — constituem uma causa importante de danos e até mesmo de morte. Nos Estados Unidos, alguns estudos argumentam que o erro médico pode representar a terceira principal causa de morte, atrás apenas das doenças cardiovasculares e do câncer.

O **erro médico** frequentemente começa já no primeiro passo — quando o paciente apresenta uma queixa. Com demasiada frequência, não há uma abordagem analítica aprofundada sobre o que o paciente realmente está vivenciando. Em vez de investigar além da superfície, o médico pode recorrer a suposições rotineiras ou ao chamado "pensamento em caixas": cansaço deve ser deficiência de ferro, dificuldade de concentração deve ser estresse, queda de cabelo deve ser baixo nível de ferro. Esses atalhos parecem eficientes, mas são perigosos.

Todo médico deve aprender a sair dessas caixas. O verdadeiro raciocínio clínico exige curiosidade, reconhecimento de padrões e a disposição para perguntar: "O que mais isso poderia ser?" Também exige humildade — o reconhecimento de que a medicina está em constante evolução. Sem se manter atualizado com as pesquisas mais recentes baseadas em evidências, mesmo um médico bem-intencionado corre o risco de praticar uma medicina ultrapassada, repetir mitos e, involuntariamente, causar danos em vez de promover a cura.

Deficiência, insuficiência, déficit: palavras que induzem ao erro

Outra armadilha surge das palavras que utilizamos. *Deficiência, insuficiência, déficit, níveis baixos* — elas parecem sinônimos e, na linguagem cotidiana, frequentemente as usamos de forma intercambiável. Podemos falar de uma "deficiência de tempo", uma "insuficiência de recursos", um "déficit" em uma conta bancária ou "baixos níveis" de energia. Mas, na medicina, essas palavras não significam a mesma coisa. E, quando são utilizadas de forma descuidada na mídia, ou mesmo nos consultórios médicos, geram uma confusão interminável.

Aqui está a diferença crucial: **deficiência e insuficiência são diagnósticos**. Elas implicam que o organismo está carecendo de algo a ponto de afetar a saúde. E um diagnóstico, na medicina, não pode ser feito com base em um único número em um exame laboratorial. Ele precisa ser comprovado. **Isso significa uma combinação de sintomas, histórico clínico, confirmação laboratorial, às vezes exames de imagem adicionais ou testes funcionais e, acima de tudo, raciocínio clínico**. Dizer que um paciente apresenta "deficiência de ferro" não é simplesmente observar um nível baixo de ferritina. Significa demonstrar que as reservas corporais de ferro estão esgotadas, que o ferro não está disponível para o funcionamento cotidiano do organismo e que essa carência está produzindo efeitos mensuráveis.

A insuficiência costuma ser utilizada de forma mais branda, mas ainda pertence à categoria do julgamento médico. A vitamina D é um bom exemplo. Uma pessoa pode ser informada de que apresenta "insuficiência de vitamina D", mesmo sentindo-se bem e sem apresentar sintomas. A própria palavra sugere um diagnóstico, mas se esse achado possui real relevância médica é outra questão.

Por outro lado, um **déficit ou um nível baixo não constitui um diagnóstico**. São apenas descrições de números em uma folha de exame. Um "déficit" pode aparecer em um exame neurológico ("déficit sensitivo"), ou um "nível baixo" pode ser destacado em um exame laboratorial. Mas, por si só, essas palavras não significam doença e certamente não significam que o tratamento seja necessário. Uma linha vermelha em um laudo laboratorial pode parecer alarmante, mas pode refletir apenas uma variação normal ou um valor que se encontra ligeiramente fora de um intervalo de referência arbitrário.

É por isso que a linguagem é tão poderosa e, ao mesmo tempo, tão perigosa. Quando os pacientes ouvem a expressão "baixo ferro", frequentemente assumem que têm deficiência, mesmo quando nenhum diagnóstico desse tipo foi estabelecido. Quando alguém lê a palavra "insuficiência" na internet, entra em pânico, como se se tratasse de uma condição médica grave. As pessoas começam a tomar suplementos sem necessidade e, às vezes, até mesmo os médicos, se não forem cuidadosos, caem na mesma armadilha de equiparar um número a uma doença.

O fundamental é parar e perguntar: O que essa palavra significa no meu caso? Ela indica uma deficiência verdadeira, com evidências de que o organismo não consegue funcionar adequadamente? Ou é simplesmente um número que parece menos do que perfeito? Sem essa clareza, as pessoas confundem flutuações normais com doença, procuram suplementos de que não precisam e passam a se fixar em resultados laboratoriais em vez de compreender sua real condição de saúde.

A deficiência de ferro no mundo da medicina

Com bastante frequência, quando as pessoas ouvem a expressão *deficiência de ferro*, imaginam apenas um cenário: que o organismo ficou sem ferro. O que a maioria das pessoas não percebe é que, na realidade, existem **duas formas diferentes** de deficiência de ferro — a *absoluta*, que corresponde a uma verdadeira depleção das reservas de ferro, e a *funcional, que descreve uma situação em que o ferro está presente, mas não é acessível às células que mais necessitam dele*. Elas não são a mesma coisa, e compreender essa diferença é fundamental, especialmente no contexto da anemia.

Outro esclarecimento importante: na medicina, existe apenas **um diagnóstico oficial** — *deficiência de ferro*. Esse é o termo médico correto, e ele deve ser sustentado por evidências clínicas, e não apenas por um único valor laboratorial.

Não diagnosticamos um paciente com "nível baixo de ferro". Um nível baixo de ferro sérico, isoladamente, não tem significado, porque varia ao longo do dia, altera-se após as refeições e diminui em resposta a infecções ou ao estresse. Por si só, não representa uma doença.

Também não utilizamos "insuficiência de ferro" como diagnóstico médico. Esse termo aparece em blogs, artigos sobre bem-estar ou até mesmo em conversas médicas informais, mas não é reconhecido como uma condição oficial. Na melhor das hipóteses, pode descrever uma situação limítrofe ou menos do que ideal, mas não substitui um diagnóstico adequado.

É por isso que a linguagem importa. Se tratarmos cada resultado "baixo" em um exame laboratorial como se fosse uma doença, acabaremos classificando pessoas saudáveis como doentes, prescrevendo medicamentos ou suplementos desnecessários e deixando de identificar as verdadeiras causas de seus sintomas. **A terminologia precisa protege os pacientes dessa armadilha.**

A deficiência absoluta de ferro representa o quadro clássico. A despensa está vazia. As reservas de ferro estão, em geral, esgotadas, mais frequentemente devido a perdas crônicas de sangue, alimentação inadequada ou má absorção. Essa forma continua sendo extremamente comum em todo o mundo. De acordo com a Organização Mundial da Saúde, mais de 1,2 bilhão de pessoas vivem com anemia, e uma grande proporção desses casos é causada por verdadeira deficiência de ferro. Mulheres em idade reprodutiva, crianças e pessoas com sangramento gastrointestinal são especialmente vulneráveis.

A deficiência funcional de ferro, por outro lado, apresenta-se de forma muito diferente. Nessa situação, o ferro está tecnicamente presente no organismo — às vezes até em abundância — mas encontra-se bloqueado e indisponível para as células que mais necessitam dele. Imagine depósitos cheios de alimentos durante uma fome: os suprimentos existem, mas as portas estão trancadas. É exatamente isso que ocorre na deficiência funcional.

Essa forma é prevalente em pessoas com doenças crônicas. Na doença renal crônica, até 40–60% dos pacientes desenvolvem deficiência funcional de ferro. Na anemia associada ao câncer, a deficiência funcional frequentemente predomina. O mesmo padrão é observado na artrite reumatoide, na doença inflamatória intestinal e em muitas outras condições caracterizadas por inflamação. Nesses pacientes, o organismo deliberadamente retém o ferro, em parte como estratégia de defesa contra infecções e células anormais — mas a consequência não intencional é que nossos próprios tecidos e a medula óssea sofrem pela falta de acesso ao ferro.

Do ponto de vista biológico, isso funciona como um embargo. O ferro fica retido nos depósitos; apenas uma pequena quantidade alcança a proteína transportadora transferrina, a saturação da transferrina diminui e a medula óssea não consegue obter a matéria-prima necessária para produzir glóbulos vermelhos. As fábricas estão intactas, os trabalhadores estão prontos, mas as entregas nunca chegam. A produção desacelera, não porque o ferro tenha desaparecido, mas porque ele se tornou inacessível. É por isso que os médicos às vezes chamam essa condição de eritropoiese restrita pelo ferro.

Então, qual das duas formas é mais comum? A resposta depende da população analisada. Na **população geral mundial**, a **deficiência absoluta de ferro** continua sendo a principal causa de anemia. Mas, em pessoas com **doenças crônicas, inflamação ou câncer, a deficiência funcional de ferro** é frequentemente a forma mais prevalente e também a mais negligenciada.

O ponto principal não é qual forma é "maior" em termos absolutos, mas sim que elas são **diferentes**. Uma reflete verdadeira depleção; a outra reflete bloqueio de acesso. Sem fazer essa distinção, os médicos correm o risco de não identificar o problema real, e os pacientes permanecem confusos quando os suplementos de ferro não produzem melhora.

Capítulo 6: Deficiência absoluta de ferro

Como a deficiência absoluta de ferro é a forma mais comum de deficiência, começaremos por esse tema. É importante compreender que **nosso organismo não pode desenvolver deficiência absoluta de ferro de forma repentina**. Mesmo que interrompêssemos completamente o consumo de ferro, o corpo possui suas próprias reservas, capazes de nos sustentar por vários meses — geralmente de 3 a 4 — antes que ocorra uma verdadeira depleção (uma característica que não é exclusiva do ferro; o organismo também armazena muitas outras vitaminas e minerais, e, para a maioria deles, essas reservas frequentemente conseguem manter a função normal por semanas ou meses, dependendo do nutriente e do estado fisiológico do indivíduo).

Essa rede de segurança está incorporada à nossa fisiologia. O ferro é armazenado principalmente no fígado, no baço e na medula óssea, e o organismo utiliza essas reservas quando a ingestão diária é inadequada. É por isso que a deficiência absoluta de ferro sempre aponta para um problema mais profundo e de longa duração — como perda crônica de sangue, má absorção ou desnutrição grave — e não para uma simples variação alimentar do dia a dia. E isso nos leva a um princípio fundamental: **na maioria dos casos, os suplementos de ferro não constituem a primeira linha de tratamento.**

Por quê? Porque a deficiência absoluta de ferro quase sempre é *um sintoma* de algo maior.

Existem três causas principais de deficiência absoluta de ferro:

1. **Perda de sangue** — a principal responsável.
2. **Má absorção** — quando o intestino não consegue absorver o ferro adequadamente.
3. **Desnutrição** — quando a ingestão alimentar é insuficiente.

Vamos agora aprofundar cada uma dessas causas.

Perda de Sangue: A Principal Responsável

Eu chamo a perda de sangue de principal responsável porque ela é a causa mais comum de deficiência absoluta de ferro, e muito mais frequente do que a maioria das pessoas imagina. No passado, essa forma de anemia era facilmente reconhecida, pois hemorragias maciças durante guerras, acidentes ou partos frequentemente levavam à morte. É o que chamamos de **anemia aguda**, causada por perda súbita e intensa de sangue.

Quando o sangue deixa o organismo, não são perdidos apenas glóbulos vermelhos e ferro. O próprio volume sanguíneo — plasma, proteínas, sais e todos os tipos de células sanguíneas — desaparece. Essa queda abrupta perturba o delicado equilíbrio do organismo, conhecido como **hemostasia**.

Nos estágios mais antigos da história humana e da medicina, a anemia era reconhecida principalmente por sua causa mais visível e dramática: a perda de sangue. Muito antes de alguém falar em ferro ou ferritina, as pessoas já compreendiam que, quando o sangue saía do corpo em grande quantidade, a própria vida estava em risco. Médicos da Grécia, Roma, Pérsia, Índia e China descreveram os perigos das hemorragias. Talvez não dispusessem da nossa palavra moderna "anemia", mas observavam pacientes pálidos, fracos e moribundos após ferimentos, partos ou feridas de guerra e sabiam que a causa era a perda de sangue.

Na medicina grega, a saúde era explicada em termos do equilíbrio dos quatro humores, sendo o sangue considerado o mais importante. Acreditava-se que o excesso de sangue causava doenças e, por isso, os médicos praticavam a flebotomia — o corte deliberado de uma veia para permitir a saída de sangue — como forma de tratamento. O paradoxo era impressionante: por um lado, os curadores sabiam que o sangramento descontrolado levava ao colapso e à morte; por outro, utilizavam a sangria controlada como terapia, acreditando que ela poderia restaurar o equilíbrio.

Práticas semelhantes surgiram nas tradições asiáticas. Na medicina ayurvédica da Índia, a sangria era descrita como um dos métodos de purificação. Os médicos chineses também reconheciam que a perda de sangue podia enfraquecer o organismo, mas utilizavam a sangria seletivamente para restabelecer as forças vitais. A medicina árabe, herdando as ideias gregas por meio das traduções, deu continuidade às práticas de venissecção e cauterização. Em todas essas culturas, a mensagem era a mesma: o sangue era vida, e perder sangue em excesso significava perder a própria vida.

A linguagem da medicina só se atualizou muito mais tarde. O primeiro uso formal da palavra "anæmia" na literatura médica em língua inglesa data de 1807, em um breve artigo intitulado "Concise Observations on Anæmia", do médico escocês Thomas Young (1773–1829).

Young descreveu a "anæmia" como um estado de deficiência de sangue, observando a aparência pálida dos pacientes e a qualidade fina e aquosa do seu sangue. Seu texto é geralmente considerado o momento em que a anemia entrou no vocabulário médico como um termo diagnóstico.

Ao longo do século 19, o conceito de anemia se ampliou. Os médicos começaram a reconhecer que nem todas as anemias resultavam de sangramentos súbitos e dramáticos. Eles descreveram casos de palidez crônica e fraqueza causadas por perda lenta e interna de sangue, alimentação inadequada ou doenças debilitantes. No final dos anos 1800, com o desenvolvimento da medicina laboratorial, os médicos começaram a relacionar esses estados de "deficiência de sangue" com alterações mensuráveis nos glóbulos vermelhos e nos níveis de ferro. O que antes havia sido uma observação antiga de soldados feridos e mães exaustas havia se transformado, no século 19, em um diagnóstico médico definido.

A classificação moderna da anemia

Sempre que falamos sobre anemia como uma possível causa ou consequência da deficiência de ferro, é importante lembrar que a própria anemia é um conceito muito mais amplo.

Nem toda anemia é causada por deficiência de ferro, e nem toda deficiência de ferro leva diretamente à anemia. Na medicina moderna, as anemias são divididas em três categorias principais, dependendo do que está acontecendo no organismo.

O primeiro grupo inclui as anemias causadas por **perda de sangue**. Isso pode acontecer de forma súbita — por exemplo, após cirurgia, trauma ou hemorragia intensa — ou gradualmente, quando o organismo perde pequenas quantidades de sangue durante um longo período. Sangramentos crônicos decorrentes de úlceras gástricas, pólipos intestinais, hemorroidas ou até mesmo menstruações intensas podem esgotar lentamente as reservas de ferro e levar à anemia.

O segundo grupo envolve **problemas na produção de sangue**. Nesse caso, o organismo não produz glóbulos vermelhos suficientes. As causas podem variar — desde deficiência de ferro e deficiência de vitamina B12 ou folato até condições mais complexas nas quais a medula óssea, nossa "fábrica" de células sanguíneas, torna-se menos ativa ou sofre danos. As doenças crônicas também podem interferir nesse processo, mesmo quando há ferro suficiente no organismo, mas ele está "bloqueado" e indisponível para a produção de hemoglobina.

O terceiro grupo inclui as **anemias causadas pela destruição prematura dos glóbulos vermelhos** — o que os médicos chamam de *anemias hemolíticas*. Nesse caso, as células são produzidas normalmente, mas morrem precocemente. Isso pode ser hereditário (como na talassemia ou na anemia falciforme) ou causado por determinados medicamentos, toxinas, reações autoimunes ou infecções.

Na linguagem médica, "anemia" não é uma doença única. É um termo coletivo que abrange *centenas de condições* — na verdade, cerca de 400 diagnósticos distintos. Alguns são hereditários, outros adquiridos; alguns são temporários, outros duram a vida toda. O que os une é o mesmo resultado — uma deficiência de glóbulos vermelhos saudáveis ou de hemoglobina e, consequentemente, uma capacidade reduzida de fornecer oxigênio aos tecidos do organismo.

Dependendo da forma como as classificações são organizadas (OMS, CID-11 ou livros-texto de hematologia), existem, de fato, cerca de **300 a 400 diagnósticos específicos** que se enquadram sob o termo geral *anemia.*

Veja como esse número é alcançado:

- Existem dezenas de **anemias relacionadas ao ferro e à nutrição** (deficiência de ferro, deficiência de vitamina B12/folato, anemia da doença crônica, anemia na gravidez etc.).
- Muitas **anemias hereditárias** (mais de 200 tipos conhecidos) estão associadas a mutações em genes que afetam a hemoglobina, as enzimas dos glóbulos vermelhos ou suas membranas — por exemplo, as talassemias, a doença falciforme, a deficiência de G6PD e centenas de variantes raras.
- Os **distúrbios da medula óssea** (como anemia aplástica, síndromes mielodisplásicas ou anemias associadas à leucemia) também fazem parte desse grupo.
- E existe um grande grupo de **anemias secundárias ou sintomáticas**, causadas por infecções crônicas, doenças autoimunes, insuficiência renal, distúrbios endócrinos ou medicamentos.

Portanto, sim — quando utilizamos a palavra *anemia*, não estamos nos referindo a uma única condição, mas a toda **uma família de doenças**, cada uma com sua própria causa e mecanismo.

Como você pode ver, existem centenas de tipos diferentes de anemia, e muitos deles estão relacionados à genética e ao histórico familiar. Algumas são condições hereditárias que afetam a hemoglobina, as enzimas dos glóbulos vermelhos ou a própria medula óssea. Mas, na prática médica cotidiana, a realidade é muito mais simples. A maioria das anemias em todo o mundo está **relacionada ao ferro** — seja devido à perda de sangue, à má absorção ou à ingestão alimentar inadequada.

Portanto, vamos continuar nossa jornada e aprender mais sobre as anemias relacionadas ao ferro.

O que acontece quando as pessoas perdem sangue

Quando o sangue deixa o organismo em grandes quantidades, as consequências são imediatas e dramáticas. Nos casos de **anemia aguda**, em que a perda é súbita e grave, a vida pode ser interrompida em questão de segundos. Se uma grande artéria ou veia for rompida, como em um ferimento de guerra ou em um acidente automobilístico, o organismo pode perder sangue suficiente para causar a morte em **20–30 segundos**. É essa a rapidez com que a circulação colapsa quando o coração deixa de ter volume suficiente para bombear.

Por que isso acontece? O sangue não é apenas um transportador de oxigênio, mas também o meio que mantém a pressão no sistema circulatório. Quando se perde muito volume, o coração não consegue gerar força suficiente para impulsionar o sangue através dos vasos. Órgãos como o cérebro e o coração ficam privados de oxigênio quase imediatamente. Sem intervenção — interromper o sangramento e repor o volume — o organismo não consegue sobreviver.

Nos casos menos extremos, quando o sangramento não é imediatamente fatal, o organismo não desiste de imediato. Em vez disso, ativa estratégias de emergência para combater a perda sanguínea e manter a circulação. Os vasos sanguíneos se contraem para preservar a pressão, o coração começa a bater mais rapidamente e o sangue restante é redistribuído. O mecanismo de sobrevivência mais importante é direcionar o sangue para o cérebro e para o coração, porque esses dois órgãos controlam o funcionamento de todo o organismo. Eles precisam receber oxigênio e energia continuamente para manter todas as funções vitais. É por isso que, durante a perda de sangue, o volume sanguíneo é desviado da pele, dos músculos e do sistema digestivo e concentrado nos órgãos que não podem falhar. Ao mesmo tempo, o líquido dos tecidos circundantes desloca-se para os vasos sanguíneos para restaurar parte do volume perdido, embora isso torne o sangue mais diluído e menos concentrado. Essas reações podem ganhar tempo e favorecer a sobrevivência, mas não conseguem substituir o próprio sangue.

Quanto maior a perda de sangue, mais perigosa a situação se torna para a vida. E esse perigo não está relacionado apenas à perda de ferro. A ameaça imediata decorre do fato de que o sangue transporta **oxigênio**, sem o qual o cérebro e o coração conseguem sobreviver apenas alguns minutos. Ele também transporta **glicose**, a principal fonte de energia para a atividade cerebral e para a função muscular. Além disso, o sangue mantém o delicado equilíbrio dos **eletrólitos** — sódio, potássio, cálcio e outros — que regulam o movimento de fluidos entre células e tecidos. Esses eletrólitos são essenciais para a transmissão nervosa, a contração muscular e inúmeras reações químicas que mantêm o organismo vivo. Quando se perde muito volume sanguíneo, o fornecimento de oxigênio falha, o suprimento de energia entra em colapso e o equilíbrio eletrolítico é comprometido. É por isso que hemorragias intensas colocam a vida em risco tão rapidamente: o organismo não está perdendo apenas líquido, mas as próprias substâncias que sustentam suas funções vitais.

É por isso que, nos casos de perda sanguínea grave — seja porque o volume perdido é muito grande ou porque o sangramento ocorre muito rapidamente — o tratamento mais importante não consiste apenas em identificar a fonte do sangramento e interrompê-lo, mas **também em repor o volume perdido**. Sem restaurar a circulação, o organismo não consegue sobreviver tempo suficiente para se recuperar. Na medicina moderna, isso pode ser feito por meio de transfusão de **concentrado de hemácias, plasma combinado com hemácias ou, quando o sangue não está imediatamente disponível, com soluções especiais, como solução fisiológica (salina) ou outros fluidos intravenosos.** Essas medidas de emergência mantêm a hidratação, preservam a pressão arterial e sustentam a circulação até que um tratamento mais definitivo possa ser realizado e a recuperação possa começar.

Nessas situações de emergência, ninguém fala em preparações intravenosas de ferro ou suplementos de ferro. O organismo não consegue utilizá-los com rapidez suficiente, porque o ferro ainda precisa ser processado, absorvido e incorporado à nova hemoglobina. Isso leva dias ou semanas. **Diante de uma perda aguda de sangue, a sobrevivência depende da restauração imediata do volume sanguíneo e da circulação.** É por isso que a terapia com ferro nunca é a primeira linha de tratamento nesses casos — somente depois que o sangramento é controlado e o paciente estabilizado a reposição de ferro pode passar a fazer parte do plano de recuperação a longo prazo.

Perda crônica de sangue

O sangramento crônico é muito mais comum do que as hemorragias dramáticas e potencialmente fatais que acabamos de discutir. Ele se desenvolve lentamente, muitas vezes sem ser percebido, e esgota gradualmente as reservas de ferro do organismo. Um dos exemplos mais frequentes ocorre em mulheres com **menstruações intensas**, especialmente quando a causa são **miomas uterinos** ou outros tumores benignos do útero. Mês após mês, essas mulheres podem perder muito mais sangue do que o organismo consegue repor e, com o tempo, isso leva à deficiência absoluta de ferro.

Outra fonte comum é o trato gastrointestinal. **Úlceras gástricas ou duodenais, pólipos do cólon, cânceres e doenças inflamatórias intestinais** podem causar perda contínua de sangue. O sangramento pode ser evidente, mas, em muitos casos, é discreto ou até invisível — às vezes presente apenas como traços nas fezes. Esse tipo de sangramento pode passar despercebido durante meses ou até anos.

O sangramento oculto ou "silencioso" é particularmente perigoso em idosos. Como os sintomas — fadiga, palidez e fraqueza — são vagos e facilmente atribuídos ao envelhecimento, o verdadeiro problema frequentemente permanece sem diagnóstico até que a anemia se torne grave.

Existem também grupos específicos de doenças em que o problema não é o ferro em si, mas a fragilidade dos vasos sanguíneos ou a incapacidade do sangue de coagular adequadamente. Em algumas pessoas, os vasos sanguíneos se rompem com facilidade, levando a pequenos sangramentos repetidos. Em outras, o problema está nas plaquetas (trombócitos) ou no sistema de coagulação — por exemplo, em condições hereditárias como a hemofilia ou em estados adquiridos com contagens muito baixas de plaquetas. Esses problemas não causam diretamente deficiência de ferro, mas, como levam a sangramentos contínuos, podem eventualmente esgotar as reservas de ferro do organismo e resultar em deficiência absoluta de ferro. Nesse caso, a perda de ferro é real e mensurável, embora o mecanismo subjacente seja um distúrbio hemorrágico.

Nos casos de perda crônica de sangue, o organismo tenta adaptar-se de várias maneiras. A medula óssea aumenta a produção de glóbulos vermelhos, enquanto o fígado, o baço e a própria medula liberam o ferro armazenado para sustentar esse processo. Ao mesmo tempo, o organismo mobiliza vitaminas e proteínas necessárias para a formação de novas células sanguíneas. Durante algum tempo, esses mecanismos compensatórios são eficazes, e a pessoa pode sentir apenas um leve cansaço ou até não apresentar nenhum sintoma. Mas, ao longo de semanas ou meses, se o sangramento persistir, as reservas de ferro serão gradualmente esgotadas. Quando essas reservas se esgotam completamente, o organismo já não consegue acompanhar a demanda. O que começou como uma perda oculta finalmente se revela como **anemia crônica** — a forma mais comum de deficiência absoluta de ferro.

Podemos chamar a anemia crônica nesses casos de "anemia por deficiência de ferro"? A resposta é sim e não. Por um lado, a perda contínua de sangue acaba esgotando as reservas de ferro, de modo que a deficiência de ferro desempenha, de fato, um papel essencial. Por outro lado, quando o organismo está sangrando, ele perde muito mais do que apenas ferro — perde também glóbulos vermelhos e brancos, proteínas, eletrólitos e plasma. É por isso que o tratamento apenas com ferro raramente é suficiente. Se o sangramento continuar, a condição progredirá independentemente da quantidade de ferro administrada. Nessas situações, a reposição de ferro pode ajudar temporariamente, mas a verdadeira solução é sempre interromper primeiro o sangramento e, depois, reconstruir o que foi perdido.

Quando a causa do sangramento está no trato gastrointestinal, a situação torna-se ainda mais complexa. Além da perda de sangue e da deficiência de ferro, o organismo pode também perder a capacidade de absorver determinados nutrientes essenciais para a produção de glóbulos vermelhos. Por exemplo, danos à mucosa gástrica podem interferir na absorção da vitamina B12, enquanto doenças crônicas do intestino delgado podem comprometer a absorção do ácido fólico. Ambas as vitaminas são essenciais para a formação saudável dos glóbulos vermelhos. Quando elas estão deficientes, desenvolve-se outro tipo de anemia — **a anemia megaloblástica**. Nesses casos, a pessoa pode sofrer não apenas de anemia por deficiência de ferro causada pela perda de sangue, mas também de anemia megaloblástica decorrente da deficiência de vitaminas, o que exige uma abordagem terapêutica muito diferente.

É fundamental identificar a causa do sangramento e tomar todas as medidas possíveis para interrompê-lo ou, pelo

menos, reduzi-lo. Sem controlar a fonte da perda sanguínea, nenhum outro tratamento será verdadeiramente eficaz. Suplementos de ferro, vitaminas ou até mesmo transfusões podem proporcionar apenas um alívio temporário se o sangramento continuar. A recuperação duradoura depende, antes de tudo, da identificação e do tratamento da própria hemorragia; somente então os demais tratamentos poderão funcionar como esperado.

Quando o sangramento ocorre dentro do organismo, por exemplo, nos tecidos ou em cavidades corporais, parte desse sangue pode ser degradada e parcialmente reabsorvida. As células do organismo e o sistema imunológico digerem gradualmente o sangue retido, e uma parte do ferro liberado pelos glóbulos vermelhos destruídos pode, de fato, ser reciclada. É por isso que, após um hematoma, a pele muda de cor — do vermelho para o roxo, depois para o verde e o amarelo — à medida que os pigmentos sanguíneos são degradados e reabsorvidos.

No entanto, essa recuperação é apenas parcial. O sangramento interno continua representando uma perda, porque grande parte do sangue é degradada localmente e nem todo o ferro é reutilizado de forma eficiente. Grandes acúmulos de sangue no tórax, no abdome ou nas articulações são particularmente problemáticos: podem necessitar de drenagem e frequentemente causam inflamação ou cicatrização. Portanto, embora o organismo tenha alguma capacidade de recuperar ferro a partir de sangramentos internos, ela nunca é tão eficaz quanto prevenir a perda de sangue desde o início.

O sangue que fica retido nos tecidos ou em cavidades corporais fechadas não representa apenas um problema de desperdício de ferro — ele também pode ser perigoso por outras razões. Essas áreas impregnadas de sangue criam um ambiente ideal para o crescimento bacteriano, levando a inflamações e infecções rápidas e, às vezes, catastróficas. Além disso, à medida que os glóbulos vermelhos e outros componentes sanguíneos se degradam, eles liberam diversas substâncias que se tornam tóxicas em altas concentrações. Esses produtos de degradação podem irritar os tecidos ao redor, danificar órgãos e comprometer as funções normais do organismo. Dessa forma, o sangramento interno não é apenas uma fonte oculta de perda de ferro, mas também uma ameaça direta à saúde, exigindo atenção médica urgente.

Quando se trata de sintomas, a anemia crônica causada por perda de sangue se apresenta de forma muito semelhante à anemia por deficiência de ferro — e, na verdade, as duas condições frequentemente se sobrepõem. As pessoas geralmente apresentam sinais gerais, como fadiga, fraqueza, tontura, palidez, falta de ar e diminuição da concentração. **Esses sintomas não são específicos apenas da deficiência de ferro; eles refletem a dificuldade do organismo em fornecer oxigênio e energia suficientes aos seus tecidos.** Em muitos casos, podem surgir também queixas adicionais, como palpitações, dores de cabeça ou extremidades frias, especialmente à medida que a anemia se agrava.

Em resumo, a perda de sangue é a principal e mais evidente causa de deficiência absoluta de ferro. Independentemente de ocorrer de forma súbita e intensa ou lentamente ao longo de muitos meses, o resultado é o mesmo: o organismo é privado não apenas de ferro, mas também de glóbulos vermelhos, transportadores de oxigênio, proteínas e eletrólitos essenciais. A hemorragia aguda ameaça a vida em questão de minutos, enquanto o sangramento crônico oculto drena silenciosamente as reservas até que a anemia se torne grave. Em ambos os casos, nenhum tratamento terá sucesso se a fonte do sangramento não for identificada e controlada. Somente então a reposição de ferro e outras terapias poderão restaurar o equilíbrio e reconstruir um sangue saudável.

Má absorção: quando o intestino não consegue absorver ferro

A segunda grande causa de deficiência absoluta de ferro está relacionada ao funcionamento do nosso intestino, quando ele é incapaz de absorver adequadamente o ferro. Mas por que isso acontece? O que pode dar errado nas células intestinais que normalmente absorvem o ferro proveniente dos alimentos?

Em condições normais, a superfície interna do intestino delgado é extraordinariamente adaptada para a absorção. Suas paredes são cobertas por milhões de pequenas pregas e projeções em forma de dedos, chamadas vilosidades, cada uma revestida por células especializadas que extraem nutrientes dos alimentos. Mas, quando essa superfície delicada é danificada, inflamada ou reduzida em tamanho, a capacidade do organismo de absorver ferro diminui drasticamente.

Isso pode ocorrer de várias maneiras:

- **A doença celíaca e a doença de Crohn** provocam inflamação e lesão estrutural da mucosa intestinal, tornando a absorção ineficiente.
- **Alterações cirúrgicas** — como o bypass gástrico ou a remoção parcial do estômago ou do intestino delgado — reduzem a área de superfície disponível para a absorção de nutrientes.
- Mesmo o **uso prolongado de medicamentos que reduzem a acidez gástrica**, como os inibidores da bomba de prótons (IBPs) ou antiácidos potentes, pode interferir na absorção do ferro. O ácido gástrico não serve apenas para digerir os alimentos; ele também ajuda a converter o ferro em uma forma química que o organismo consegue utilizar.

Nesses casos, o problema não é o sangramento nem a alimentação — é a incapacidade do intestino de absorver aquilo que já está presente.

Algumas pessoas herdam uma tendência natural a apresentar baixas reservas de ferro. Em famílias nas quais a anemia é frequente, não é incomum encontrar variações genéticas sutis que afetam **a absorção, o transporte ou o armazenamento do ferro**. Essas diferenças podem influenciar a forma como o organismo utiliza o ferro, mesmo quando a alimentação parece perfeitamente adequada.

Por exemplo, certas condições hereditárias alteram as proteínas responsáveis pelo transporte do ferro através das células intestinais ou pela sua liberação dos depósitos no fígado. Ao longo das gerações, essas características podem ter evoluído como mecanismos de proteção contra infecções, mas, na vida moderna, podem manifestar-se como deficiência de ferro inexplicável ou persistente.

Entre as causas genéticas mais conhecidas de desregulação do ferro estão condições **como a anemia ferropriva refratária ao ferro (IRIDA)**, causada por mutações no gene TMPRSS6, que controla a produção da **hepcidina**, o principal hormônio regulador do equilíbrio do ferro. Na IRIDA, mesmo quando suplementos de ferro são administrados, o organismo não consegue absorvê-los ou utilizá-los adequadamente. Os exames de sangue podem mostrar hemoglobina baixa e baixa saturação da transferrina, mas a ferritina pode parecer enganosamente normal ou até elevada — um padrão que frequentemente confunde tanto os pacientes quanto os médicos.

Outras formas hereditárias afetam as proteínas envolvidas no transporte e no armazenamento do ferro, como a DMT1, a ferroportina ou as cadeias pesada e leve da ferritina. Essas variações genéticas podem levar tanto à deficiência de ferro quanto, paradoxalmente, à sobrecarga de ferro. Por exemplo, **a doença da ferroportina** (hemocromatose tipo 4) compromete a exportação do ferro pelas células. Ao mesmo tempo, determinadas mutações da ferritina provocam acúmulo de ferro nos tecidos, mas o tornam indisponível para a produção de glóbulos vermelhos — um fenômeno às vezes descrito como "deficiência funcional de ferro".

Com o rápido avanço dos **testes genéticos**, atualmente dispomos de métodos mais precisos para identificar essas condições raras, mas importantes. O sequenciamento completo do exoma e os painéis genéticos direcionados podem identificar o defeito molecular exato responsável por anemias crônicas ou inexplicadas. No entanto, o principal desafio continua sendo o tratamento. Quando o problema está no próprio metabolismo do ferro — quando o ferro não consegue ser absorvido, transportado ou armazenado adequadamente — a terapia tradicional com comprimidos de ferro por via oral ou até mesmo com infusões intravenosas frequentemente não proporciona melhora duradoura. O organismo simplesmente não consegue utilizar aquilo que recebe.

Para esses pacientes, o tratamento torna-se um exercício contínuo de equilíbrio. Os médicos podem tentar contornar as vias defeituosas, estimular a produção de glóbulos vermelhos por outros meios ou tratar a inflamação associada que bloqueia a utilização do ferro. Mas não existe uma solução universal. Cada caso deve ser abordado individualmente, levando em consideração o perfil genético único da pessoa, seus padrões metabólicos e seu estado geral de saúde.

É precisamente nesse ponto que a medicina se encontra atualmente em uma encruzilhada: finalmente compreendemos as bases genéticas da anemia melhor do que nunca — mas nossa capacidade de corrigir esses profundos desequilíbrios bioquímicos ainda está aquém da precisão alcançada pelos nossos métodos diagnósticos.

Desnutrição e ingestão de ferro

Por fim, existe uma terceira causa, mais simples e direta, para a deficiência de ferro: **a ingestão insuficiente**, ou seja, simplesmente não obter ferro suficiente por meio da alimentação. Embora a desnutrição verdadeira seja rara nos países industrializados, ela continua sendo uma das principais causas de anemia em todo o mundo. Mas desnutrição nem sempre significa fome. Ela também pode significar consumir calorias suficientes, mas carecer dos nutrientes de que o organismo realmente necessita — uma condição às vezes chamada de *fome oculta.*

A desnutrição raramente afeta apenas um nutriente. Quando a alimentação é desequilibrada ou excessivamente restritiva, o organismo pode desenvolver deficiência não apenas de ferro, mas também de **outras vitaminas e micronutrientes essenciais** — vitamina B12, folato, zinco, cobre e até proteínas. Esses nutrientes atuam em conjunto na produção de glóbulos vermelhos, no funcionamento das enzimas e na manutenção do metabolismo energético. Se uma peça desse quebra-cabeça bioquímico estiver ausente, todo o sistema sofre.

Dietas que excluem completamente produtos de origem animal — seja por razões éticas, culturais ou de saúde — podem, certamente, ser saudáveis, mas somente se forem cuidadosamente planejadas. As fontes vegetais de ferro contêm *ferro não heme*, que é absorvido com menor eficiência do que o *ferro heme* presente na carne e no peixe. Sem atenção às combinações adequadas (por exemplo, acrescentando alimentos ricos em vitamina C para aumentar a absorção) ou sem suplementação, pode ocorrer uma depleção gradual das reservas de ferro, mesmo em pessoas que se alimentam "bem".

Lactentes e crianças pequenas constituem outro grupo vulnerável. Após aproximadamente seis meses de idade, o leite materno, isoladamente, já não fornece ferro suficiente e, sem a introdução oportuna de alimentos complementares ricos em ferro, as crianças podem desenvolver anemia rapidamente. O mesmo risco existe para mulheres grávidas, cujas necessidades de ferro aumentam significativamente, e para idosos, que frequentemente se alimentam menos ou apresentam problemas de absorção.

Em muitas partes do mundo, a desnutrição continua associada **à pobreza, à fome e à insegurança alimentar**. Onde a alimentação depende fortemente de grãos refinados ou de um número limitado de alimentos básicos, a anemia torna-se parte da vida cotidiana, comprometendo silenciosamente a saúde, a produtividade e o desenvolvimento cognitivo. Nessas situações, a deficiência de ferro raramente ocorre isoladamente — ela caminha lado a lado com deficiências de vitaminas A, D, B12 e folato, além de inflamações crônicas e infecções que dificultam ainda mais a utilização do ferro disponível.

Em todos esses casos, o fundamento do tratamento não é um comprimido, mas a **alimentação** — restaurar uma dieta equilibrada que forneça todo o espectro de nutrientes de que o organismo necessita. A suplementação pode ser necessária inicialmente, mas a base deve ser sempre uma nutrição adequada, porque o organismo não consegue produzir células sanguíneas saudáveis a partir de uma despensa vazia.

O que une todas essas situações é uma verdade biológica simples: a necessidade de ferro do organismo nunca desaparece. Independentemente de a deficiência ser hereditária, digestiva ou nutricional, o resultado é o mesmo — um declínio gradual na produção de glóbulos vermelhos e uma cascata de sintomas que podem levar anos para serem reconhecidos pelo que realmente são.

Como diagnosticar a deficiência absoluta de ferro

A medicina laboratorial moderna oferece muitas maneiras de avaliar o ferro, mas nenhum exame isolado pode contar toda a história. Os médicos precisam interpretar os resultados como peças de um quebra-cabeça — observando padrões, e não números isolados, e sempre considerando o histórico médico, a alimentação e os sintomas do paciente.

O sangue para estudos do ferro deve sempre ser coletado de uma veia, e não da ponta do dedo ou de uma amostra capilar. O sangue capilar, como o obtido por punção digital, pode fornecer resultados imprecisos porque mistura sangue venoso e arterial e é facilmente contaminado por fluidos dos tecidos. O sangue venoso oferece uma representação mais estável e confiável do que está circulando no organismo.

Também é importante considerar o **momento da coleta**. Os níveis de ferro variam ao longo do dia, geralmente atingindo seu pico pela manhã e diminuindo posteriormente. É por isso que a maioria dos laboratórios recomenda a realização dos exames de ferro pela manhã, em jejum, idealmente após um jejum noturno e antes da ingestão de qualquer suplemento. Mesmo um único comprimido de ferro ou um multivitamínico pode elevar temporariamente o ferro sanguíneo e distorcer os resultados.

Mas isso realmente importa na prática? Depende do que estamos procurando. Se estamos tentando **diagnosticar uma deficiência verdadeira**, a padronização das condições do exame é importante — não porque o ferro apareça subitamente durante a noite, mas porque seus níveis variam naturalmente ao longo do dia e podem aumentar temporariamente após refeições ou suplementação. As amostras coletadas pela manhã, em jejum, fornecem a linha de base mais estável.

No entanto, quando uma pessoa já está em tratamento, a situação é diferente. Nesse caso, o objetivo não é obter uma linha de base "pura", mas verificar se a terapia está funcionando — se o ferro oral, as injeções ou as modificações alimentares estão melhorando a absorção e a utilização do ferro. Nessas situações, é perfeitamente razoável medir os níveis enquanto a pessoa está usando suplementos. O essencial é interpretar os resultados dentro do contexto e evitar a coleta de sangue imediatamente após a ingestão de um comprimido de ferro, quando o aumento transitório do ferro sérico pode fornecer uma impressão falsamente otimista.

Se houver uma deficiência de ferro verdadeira e crônica, nenhuma estratégia de tempo conseguirá ocultá-la. De manhã ou à noite, em jejum ou não, a depleção subjacente se revelará em todos os parâmetros. O que a padronização do horário e das condições da coleta proporciona é consistência. Quando o sangue é coletado sempre em condições semelhantes, os médicos podem **comparar os resultados ao longo do tempo** e identificar tendências reais, em vez de flutuações causadas por refeições, comprimidos ou ritmos biológicos diários.

Portanto, o princípio é simples:

- Para diagnóstico, condições padronizadas (pela manhã, em jejum, antes dos suplementos).
- Para monitoramento, a consistência é mais importante do que o jejum.
- Em caso de deficiência verdadeira, o momento da coleta não mascarará o problema — os números contarão a história.

O processo de diagnóstico da deficiência de ferro nunca deve começar pela ferritina! Ele começa com algo muito mais simples — **um hemograma completo (CBC)**. Esse exame fornece a primeira e mais honesta visão do que realmente está acontecendo no sangue. Somente depois de observarmos o quadro básico do sangue é que faz sentido avançar para exames mais específicos do metabolismo do ferro.

Vamos passo a passo.

- **Hemograma Completo (CBC)**

O hemograma completo, ou CBC, é onde tudo começa. Ele mede o número, o tamanho e a coloração dos glóbulos vermelhos — e, frequentemente, nos diz mais do que qualquer chamado "painel de ferro".

O **tamanho** e a **coloração** dos glóbulos vermelhos (eritrócitos) dependem diretamente da quantidade de hemoglobina saudável que eles contêm. Quando há falta de ferro, a produção de hemoglobina diminui, e as novas células que deixam a medula óssea tornam-se menores e mais pálidas — o que os médicos descrevem como *microcíticas* e *hipocrômicas*.

Mas os resultados dos glóbulos vermelhos não dependem apenas do ferro. Eles também refletem quão bem a **medula óssea** está produzindo novas células e quão concentrado está o plasma sanguíneo. **A parte líquida do sangue** — o plasma — pode mudar de um dia para outro, e isso pode influenciar dramaticamente os resultados dos exames.

Quando uma pessoa está **desidratada**, o volume plasmático diminui, e a concentração de glóbulos vermelhos parece maior do que realmente é. Em outras palavras, os resultados podem parecer enganosamente bons, embora o número real de glóbulos vermelhos não tenha mudado. Esta é uma das razões pelas quais uma anemia leve pode passar despercebida em pessoas desidratadas, em jejum ou que não ingeriram líquidos suficientes.

O oposto acontece quando o sangue se torna **diluído**. Após grandes infusões intravenosas de líquidos, após a reposição de perdas sanguíneas com solução salina ou durante a **gravidez**, o volume plasmático aumenta. O sangue torna-se mais diluído, e os valores medidos de hemoglobina e hematócrito diminuem, mesmo que o número total de glóbulos vermelhos permaneça estável. Esse fenômeno é chamado *hemodiluição* e explica por que a leve "anemia fisiológica" é tão comum durante a gravidez — não porque as mulheres percam sangue repentinamente, mas porque o sangue se torna mais diluído para sustentar o aumento da circulação e as necessidades do feto.

É por isso que a interpretação do hemograma completo sempre exige **contexto**. O médico precisa saber se a pessoa está desidratada, hiperidratada, recebeu recentemente uma infusão intravenosa ou está grávida — porque os mesmos números laboratoriais podem significar coisas muito diferentes em cada uma dessas situações.

Ao analisar cuidadosamente o hemograma — **o tamanho (VCM), a coloração (HCM, CHCM) e o número total de glóbulos vermelhos (RBC, Hb, Ht)** — os médicos obtêm a primeira imagem clara de quão bem o organismo está produzindo e mantendo os glóbulos vermelhos. Mas isso não é tudo.

Alterações na **distribuição e regeneração** dos glóbulos vermelhos — o que poderíamos chamar de sua *redistribuição* — também podem nos dizer muito sobre o que está acontecendo dentro do organismo.

Quando a medula óssea detecta baixos níveis de oxigênio, ela aumenta a produção de novas células, liberando mais reticulócitos (glóbulos vermelhos imaturos) na corrente sanguínea. Se a contagem de reticulócitos estiver elevada, isso significa que a medula está trabalhando intensamente para compensar perdas ou destruição. Se estiver baixa, o problema provavelmente está na produção — falta de matéria-prima, falta de estímulo ou dano direto à própria medula óssea.

Vamos examinar mais de perto dois dos marcadores mais conhecidos — e também mais enganosos — do exame de sangue: **hemoglobina** e **hematócrito**.

Ambos são **valores baseados em concentração**. Isso significa que eles não mostram a quantidade total de hemoglobina no corpo — mostram quanto está *presente em um determinado volume de sangue*. Em outras palavras, esses números refletem uma proporção entre duas partes:

- a parte *sólida* (glóbulos vermelhos, hemoglobina), e
- a parte *líquida* (plasma).

Quando dizemos que a hemoglobina ou o hematócrito de uma pessoa estão "baixos" ou "altos", estamos, na verdade, descrevendo uma **relação**, e não uma contagem absoluta. E, como qualquer relação, ela pode mudar dependendo de qualquer um dos lados da equação — **o numerador** (quantos glóbulos vermelhos ou outros marcadores existem) ou **o denominador** (quanto plasma existe).

A própria hemoglobina é uma **proteína**, e não qualquer proteína — é a molécula que confere ao sangue sua cor vermelha e transporta oxigênio dos pulmões para todas as células do organismo. Cada glóbulo vermelho contém centenas de milhões de moléculas de hemoglobina compactadas dentro de sua membrana. Mas aqui está algo que poucas pessoas percebem: **quando vemos "hemoglobina" em um relatório laboratorial, isso não representa a quantidade de hemoglobina dentro dos glóbulos vermelhos intactos**.

Para medir a hemoglobina, o laboratório deve primeiro romper (**lisar**) os glóbulos vermelhos, liberando seu conteúdo para o fluido circundante. O exame então mede a concentração total de hemoglobina livre na amostra de plasma.

Em outras palavras, o que aparece no relatório laboratorial não é uma medida direta do que está acontecendo dentro das células vivas, mas sim o resultado obtido **após a destruição dessas células**.

É por isso que a concentração de hemoglobina no exame reflete uma média, e não a quantidade funcional real por célula. Alguns glóbulos vermelhos podem ser mais ricos em hemoglobina, outros mais pobres, e o exame não consegue mostrar essas diferenças — ele apenas informa o valor global após tudo ter sido dissolvido em conjunto.

Isso também significa que a hemoglobina, embora seja um indicador vital, deve ser entendida como uma **construção laboratorial**, e não como uma realidade biológica direta. Ela nos fornece uma imagem indireta, mas ainda muito útil, da capacidade de transporte de oxigênio do sangue — desde que nos lembremos de como esse número foi obtido e do que ele realmente representa.

Em condições normais, **a hemoglobina existe quase inteiramente dentro dos glóbulos vermelhos (eritrócitos)**. Cada hemácia funciona como um recipiente fechado que mantém a hemoglobina armazenada de forma segura. Isso é crucial porque a hemoglobina é ao mesmo tempo poderosa e potencialmente tóxica quando escapa para o plasma.

Em indivíduos saudáveis, apenas uma fração muito pequena (menos de 5 mg/dL) de hemoglobina circula livremente no plasma. Essa pequena quantidade resulta do envelhecimento natural e da renovação contínua dos glóbulos vermelhos, que estão constantemente sendo produzidos e destruídos.

Poucas pessoas percebem que o valor de hemoglobina em um exame laboratorial inclui não apenas a hemoglobina presente dentro dos glóbulos vermelhos, mas também qualquer **hemoglobina livre** já circulando no plasma. Normalmente, essa fração livre é mínima e não afeta os resultados. Mas quando os glóbulos vermelhos se rompem — seja dentro do organismo ou acidentalmente durante a coleta de sangue — a hemoglobina liberada é adicionada ao total que o analisador mede.

Em outras palavras, a máquina não sabe de onde veio a hemoglobina. Ela mede a intensidade da cor após dissolver todas as células; portanto, **qualquer hemoglobina adicional presente no plasma pode fazer com que o resultado final pareça mais elevado do que realmente deveria ser**.

Se a amostra for coletada de forma inadequada, armazenada por muito tempo ou exposta ao calor, o laboratório poderá classificá-la como hemolisada. Nesse caso, os valores relatados de hemoglobina e hematócrito não podem ser considerados confiáveis, porque parte do que foi medido veio de células danificadas, e não de sangue saudável.

Dentro do organismo, algo semelhante acontece durante **condições hemolíticas** — quando os glóbulos vermelhos se rompem mais rapidamente do que podem ser repostos. O exame pode ainda mostrar uma concentração de hemoglobina normal ou até elevada por algum tempo, mascarando a situação real. Somente quando a destruição celular ultrapassa a capacidade de compensação do organismo é que a anemia se torna visível no hemograma.

Esta é uma das muitas razões pelas quais a hemoglobina isoladamente pode ser **um marcador enganoso**. Ela nos informa a *quantidade de pigmento vermelho presente na amostra, mas não quão saudáveis são os glóbulos vermelhos nem de onde esse pigmento se originou.*

O **hematócrito** é um daqueles números que parecem sólidos e autoexplicativos — uma porcentagem apresentada de forma organizada no relatório laboratorial. Mas, na realidade, ele **não é uma medida direta**; é uma relação, um valor de concentração que depende inteiramente de outras variáveis, especialmente da hemoglobina e do volume plasmático.

Na sua definição mais simples, o hematócrito representa a **fração do volume sanguíneo ocupada pelos glóbulos vermelhos**.

Se pudéssemos colocar um tubo de sangue em uma centrífuga e observar sua separação, os glóbulos vermelhos se depositariam no fundo, o plasma permaneceria na parte superior, e o hematócrito corresponderia à altura da coluna de glóbulos vermelhos em relação ao volume total. Essa é a forma tradicional e manual de medi-lo — ainda utilizada em pesquisas e bancos de sangue.

Mas os analisadores automatizados modernos raramente medem o hematócrito diretamente. Em vez disso, eles o **calculam** utilizando fórmulas baseadas em outros parâmetros — geralmente:

Hematócrito (%) = (Volume Corpuscular Médio × Contagem de Glóbulos Vermelhos) / 10

ou, indiretamente:

Hematócrito ≈ Hemoglobina × 3

Assim, na maioria dos laboratórios, o hematócrito é **derivado da hemoglobina**, e não medido separadamente. Isso significa que, se a hemoglobina estiver incorreta — devido à desidratação, diluição, hemólise ou erro laboratorial — o hematócrito herdará automaticamente a mesma distorção.

Além disso, o hematócrito é altamente sensível às alterações do **volume plasmático**, assim como a hemoglobina. Quando o plasma diminui (como na desidratação), o hematócrito parece mais alto; quando o plasma aumenta (como na gravidez, após infusão intravenosa de líquidos ou após sangramento), ele parece mais baixo. Trata-se de um alvo móvel — um número que depende tanto do ambiente líquido quanto das próprias células.

Erros também ocorrem porque o hematócrito é influenciado pela **forma e pelo tamanho dos glóbulos vermelhos**. Células anormais — como na talassemia, na anemia falciforme ou na deficiência de ferro — podem se compactar de maneira diferente durante a medição, retendo mais ou menos plasma entre elas, alterando ligeiramente o valor calculado. Até mesmo a técnica de coleta e o manuseio da amostra (excesso de anticoagulante, alterações de temperatura, armazenamento prolongado) podem modificar o resultado final.

O ponto principal é que o hematócrito **não é um indicador independente de anemia ou de saúde sanguínea**. Ele é um *reflexo matemático* de outros parâmetros, principalmente da hemoglobina e da contagem de glóbulos vermelhos, ajustados ao volume plasmático.

É por isso que clínicos experientes nunca se baseiam apenas no hematócrito. Eles o interpretam em relação à hemoglobina, à contagem de glóbulos vermelhos e aos índices eritrocitários — compreendendo que cada número faz parte de uma única história, e não de uma verdade separada.

Até mesmo a "contagem de células sanguíneas", que parece ser a parte mais simples e direta de um exame de sangue, não é tão absoluta quanto aparenta. Quando vemos um número referente aos glóbulos vermelhos, glóbulos brancos ou plaquetas, é fácil imaginar que cada célula foi contada individualmente, como grãos de areia sob um microscópio. Na realidade, o que é relatado é uma **estimativa** baseada em uma amostra muito pequena.

Na microscopia manual tradicional, os especialistas de laboratório examinavam um esfregaço sanguíneo ao microscópio e literalmente contavam cerca de 100 células dentro de um campo de visão definido. A partir dessas 100 células, calculavam a porcentagem de cada tipo celular — por exemplo, 60% de neutrófilos, 30% de linfócitos, 8% de monócitos e assim por diante. Mas esse método depende fortemente de como o esfregaço foi preparado.

Se a gota de sangue for muito espessa ou muito fina, ou se as células estiverem distribuídas de forma desigual na lâmina, a proporção observada em um campo pode não refletir as proporções reais do sangue como um todo. Em áreas onde as células se agrupam ou migram para as bordas, os resultados podem diferir dramaticamente. É por isso que dois técnicos examinando a mesma amostra podem, às vezes, chegar a contagens ligeiramente diferentes.

Mesmo os analisadores automatizados modernos — que utilizam **citometria de fluxo e impedância elétrica** para contar milhares de células por segundo — não medem toda a amostra de sangue. Eles analisam uma pequena porção diluída e extrapolam os resultados para o volume total. Embora isso produza dados muito mais consistentes do que a contagem manual, ainda depende de pressupostos sobre distribuição, tamanho e forma celular. Células anormais — por exemplo, na anemia por deficiência de ferro, na talassemia ou na leucemia — podem confundir os algoritmos do equipamento, gerando resultados sinalizados ou inconsistentes que exigem revisão manual.

Portanto, seja manualmente ou por máquina, as contagens de células sanguíneas são sempre **aproximações**. São aproximações extremamente úteis — confiáveis quando interpretadas corretamente —, mas não representam reflexos perfeitos de todo o sistema sanguíneo.

É por isso que um médico experiente nunca trata apenas os números. Ele interpreta a história contida nos números, consciente de que pequenas variações na técnica, no estado de hidratação ou na morfologia celular podem alterar a aparente verdade de um exame de sangue.

Mesmo com todas as suas limitações — a influência da hidratação, do volume plasmático, das técnicas de medição e das fórmulas de cálculo — o **hemograma completo continua** sendo um dos exames mais úteis e confiáveis que possuímos. Ele é simples, barato e rápido: os resultados podem estar disponíveis em questão de minutos. Apesar das possíveis fontes de erro, fornece uma quantidade extraordinária de informações sobre o que está acontecendo dentro do organismo.

É por isso que o hemograma completo é sempre o primeiro passo na avaliação da anemia — e não apenas da anemia. Alterações nos glóbulos vermelhos, glóbulos brancos ou plaquetas podem revelar sinais de infecção, inflamação, distúrbios imunológicos, supressão da medula óssea ou doenças crônicas ocultas muito antes de os sintomas se tornarem evidentes.

O sangue não é apenas mais um tecido**; é o principal líquido que conecta todos os órgãos, todas as células e todos os sistemas.** Ele fornece oxigênio e nutrientes, remove resíduos, transporta hormônios e carrega sinais de sofrimento ou de recuperação por todo o organismo. Como o sangue circula constantemente e interage com todas as partes do corpo, sua composição reflete nosso estado geral de saúde — até mesmo a menor alteração pode ter significado.

Compreender o verdadeiro significado dos exames de sangue — seus padrões, relações e sinais de alerta — é essencial. Cada valor anormal não é apenas um número; é uma **mensagem do organismo**, convidando-nos a olhar mais profundamente, a continuar investigando e a descobrir o que realmente está acontecendo sob a superfície.

- **Ferro sérico e saturação da transferrina (TSAT)**

Em seguida, os clínicos frequentemente se concentram na quantidade de ferro que está circulando na corrente sanguínea e imediatamente disponível para o uso pelo organismo. Como discutido em capítulos anteriores, o ferro sérico e a saturação da transferrina (TSAT) fornecem informações importantes sobre a quantidade de ferro circulante no sangue e sua disponibilidade para os tecidos.

Nos casos de **deficiência de ferro verdadeira (absoluta)**, tanto o ferro sérico quanto a TSAT costumam estar baixos. No papel, isso parece simples. Na vida real, porém, esses valores estão entre os parâmetros mais instáveis e dependentes do contexto no diagnóstico do metabolismo do ferro.

O ferro sérico pode aumentar ou diminuir drasticamente em questão de horas. Uma refeição recente, especialmente contendo ferro, pode elevá-lo temporariamente. Os suplementos orais de ferro podem causar um aumento artificial, sem relação com a disponibilidade real de ferro para os tecidos. Até mesmo a hora do dia é importante: o ferro sérico costuma ser mais elevado pela manhã e mais baixo no final do dia. Por essa razão, dois exames realizados em dias diferentes — ou mesmo em horários diferentes — podem produzir resultados contraditórios na mesma pessoa.

A saturação da transferrina herda todas essas limitações e acrescenta uma camada adicional de complexidade. Como a TSAT é calculada a partir dos níveis de ferro sérico e transferrina, qualquer distorção em qualquer um desses componentes pode produzir um resultado enganoso. Uma TSAT "normal" pode coexistir com uma deficiência profunda de ferro se a transferrina estiver elevada como resposta compensatória. Por outro lado, a TSAT pode parecer falsamente baixa durante inflamação, infecção ou doença crônica, mesmo quando as reservas totais de ferro do organismo são adequadas ou até aumentadas.

É aqui que as discrepâncias começam a sinalizar que o resultado pode não ser totalmente confiável. Os sinais de alerta incluem:

- Um único valor anormal de ferro sérico que não corresponde aos sintomas ou a outros achados laboratoriais
- Grandes flutuações entre exames sem explicação clínica
- Ferritina normal ou elevada com ferro sérico e TSAT baixos
- Aparente "melhora" após suplementação que desaparece quando os suplementos são interrompidos

Esses padrões não indicam necessariamente uma mudança fisiológica rápida; mais frequentemente, refletem **as limitações do próprio exame**.

Por essa razão, **o ferro sérico e a TSAT nunca devem ser interpretados isoladamente**. Eles são fotografias instantâneas, não retratos completos. Seu verdadeiro valor surge apenas quando são avaliados juntamente com a ferritina, os marcadores inflamatórios, os sintomas clínicos e — de forma crítica — as tendências ao longo do tempo, e não a partir de medições isoladas.

Compreender essas limitações é essencial. Caso contrário, números que parecem precisos podem criar uma falsa sensação de certeza, levando a diagnósticos incorretos, tratamentos inadequados ou à crença equivocada de que um distúrbio complexo do metabolismo do ferro foi "descartado", quando, na verdade, apenas foi mal compreendido.

- **Capacidade Total de Ligação do Ferro (TIBC)**

A capacidade total de ligação do ferro (TIBC) reflete a capacidade do sangue de se ligar ao ferro por meio da transferrina, a principal proteína transportadora de ferro. Quando as reservas de ferro estão realmente esgotadas, o fígado responde produzindo mais transferrina para captar cada molécula de ferro disponível. Como resultado, a TIBC aumenta.

Na **deficiência absoluta clássica de ferro**, o padrão é relativamente consistente: **TIBC elevada, ferro sérico baixo e baixa saturação da transferrina (TSAT)**. Essa combinação geralmente indica que o organismo reconhece a deficiência e está tentando compensá-la ativamente. Nesses casos, a TIBC funciona como um sinal fisiológico significativo, e não como um número laboratorial aleatório.

No entanto, assim como ocorre com outros parâmetros do metabolismo do ferro, a TIBC está longe de ser imune a distorções.

Uma das fontes mais comuns de discrepância é a **inflamação**. A transferrina é uma *proteína de fase aguda negativa,* o que significa que sua produção diminui durante estados inflamatórios. Quando há inflamação — mesmo de baixo grau ou clinicamente silenciosa — a TIBC pode parecer normal ou baixa apesar da verdadeira deficiência de ferro. Nesse cenário, a "fome" do organismo por ferro é mascarada pela resposta inflamatória, e o aumento compensatório esperado da TIBC não ocorre.

Fatores hormonais também influenciam a TIBC. Os **estrogênios**, incluindo aqueles provenientes de contraceptivos orais, terapia hormonal de reposição ou gravidez, estimulam a produção de transferrina e podem elevar artificialmente a TIBC. Nesses casos, uma TIBC elevada pode refletir sinalização hormonal, e não depleção de ferro, especialmente se os sintomas e outros marcadores não forem compatíveis.

A **função hepática** é outra variável crítica. Como a transferrina é sintetizada no fígado, qualquer doença hepática — seja crônica, aguda ou subclínica — pode reduzir a produção de TIBC. Assim, uma TIBC baixa ou normal em um paciente com sintomas de deficiência de ferro pode refletir comprometimento da síntese proteica, e não um estado adequado de ferro.

O estado nutricional também é importante. A **desnutrição proteica** pode reduzir a produção de transferrina, diminuindo a TIBC independentemente das reservas de ferro. Por outro lado, a suplementação recente de ferro pode alterar temporariamente o ferro sérico e a TSAT sem corrigir a fisiologia subjacente, criando uma imagem enganosa quando a TIBC é interpretada isoladamente.

As discrepâncias tornam-se especialmente importantes quando os padrões laboratoriais não "se encaixam":

- Ferro sérico baixo com TIBC normal ou baixa, em vez da elevação esperada
- TIBC elevada sem sintomas correspondentes ou com ferritina normal

- Valores de TIBC flutuantes que mudam independentemente da ingestão de ferro ou do tratamento
- Um quadro laboratorial sugestivo de deficiência, enquanto o paciente não apresenta resposta clínica à terapia com ferro

Esses padrões frequentemente sinalizam que o metabolismo do ferro está sendo influenciado por **fatores sistêmicos**, e não simplesmente pelo esgotamento das reservas.

Por essa razão, a TIBC deve ser compreendida não como um teste confirmatório isolado, mas como parte de uma estrutura interpretativa mais ampla. Uma TIBC elevada, associada a ferro sérico baixo e baixa TSAT, é informativa quando o contexto fisiológico a sustenta. Quando isso não ocorre, a própria discrepância se torna a pista mais valiosa — apontando para inflamação, efeitos hormonais, comprometimento hepático ou restrição funcional do ferro, e não para uma deficiência simples e direta.

No diagnóstico do metabolismo do ferro, as discrepâncias não são erros a serem ignorados. Elas são sinais de que a economia do ferro no organismo está sob uma regulação complexa — e de que conclusões simplistas provavelmente estarão incorretas.

- **Ferritina sérica — a última, não a primeira**

A ferritina é frequentemente promovida como o padrão-ouro para o diagnóstico da deficiência de ferro. Na prática clínica, porém, ela é o **marcador laboratorial mais frequentemente mal interpretado na medicina do ferro**.

Sim, a ferritina reflete o ferro armazenado dentro das células. Mas o que raramente é enfatizado — e muitas vezes é esquecido — é que a ferritina também é uma **proteína de estresse e de defesa**. Ela aumenta não apenas quando as reservas de ferro se elevam, mas sempre que o organismo percebe uma ameaça.

Esse papel duplo torna a ferritina fundamentalmente diferente de outros marcadores do ferro. Ela não é um **indicador neutro de armazenamento**. É uma proteína de fase aguda, rigidamente regulada por vias inflamatórias de sinalização, e não apenas pelo equilíbrio do ferro. Como resultado, a ferritina frequentemente reflete o que o sistema imunológico está fazendo, e não o que os glóbulos vermelhos necessitam.

É por isso que uma pessoa pode apresentar fadiga, fraqueza, perda de cabelo, intolerância ao exercício, dificuldade cognitiva ou sinais laboratoriais evidentes de eritropoiese comprometida — e ainda assim ser informada de que a deficiência de ferro foi "excluída" porque a ferritina parece normal ou até elevada.

Nesse ponto, a ferritina deixa de ser informativa e passa a ser enganosa.

A ferritina só se torna significativa depois que outras perguntas já foram respondidas:

- ferro está realmente circulando?
- A transferrina está desempenhando sua função?
- O ferro está chegando à medula óssea?
- A inflamação está alterando a distribuição do ferro?
- O fígado está influenciando a síntese de proteínas?

Somente quando o padrão mais amplo do metabolismo do ferro é estabelecido a ferritina agrega valor — e, mesmo assim, ela deve ser interpretada dentro **do contexto**, e não como um veredito.

É por isso que a ferritina deve ser vista como **a peça final do quebra-cabeça,** e não como a primeira pista. Quando os clínicos começam pela ferritina e param nela, eles invertem a lógica da fisiologia do ferro. O resultado é exatamente o fenômeno descrito neste livro: *a armadilha da ferritina* — um atalho diagnóstico no qual um único número substitui o raciocínio fisiológico. Mesmo com um painel completo de estudos do ferro, o diagnóstico nem sempre é simples.

Outra fonte de erro pouco valorizada encontra-se fora da fisiologia propriamente dita: **as condições pré-analíticas** — a forma como a amostra de sangue é coletada, armazenada e processada é importante. Hemólise, separação tardia do soro, armazenamento prolongado, desidratação ou doação recente de sangue podem distorcer os valores da ferritina. Esses fatores raramente aparecem nos relatórios laboratoriais, mas podem alterar significativamente os resultados. Por essa razão, clínicos experientes não perseguem números isolados. Eles procuram **padrões e trajetórias**, repetindo as medições em condições comparáveis e correlacionando os dados laboratoriais com os sintomas e a história clínica.

Em última análise, os estudos do ferro não são testes de números — são testes **de interpretação.**

A ferritina não diagnostica a deficiência de ferro por si só. Nunca diagnosticou. O verdadeiro diagnóstico exige compreender a pessoa por trás dos resultados laboratoriais: sua alimentação, perdas menstruais, gestações, estresse crônico, carga inflamatória, doenças associadas e até mesmo variações genéticas no metabolismo do ferro.

Quando os parâmetros do ferro são interpretados na ordem correta, eles contam uma história fisiológica coerente. Quando a ferritina é isolada e transformada em valor absoluto, essa história colapsa em uma manchete enganosa — e os pacientes pagam o preço por meio de diagnósticos tardios, falsas garantias ou tratamentos ineficazes. Isso não é uma falha da ferritina como molécula. É uma falha na forma como aprendemos a interpretá-la.

Capítulo 7: Inflamação, infecção e a armadilha da ferritina

O que é uma condição crônica na medicina real?

Na linguagem cotidiana, "crônico" simplesmente significa algo de longa duração. Na medicina, entretanto, uma **condição crônica** tem um significado muito mais específico e clinicamente importante.

Uma condição é considerada crônica não apenas porque persiste ao longo do tempo, mas porque **altera continuamente os sistemas regulatórios do organismo**. Ao contrário das doenças agudas, que desencadeiam uma resposta curta e autolimitada e depois se resolvem, as condições crônicas criam um estado fisiológico persistente, frequentemente caracterizado por ativação imunológica contínua, adaptação metabólica e alteração da sinalização hormonal. Do ponto de vista do metabolismo do ferro, essa distinção é crítica.

A inflamação aguda produz alterações previsíveis e de curto prazo nos marcadores do ferro. As condições crônicas, por outro lado, **reprogramam o metabolismo do ferro em nível sistêmico**, às vezes por anos. O organismo deixa de reagir e passa a se adaptar. E os exames de ferro começam a refletir essa adaptação, e não a real disponibilidade de ferro.

Não existe um número fixo ou finito de doenças crônicas na medicina. Dependendo da forma como são classificadas, **centenas de doenças** podem existir em uma forma crônica. Algumas são crônicas por definição desde o momento do diagnóstico. Outras tornam-se crônicas apenas após episódios repetidos, resolução incompleta ou adaptação fisiológica de longo prazo.

O que importa clinicamente não é o nome da doença, mas se **ela cria um estado biológico persistente**.

Uma condição crônica não precisa estar constantemente ativa para existir. Esse é um dos aspectos mais mal compreendidos das doenças crônicas — tanto por pacientes quanto por médicos.

Na prática médica real, uma condição crônica pode existir em vários estados:

- **Fase ativa** – há atividade biológica mensurável (inflamação, ativação imunológica, distúrbio metabólico), com ou sem síntomas
- **Fase subclínica** – a atividade biológica persiste em baixo grau, muitas vezes indetectável sem exames específicos.
- **Remissão** – os sintomas clínicos estão ausentes e a atividade mensurável é mínima ou suprimida, mas a predisposição subjacente permanece.
- **Estado quiescente ou compensado** – o organismo adaptou-se suficientemente para que os exames padrão pareçam normais, embora a regulação tenha sido alterada.

Isso significa que uma pessoa pode dizer, com toda a verdade: "Eu tenho uma condição crônica", e, ao mesmo tempo, **não apresentar sinais evidentes de doença por muitos anos**.

A ausência de sintomas não significa automaticamente que a condição desapareceu. Frequentemente, significa que o organismo alcançou um **novo equilíbrio**.

Se não houver fase aguda, a condição ainda existe? Sim — em muitos casos, existe. As fases agudas são exacerbações. São **eventos**, não definições. A cronicidade é definida pela **alteração fisiológica de longo prazo**, e não pela frequência com que os sintomas aparecem.

Muitas condições crônicas nem sequer passam por exacerbações dramáticas. Em vez disso, persistem como distúrbios estáveis e de baixo grau que influenciam o metabolismo, a imunidade e o equilíbrio hormonal sem desencadear sinais de alarme. Esses são frequentemente os estados mais difíceis de diagnosticar, porque os **exames padrão foram desenvolvidos para detectar patologias agudas, e não desregulações silenciosas**.

Algumas condições crônicas podem entrar em **remissão prolongada** ou tornar-se clinicamente irrelevantes. Outras não podem ser erradicadas, apenas controladas. A questão principal não é se o diagnóstico ainda "existe", mas se ele **ainda influencia a fisiologia.**

Uma regra clínica útil é a seguinte: **se uma condição passada continua a influenciar a interpretação laboratorial, a resposta ao tratamento ou a regulação fisiológica, ela ainda é relevante — mesmo que seja assintomática**.

É por isso que um histórico remoto de doença autoimune, infecção crônica, tratamento oncológico, disfunção orgânica ou estresse inflamatório prolongado continua sendo relevante ao interpretar estudos do metabolismo do ferro, mesmo anos depois.

Nem todas as condições crônicas são iguais

As condições crônicas são frequentemente agrupadas em uma única categoria, mas seus efeitos sobre o metabolismo do ferro não são idênticos. Do ponto de vista diagnóstico, elas podem ser amplamente divididas em categorias funcionais:

1. Condições inflamatórias crônicas

Estas incluem doenças autoimunes (como artrite reumatoide e doença inflamatória intestinal), inflamação metabólica (obesidade e resistência à insulina) e estados inflamatórios crônicos de baixo grau. O ferro é ativamente sequestrado, os níveis de ferritina aumentam e o ferro circulante torna-se um marcador diagnóstico pouco confiável.

2. Condições infecciosas crônicas

Infecções persistentes — sejam virais, bacterianas ou parasitárias — mantêm a ativação imunológica e elevam a ferritina como parte da defesa do hospedeiro. A restrição do ferro torna-se uma estratégia de sobrevivência, e não um sinal de deficiência.

3. Disfunção crônica de órgãos

Doenças que afetam o fígado ou os rins alteram o metabolismo do ferro em nível estrutural e hormonal. A produção de ferritina, a síntese de transferrina e a reciclagem do ferro podem estar comprometidas ou desreguladas, independentemente da ingestão ou da perda de ferro.

4. Estados crônicos de estresse sistêmico

Estresse psicológico prolongado, neoplasias e estados catabólicos podem não se apresentar como inflamação clássica, mas afetam profundamente a regulação do ferro por meio de vias neuroendócrinas e imunológicas.

Cada uma dessas categorias distorce os exames do metabolismo do ferro de maneira diferente. Tratá-las como se fossem intercambiáveis leva a erros diagnósticos. Do ponto de vista do metabolismo do ferro, essa distinção é fundamental. A regulação do ferro responde não apenas à inflamação manifesta, mas também à **memória crônica de sinalização** — um padrão persistente de comportamento imunológico e hepático moldado por doenças passadas, estresse ou sobrecarga sistêmica. **Mesmo em remissão, o sistema responsável pelo metabolismo do ferro pode não retornar completamente ao seu estado prévio à doença.**

Por que as condições crônicas alteram os exames de ferro

O metabolismo do ferro está intimamente ligado aos sistemas imunológico e inflamatório. Quando o organismo detecta infecção persistente, lesão tecidual, estresse crônico, atividade autoimune, malignidade ou inflamação sistêmica, a regulação do ferro sofre mudanças profundas. O ferro é retirado da circulação e do armazenamento normais e direcionado para mecanismos de sequestro e contenção biológica. Essa resposta é mediada principalmente por citocinas inflamatórias e hormônios reguladores do ferro, especialmente a hepcidina.

Do ponto de vista evolutivo, esse mecanismo é protetor. **Muitos microrganismos dependem do ferro para sobreviver e se replicar. Ao restringir a disponibilidade de ferro, o organismo tenta limitar o crescimento microbiano e reduzir o dano oxidativo aos tecidos durante períodos de estresse fisiológico**.

Nas doenças agudas, essa resposta costuma ser temporária e adaptativa. Nas doenças crônicas, porém, o mecanismo pode permanecer continuamente ativado por meses ou anos.

À medida que a inflamação persiste, os níveis de hepcidina permanecem elevados, a absorção intestinal de ferro diminui e o ferro fica retido dentro dos macrófagos, hepatócitos e tecidos do sistema reticuloendotelial. A produção de ferritina aumenta, não necessariamente porque as reservas de ferro sejam realmente adequadas, mas porque a ferritina funciona tanto como proteína de armazenamento de ferro quanto como reagente de fase aguda da inflamação. O organismo passa a depender cada vez mais da ferritina como um mecanismo protetor, sequestrando o ferro da circulação.

O resultado é uma profunda distorção da interpretação laboratorial. O ferro sérico diminui. A saturação da transferrina cai. O fornecimento de ferro aos tecidos e à medula óssea fica comprometido. Ainda assim, a ferritina pode permanecer normal ou elevada, criando a falsa impressão de suficiência de ferro.

Esta é a essência da armadilha da ferritina nas doenças crônicas:

O ferro pode estar biologicamente indisponível apesar de reservas de ferro aparentemente "normais".

É importante destacar que essa alteração pode se desenvolver muito antes do aparecimento de uma anemia evidente. O paciente pode apresentar fadiga, redução da tolerância ao exercício, comprometimento cognitivo, queda de cabelo ou outras manifestações de fisiologia restrita ao ferro, mesmo quando os níveis de hemoglobina permanecem dentro dos intervalos de referência laboratoriais. Por esse motivo, a discussão da fisiologia das doenças crônicas deve preceder — e não seguir — a discussão da anemia da doença crônica propriamente dita.

A presença de uma doença crônica não torna a investigação do ferro irrelevante. Ela torna sua interpretação substancialmente mais complexa. Nessas situações, a questão crítica deixa de ser simplesmente se o ferro existe no organismo, passando a ser se ele está acessível para uso fisiológico.

Em outras palavras: o ferro está realmente ausente ou está sendo ativamente retido?

Essa distinção não pode ser resolvida apenas pela medição da ferritina.

Nos estados inflamatórios crônicos, a avaliação do ferro deve dar maior ênfase a:

- Marcadores de utilização e demanda de ferro, e não apenas de armazenamento
- Ao contexto inflamatório presente no momento da realização dos exames
- Aos padrões laboratoriais longitudinais, e não a valores isolados
- À relação entre ferritina, saturação da transferrina, ferro sérico, marcadores inflamatórios e sintomas clínicos.

Nessas condições, a ferritina torna-se um marcador condicional e dependente do contexto. Sua interpretação depende inteiramente do ambiente fisiológico mais amplo. Um valor de ferritina "normal" em uma doença crônica não deve tranquilizar automaticamente o clínico; em muitos casos, deve motivar uma investigação mais aprofundada.

Somente após compreender esses mecanismos é possível entender adequadamente a anemia da doença crônica — não como o início da desregulação do ferro, mas como uma de suas manifestações mais tardias e visíveis.

A presença de uma condição crônica não significa automaticamente que o ferro deva ser investigado em todos os pacientes. A triagem rotineira do metabolismo do ferro em todas as doenças crônicas não é necessária nem informativa. A investigação do ferro em condições crônicas deve ser seletiva e orientada pela avaliação clínica, e não automática.

A questão fundamental não é se existe um diagnóstico crônico, mas se há **uma suspeita razoável de que o metabolismo do ferro esteja alterado.**

A investigação do ferro deve ser considerada quando estiver presente uma ou mais das seguintes situações:

- Fadiga persistente, fraqueza, redução da tolerância ao exercício ou lentificação cognitiva que **não possam ser explicadas por outra causa**
- Sintomas desproporcionais em relação ao nível de hemoglobina
- Resposta inadequada aos tratamentos habituais ou deterioração clínica inexplicada
- Presença de carga inflamatória ou infecciosa crônica conhecida por alterar a regulação do ferro
- Histórico de deficiência de ferro com resposta incompleta ou de curta duração à suplementação

- Condições associadas ao aumento da demanda ou da perda de ferro (como menstruação, doenças gastrointestinais ou intervenções médicas repetidas)

Nessas situações, o objetivo dos exames de ferro não é simplesmente confirmar ou excluir uma deficiência, mas determinar **como o organismo está lidando com o ferro**.

Quando a "ferritina normal" não significa que o ferro está adequado

Um resultado normal de ferritina é frequentemente tratado como um argumento final. O valor encontra-se dentro do intervalo de referência; o laudo parece tranquilizador; e a discussão termina. Para muitos pacientes, é nesse ponto que a investigação silenciosamente se encerra — mesmo quando os sintomas persistem ou a anemia permanece sem explicação.

O problema não é que a ferritina seja inútil. O problema é que o exame de ferritina responde apenas a uma pergunta muito específica: quanta ferritina é detectável no sangue em um determinado momento, sob um conjunto particular de circunstâncias biológicas e fisiológicas. Mas a ferritina é, sobretudo, uma proteína intracelular. Um exame de sangue não mede diretamente essa ferritina intracelular. Ele não mostra a quantidade total de ferro armazenada em todo o organismo. Não mostra quanto ferro está disponível para uso imediato, quanto está circulando na corrente sanguínea ou se o ferro está chegando às células que dependem dele.

Essa distinção é importante.

A ferritina é biologicamente sensível à inflamação. Sempre que o sistema imunológico está cronicamente ativado — seja por infecção, doença autoimune, inflamação metabólica, doença renal, malignidade ou mesmo por sinais inflamatórios relacionados à obesidade — a ferritina pode permanecer normal ou aumentar, independentemente da verdadeira suficiência de ferro. Nessas situações, a ferritina deixa de se comportar como um marcador neutro de armazenamento. Ela passa a fazer parte da própria resposta inflamatória. É aqui que a interpretação frequentemente falha.

Uma pessoa pode ter ferro armazenado, mas esse ferro pode não estar chegando de forma eficiente à medula óssea. A produção de glóbulos vermelhos pode tornar-se limitada pela disponibilidade de ferro, mesmo quando a ferritina parece "normal". Esse fenômeno é bem descrito na hematologia e não é controverso: **reservas de ferro e utilização de ferro são estados fisiológicos distintos.**

Um valor de ferritina tecnicamente dentro do intervalo de referência ainda pode ser insuficiente para um determinado indivíduo, especialmente quando sinais inflamatórios estão alterando o metabolismo do ferro em nível celular.

Para o leitor, a mensagem principal é a seguinte: **a falta de ferro nem sempre é a causa dos problemas relacionados ao ferro**. Às vezes, esses problemas são causados porque o ferro está bloqueado e inacessível.

É por isso que a interpretação moderna e baseada em evidências do estado do ferro nunca se apoia apenas na ferritina quando há doença crônica ou inflamação presentes.

Se desejar, posso continuar traduzindo os próximos trechos mantendo exatamente o mesmo estilo científico e a mesma estrutura do manuscrito original.

Situações clínicas que alteram os exames de ferro

Os estudos do ferro são frequentemente interpretados de forma incorreta, não porque os exames estejam errados, mas porque determinadas doenças alteram sistematicamente a regulação do ferro. Nessas condições, a ferritina e outros marcadores relacionados podem parecer normais ou apresentar resultados contraditórios, levando tanto pacientes quanto médicos a conclusões equivocadas.

Estes são alguns dos exemplos mais comuns e clinicamente importantes.

- **Doença inflamatória intestinal (doença de Crohn e colite ulcerativa)**

A doença inflamatória intestinal é um cenário clássico em que o metabolismo do ferro se encontra distorcido. A inflamação intestinal crônica reduz a absorção de ferro, a perda contínua de sangue pela mucosa aumenta a demanda por ferro, e a sinalização inflamatória altera sua distribuição no organismo. A ferritina pode permanecer normal ou elevada, mesmo quando a disponibilidade de ferro para a produção de glóbulos vermelhos está reduzida. Este é um dos exemplos mais estudados de eritropoiese restrita por ferro com índices de ferro enganosos.

- **Artrite reumatoide**

A artrite reumatoide afeta profundamente o metabolismo do ferro. A inflamação sistêmica crônica desloca o ferro para os depósitos e limita sua liberação, enquanto a ferritina frequentemente se eleva como parte da resposta inflamatória. Os pacientes podem desenvolver anemia com valores de ferritina aparentemente "aceitáveis", levando ao reconhecimento tardio ou até mesmo à não identificação da anemia por restrição de ferro.

- **Lúpus eritematoso sistêmico**

No lúpus, a ativação imunológica, o comprometimento renal e a inflamação crônica frequentemente coexistem. Os exames de ferro podem oscilar, a ferritina pode estar elevada ou normal, e a anemia pode ter múltiplas causas. Interpretar a ferritina isoladamente nesse contexto é pouco confiável e frequentemente leva a erros.

- **Doença renal crônica**

A doença renal crônica é um dos exemplos mais claros de alteração da fisiologia do ferro. A redução da produção de eritropoietina, a inflamação crônica e a mobilização deficiente do ferro ocorrem simultaneamente. A ferritina frequentemente permanece normal ou elevada, apesar do fornecimento insuficiente de ferro para a medula óssea. Esse diagnóstico, por si só, modifica fundamentalmente a forma como os estudos do ferro devem ser interpretados.

- **Neoplasias malignas (tumores sólidos e cânceres hematológicos)**

O câncer altera o metabolismo do ferro por meio da sinalização inflamatória, dos efeitos sobre a medula óssea e das alterações nas proteínas transportadoras de ferro. A ferritina frequentemente aumenta independentemente das verdadeiras reservas de ferro. Em pacientes oncológicos, a ferritina é um marcador isolado pouco confiável do estado do ferro, embora muitas vezes seja tratada como um indicador definitivo.

- **Doença hepática crônica (incluindo doença hepática gordurosa não alcoólica e cirrose)**

O fígado desempenha um papel central no armazenamento e na regulação do ferro. A inflamação ou lesão hepática frequentemente eleva os níveis de ferritina, independentemente do estado real do ferro. Ao mesmo tempo, a distribuição do ferro pode estar alterada, tornando os estudos do ferro difíceis de interpretar sem um contexto clínico adequado.

- **Doença celíaca**

A doença celíaca é uma causa comum e frequentemente subdiagnosticada de alteração do metabolismo do ferro. A má absorção leva à deficiência de ferro, às vezes muito antes do aparecimento de sintomas gastrointestinais evidentes. Nos estágios iniciais da doença, a ferritina pode ainda não estar significativamente reduzida, contribuindo para o atraso no diagnóstico.

- **Condições ginecológicas associadas à perda crônica de sangue (miomas uterinos, adenomiose)**

As condições associadas a sangramento menstrual prolongado ou intenso causam perda contínua de ferro. As alterações laboratoriais podem ficar atrás da realidade clínica, especialmente quando fatores inflamatórios ou hormonais estão presentes. A ferritina pode permanecer dentro dos intervalos de referência durante as fases iniciais da depleção de ferro.

- **Infecções crônicas (por exemplo, tuberculose, osteomielite crônica)**

As infecções persistentes ativam mecanismos imunológicos que restringem a circulação do ferro como parte da defesa do hospedeiro. A ferritina pode aumentar ou permanecer normal, enquanto a disponibilidade funcional do ferro diminui. Essa resposta adaptativa pode persistir muito tempo depois de a infecção se tornar clinicamente menos evidente.

O que esses diagnósticos têm em comum não é a raridade, mas a prevalência. São condições frequentes, encontradas diariamente na prática clínica. Em cada uma delas, os estudos do ferro podem parecer falsamente tranquilizadores ou apresentar inconsistências internas.

O erro não está em solicitar exames de ferro. O erro está em interpretá-los como se o metabolismo do ferro não fosse afetado pelas doenças. É assim que os distúrbios do ferro permanecem ocultos — não atrás de números anormais, mas atrás de números interpretados fora do contexto.

Neste ponto, uma conclusão torna-se inevitável: **as alterações do metabolismo do ferro frequentemente são uma**

consequência, e não o problema primário. Tentar "corrigir o ferro" sem abordar essas condições não é apenas ineficaz, mas, em algumas situações, potencialmente prejudicial.

O ferro não é um suplemento neutro. É um elemento biologicamente ativo que participa de reações oxidativas, da regulação imunológica e da lesão tecidual. Quando o metabolismo do ferro já está alterado por uma doença, adicionar mais ferro não necessariamente restaura o equilíbrio. Às vezes, piora a situação.

Na doença renal crônica, o excesso de ferro pode se acumular sem melhorar sua utilização e pode contribuir para o estresse oxidativo. Na doença hepática crônica, a sobrecarga de ferro pode agravar a lesão hepática. Nos estados inflamatórios, a suplementação de ferro pode aumentar os estoques sem melhorar sua disponibilidade, criando a ilusão de correção enquanto a restrição subjacente persiste.

A prioridade deve ser sempre identificar e tratar a condição subjacente — reduzir a inflamação, controlar a atividade da doença, restaurar a função dos órgãos, corrigir o sangramento ou melhorar a absorção. Em muitos casos, isso não requer intervenções agressivas. O tratamento adequado da doença específica, a correção da alimentação, a restauração da saúde intestinal ou mudanças no estilo de vida podem contribuir mais para o equilíbrio do ferro do que meses de suplementação. O organismo regula o ferro de forma rigorosa por um motivo, e quando essa regulação é respeitada em vez de ser ignorada, os resultados costumam ser melhores. Quando isso acontece, o metabolismo do ferro frequentemente melhora por si só. Os índices de ferro começam a se normalizar não porque foram forçados a isso, mas porque a fisiologia teve a oportunidade de se recuperar.

Isso não significa que o tratamento com ferro nunca seja necessário. Significa que o tratamento com ferro deve ser **intencional, contextualizado e secundário** — e não automático.

Os exames laboratoriais mostram fragmentos da realidade. Eles são úteis, mas incompletos. Quando os estudos do ferro são interpretados como números isolados, em vez de como parte de um sistema vivo, eles favorecem o excesso de tratamento. Quando são interpretados dentro do contexto, orientam um cuidado mais criterioso. **O ferro não é o objetivo — a saúde é.**

Capítulo 8: Anemia da doença crônica

A quem pertence a anemia? O gigante esquecido da medicina

Voltamos a um tema importante: a anemia. A anemia crônica já foi discutida em capítulos anteriores. Aqui, vamos nos concentrar especificamente na anemia das doenças crônicas e em como ela difere da verdadeira deficiência de ferro.

A anemia geralmente é apresentada como um problema simples, com uma definição simples: **hemoglobina baixa**. Essa definição é tecnicamente correta — e clinicamente insuficiente. **A hemoglobina é uma medida, não um diagnóstico.** Ela nos informa que a capacidade de transporte de oxigênio está reduzida, mas não explica por quê. E, no entanto, na prática diária, a anemia frequentemente é tratada como se o próprio número fosse a doença.

É aqui que surge o primeiro paradoxo.

A anemia pode ser uma consequência de uma doença crônica — mas a própria anemia também pode se comportar como uma condição crônica. Ela pode persistir por anos, flutuar de acordo com a atividade da doença, piorar os desfechos clínicos, comprometer a função física e cognitiva e moldar silenciosamente a qualidade de vida de uma pessoa. Em muitos pacientes, a anemia não é um achado isolado; ela faz parte de uma adaptação fisiológica de longo prazo a uma doença persistente.

Isso é particularmente verdadeiro para o que comumente se chama anemia da doença crônica — ou, mais precisamente, anemia induzida por inflamação crônica e alteração da regulação do ferro.

Globalmente, a anemia afeta centenas de milhões de pessoas. É uma das condições de saúde mais comuns em todo o mundo. E, ainda assim, ocupa surpreendentemente pouco espaço conceitual na educação médica. A maioria dos médicos é treinada para reconhecer a anemia, mas não necessariamente para compreendê-la. O foco permanece restrito: identificar hemoglobina baixa, prescrever ferro, repetir os exames laboratoriais.

A suposição é que a anemia seja um problema de deficiência. Muitas vezes, não é. A hemoglobina pode cair gradualmente. Os glóbulos vermelhos podem tornar-se menos numerosos ou menos eficientes. O fornecimento de oxigênio diminui — não de forma catastrófica, mas o suficiente para fazer diferença. Fadiga, redução da tolerância ao exercício e lentificação cognitiva podem surgir muito antes de os valores laboratoriais parecerem alarmantes. E, ainda assim, a resposta reflexa costuma ser a mesma: ferro.

É aqui que surge o segundo paradoxo.

Tratar a anemia sem compreender sua causa pode transformar uma adaptação fisiológica em um problema clínico. Na anemia da doença crônica, a suplementação de ferro pode aumentar os marcadores de armazenamento de ferro sem melhorar os níveis de hemoglobina. Ela pode normalizar os números laboratoriais enquanto deixa a doença subjacente intocada. Em alguns casos, acrescenta uma carga metabólica adicional a órgãos que já estão sob estresse.

Nesse contexto, a anemia não é um alvo isolado de tratamento. É um sinal.

Compreender a anemia exige afastar-se da hemoglobina ou da ferritina como marcadores isolados e abandonar a ideia do ferro como uma solução universal. Exige enxergar a anemia como parte de uma conversa biológica mais ampla — entre o sistema imunológico, o metabolismo do ferro, a medula óssea e as doenças crônicas. Somente então o tratamento começa a fazer sentido.

Isso levanta uma questão desconfortável: a quem, afinal, pertence a anemia?

Os hematologistas a diagnosticam, os clínicos gerais a acompanham, os nefrologistas a tratam nas doenças renais, os oncologistas a encontram durante o tratamento do câncer, os reumatologistas a observam nos distúrbios inflamatórios crônicos, os gastroenterologistas a investigam por meio do sangramento e da má absorção, os ginecologistas a manejam no contexto da menstruação e da gravidez, e os médicos da atenção primária a enfrentam diariamente. **A anemia existe em praticamente todas as áreas da medicina — e, exatamente por isso, muitas vezes é tratada como responsabilidade central de ninguém**.

Essa fragmentação tem consequências. Cada especialidade tende a interpretar a anemia por meio de seu próprio modelo de doença. Ao mesmo tempo, a fisiologia mais ampla da regulação do ferro, da inflamação, da eritropoiese, do transporte de oxigênio, da adaptação da medula óssea e das doenças crônicas recebe muito menos atenção integrada do que merece. O foco clínico frequentemente se desloca para a correção dos valores laboratoriais, em vez de compreender por que o organismo alterou esses valores em primeiro lugar.

Nesse sentido, a anemia tornou-se uma das condições mais comuns e, ao mesmo tempo, conceitualmente mais negligenciadas da medicina — reconhecida em toda parte, mas raramente compreendida em seu contexto biológico completo.

O ponto cego na formação médica

Parte do problema começa muito antes de o paciente realizar qualquer exame de sangue.

Em muitas faculdades de medicina, a hematologia é ensinada de forma relativamente condensada — frequentemente como um curto módulo pré-clínico ou um estágio clínico limitado, com duração de apenas algumas semanas. Mesmo em grandes centros acadêmicos, a exposição dedicada à hematologia durante a formação básica em clínica médica pode consistir em breves estágios hospitalares ou de consultoria, em vez de um estudo prolongado e integrado.

Por exemplo, alguns programas de residência em clínica médica na América do Norte incluem apenas rotações de ensino em hematologia hospitalar com duração de duas semanas durante os primeiros anos de formação. Em contraste, a hematologia posteriormente se torna uma subespecialidade altamente especializada, que exige anos adicionais de treinamento em fellowship.

Nesse tempo limitado, espera-se que os estudantes absorvam uma enorme variedade de temas: leucemias, linfomas, distúrbios da coagulação, alterações plaquetárias, síndromes de falência da medula óssea, medicina transfusional, emergências hematológicas e neoplasias complexas. Diante desse volume de conteúdo, a educação médica naturalmente prioriza condições agudas, potencialmente fatais e altamente especializadas.

A anemia, apesar de ser uma das condições patológicas mais prevalentes do mundo, frequentemente recebe uma atenção prática contínua surpreendentemente limitada.

Isso cria uma distorção sutil, mas importante, no raciocínio médico. Os estudantes podem passar um tempo considerável aprendendo a diagnosticar leucemias raras ao microscópio, enquanto recebem relativamente pouco treinamento sobre a fisiologia de longo prazo da regulação do ferro, da inflamação crônica ou da restrição funcional do ferro — processos que encontrarão diariamente na prática clínica.

Em vez disso, a anemia é frequentemente apresentada como um exercício de classificação. Os estudantes aprendem a organizar os padrões laboratoriais em categorias bem definidas: microcítica, normocítica e macrocítica. Eles memorizam algoritmos, intervalos de referência, contagens de reticulócitos e diagnósticos diferenciais. Esse modelo é útil para exames e para a organização inicial do raciocínio, mas, silenciosamente, desloca a atenção dos pacientes para os números.

A anemia torna-se um padrão no hemograma completo, em vez de um processo biológico dinâmico que se desenvolve ao longo de meses ou anos.

A ênfase educacional frequentemente permanece fortemente centrada nos exames laboratoriais. Hemoglobina baixa leva à solicitação de ferritina. Ferritina baixa sugere deficiência de ferro. Deficiência de ferro leva à reposição de ferro. A sequência parece lógica, eficiente e baseada em evidências.

Mas a fisiologia real raramente é tão linear. O que frequentemente falta na formação é o contexto biológico mais amplo: como o organismo redistribui o ferro durante o estresse e a doença; como sistemas regulatórios, como a hepcidina, alteram a disponibilidade do ferro; como mudanças no metabolismo, na imunidade, na função dos órgãos e no envelhecimento influenciam os achados laboratoriais; como várias causas de anemia podem coexistir no mesmo indivíduo; e por que valores laboratoriais que parecem tranquilizadores no papel podem não refletir com precisão o que está acontecendo no nível celular. Essas nuances exigem tempo, observação longitudinal e pensamento integrativo — precisamente os elementos que os currículos médicos condensados têm dificuldade em fornecer.

Outro problema surge da própria estrutura da especialização moderna.

A hematologia, como especialidade avançada, concentra-se cada vez mais nas neoplasias hematológicas, no transplante de medula óssea, nas terapias celulares, nos distúrbios da coagulação e na medicina laboratorial altamente técnica. Essas são áreas intelectualmente desafiadoras e clinicamente críticas. No entanto, as formas de anemia mais frequentemente encontradas na prática médica cotidiana — deficiência crônica de ferro, anemia associada à inflamação, estados nutricionais mistos e desregulação do ferro nas doenças crônicas — podem receber relativamente menos atenção específica nos níveis acadêmicos mais elevados. Como resultado, as formas mais comuns de anemia acabam ocupando um espaço desconfortável entre as especialidades.

Os médicos da atenção primária encontram anemia constantemente, mas podem dispor de pouco tempo para interpretações complexas. Os gastroenterologistas procuram fontes de sangramento. Os ginecologistas concentram-se na perda menstrual. Os nefrologistas manejam as vias da eritropoietina. Os reumatologistas lidam com a supressão inflamatória do metabolismo do ferro. Os oncologistas enfrentam a anemia relacionada ao tratamento. Cada especialidade vê apenas uma parte da fisiologia. Nenhuma área "possui" integralmente a anemia. O resultado não é incompetência. É fragmentação e simplificação excessiva.

Os médicos concluem sua formação bem preparados para reconhecer leucemia aguda, hemorragias catastróficas ou falência grave da medula óssea. Eles são treinados para identificar rápida e adequadamente emergências hematológicas potencialmente fatais. No entanto, muitos se sentem muito menos confortáveis ao manejar as anemias lentas, ambíguas e flutuantes que afetam milhões de pessoas durante anos ou décadas.

Diante da incerteza, a medicina naturalmente tende a se apoiar naquilo que parece objetivo e mensurável: níveis de hemoglobina, valores de ferritina, alertas laboratoriais automatizados e protocolos padronizados de suplementação. Os números criam a ilusão de certeza.

Pacientes cujos valores laboratoriais estão fora dos intervalos de referência são rotulados como anormais. Pacientes cujos valores permanecem dentro dos intervalos de referência frequentemente são tranquilizados — mesmo quando os sintomas persistem e a fisiologia continua alterada. Com o tempo, a interpretação laboratorial pode gradualmente substituir a interpretação clínica.

Esse ponto cego educacional ajuda a explicar por que a anemia é tão frequentemente reduzida a um problema laboratorial, em vez de ser compreendida como uma adaptação fisiológica complexa. Também ajuda a explicar por que causas mais profundas são frequentemente negligenciadas, por que a ferritina é excessivamente interpretada e por que o tratamento tantas vezes se concentra em corrigir números, em vez de compreender a biologia.

Quando a anemia é reduzida apenas ao ferro, sua biologia é simplificada. O contexto desaparece. A complexidade é substituída pela conveniência. E os pacientes ficam com a impressão de que, se o ferro não ajudou, então o problema deve ser insolúvel — ou, de alguma forma, culpa deles.

Compreender a anemia como um espectro, e não como uma doença única, muda tudo. Isso explica por que duas pessoas com o mesmo valor de hemoglobina podem ter experiências completamente diferentes e necessidades completamente distintas. Esclarece por que os números laboratoriais podem melhorar enquanto os sintomas persistem, ou por que os sintomas podem surgir muito antes de os valores laboratoriais parecerem alarmantes. Explica por que o ferro às vezes ajuda — e por que, com a mesma frequência, não ajuda.

A anemia, afinal, não é um número a ser corrigido. É uma mensagem a ser interpretada.

Parte 3: O ferro nas fases críticas da vida

Quando a vida muda, o ferro também muda

O metabolismo do ferro não permanece constante ao longo da vida. A relação do organismo com o ferro muda continuamente sob a influência do crescimento, da reprodução, do envelhecimento, das doenças, das transições hormonais, do estresse ambiental e das demandas fisiológicas variáveis. Em determinadas fases da vida, as necessidades de ferro aumentam dramaticamente. Em outras, a regulação do ferro torna-se mais instável, mais vulnerável a distorções ou mais difícil de interpretar corretamente. Essas transições criam algumas das situações mais mal compreendidas da medicina moderna.

A gravidez, a menstruação, a infância, a adolescência, a atividade esportiva crônica, o envelhecimento, a menopausa e as doenças crônicas alteram a fisiologia do ferro de maneiras diferentes. No entanto, as discussões médicas frequentemente reduzem essas fases biológicas complexas a suposições simplificadas: as mulheres perdem ferro, as gestantes precisam de suplementação, os idosos tornam-se anêmicos, as crianças precisam de ferro para o desenvolvimento. Embora cada uma dessas afirmações contenha alguma verdade, nenhuma delas explica o quadro completo. A realidade é muito mais complexa.

Em diferentes fases da vida, o mesmo resultado laboratorial pode ter significados completamente distintos. Um valor de ferritina considerado tranquilizador em um paciente pode refletir estresse fisiológico, inflamação, redistribuição do ferro ou disfunção emergente em outro. A deficiência de ferro pode desenvolver-se silenciosamente apesar de marcadores laboratoriais "normais". Por outro lado, uma ferritina elevada pode desencadear preocupação desnecessária, mesmo quando não há verdadeira sobrecarga de ferro.

O problema torna-se ainda mais complexo porque o metabolismo do ferro nunca funciona de forma independente. Ele está profundamente interligado com a imunidade, a sinalização endócrina, a inflamação, a produção de energia, a atividade mitocondrial, o transporte de oxigênio e o crescimento celular. Durante períodos de rápida mudança fisiológica, esses sistemas interagem intensamente, frequentemente produzindo padrões laboratoriais que não se encaixam nos modelos simplificados dos livros-texto.

Isso é particularmente importante porque muitas práticas agressivas de investigação e suplementação de ferro têm como alvo indivíduos em fases vulneráveis da vida: mulheres em idade reprodutiva, gestantes, crianças, adolescentes, idosos e pacientes com doenças crônicas. Nessas populações, interpretações excessivamente simplificadas podem levar não apenas a diagnósticos perdidos, mas também a tratamentos excessivos, ansiedade desnecessária e danos fisiológicos.

Compreender o ferro, portanto, exige mais do que memorizar intervalos de referência ou algoritmos de suplementação. Exige compreender o contexto.

Nesta seção, examinaremos como o metabolismo do ferro muda ao longo de algumas das fases mais críticas da vida humana — e por que a interpretação dos marcadores de ferro se torna simultaneamente mais importante e mais complexa durante essas transições.

Capítulo 9: Ferro e anemia na gravidez — fisiologia, mitos e interpretações equivocadas

Por que a gravidez altera fundamentalmente o metabolismo do ferro

A gravidez representa uma das transformações fisiológicas mais profundas da vida humana, e o metabolismo do ferro muda juntamente com ela. O organismo materno deve adaptar-se rapidamente para sustentar não apenas suas próprias necessidades metabólicas, mas também o crescimento da placenta, a expansão dos tecidos maternos e o desenvolvimento de um ser humano inteiramente novo.

Essas demandas exigem grandes ajustes na forma como o ferro é absorvido, transportado, armazenado e utilizado em todo o organismo.

Ao contrário de muitos nutrientes, o ferro não pode ser excretado ativamente do organismo em grandes quantidades. O corpo humano depende, portanto, fortemente da regulação precisa da absorção, reciclagem, armazenamento e distribuição do ferro. Durante a gravidez, esses sistemas regulatórios tornam-se progressivamente mais dinâmicos, adaptativos e altamente coordenados.

Essa capacidade adaptativa não é exclusiva do ferro. A gravidez altera o metabolismo e a absorção de muitos nutrientes e minerais. Desde os estágios iniciais da gestação, o intestino materno torna-se mais eficiente na absorção de substâncias essenciais para o crescimento fetal e a adaptação materna. A absorção de cálcio aumenta significativamente para apoiar o desenvolvimento do esqueleto fetal. O metabolismo da glicose sofre mudanças profundas, à medida que a fisiologia materna gradualmente passa a priorizar o fornecimento de nutrientes ao feto. O metabolismo das gorduras é amplamente reorganizado, com alterações progressivas no transporte, armazenamento e utilização dos lipídios ao longo da gravidez. Diversas vitaminas, oligoelementos, aminoácidos e minerais passam por ajustes regulatórios semelhantes.

Em muitos casos, essas adaptações começam surpreendentemente cedo — frequentemente antes que as alterações físicas visíveis da gravidez se tornem aparentes.

O metabolismo do ferro participa dessa transformação fisiológica mais ampla. Em vez de funcionar como um sistema estático de armazenamento, a regulação do ferro durante a gravidez torna-se altamente responsiva às mudanças nas necessidades maternas e fetais. A absorção intestinal de ferro aumenta, a mobilização do ferro armazenado torna-se mais ativa e os sistemas de transporte se adaptam continuamente à medida que a gestação avança.

Essas mudanças demonstram um importante princípio biológico: **a gravidez não é uma condição passiva na qual os nutrientes são "perdidos" para o feto**. Trata-se de um estado metabólico ativo e rigorosamente regulado, no qual o organismo materno recalibra continuamente o manejo dos nutrientes para manter tanto a estabilidade materna quanto o desenvolvimento fetal.

As necessidades totais de ferro aumentam substancialmente à medida que a gestação progride. O ferro é necessário para o crescimento fetal, o desenvolvimento placentário, a expansão da produção sanguínea materna, a atividade mitocondrial, as reações enzimáticas e a proliferação celular. A demanda fetal por ferro aumenta particularmente durante o segundo e o terceiro trimestres, quando ocorrem crescimento rápido e armazenamento de ferro.

Para atender a essas demandas em constante mudança, o organismo materno passa por adaptações hormonais e metabólicas complexas, projetadas para melhorar a disponibilidade de ferro. A absorção intestinal de ferro torna-se mais eficiente, a mobilização do ferro armazenado aumenta e os mecanismos de transporte do ferro tornam-se mais ativos e rigorosamente regulados. Essas adaptações não são sinais de doença. Elas fazem parte da fisiologia normal da gravidez.

Ao mesmo tempo, a gravidez cria um ambiente interno em constante transformação. A circulação materna se expande, a atividade metabólica se modifica, a sinalização inflamatória oscila e os marcadores laboratoriais podem comportar-se de maneira diferente daquela observada fora da gestação. Como resultado, o metabolismo do ferro durante a gravidez torna-se mais dinâmico, mais variável e, frequentemente, mais difícil de interpretar corretamente.

É por isso que a gravidez não pode ser vista simplesmente como um estado de "maior necessidade de ferro". Trata-se de uma condição fisiológica única, na qual praticamente todos os aspectos da regulação do ferro são recalibrados para sustentar tanto a adaptação materna quanto o desenvolvimento fetal.

Fisiologia da expansão do volume plasmático versus massa eritrocitária

Uma das alterações fisiológicas mais importantes durante a gravidez é a expansão dramática do volume sanguíneo materno. Essa adaptação começa precocemente na gestação e progride continuamente ao longo da gravidez, à medida que o organismo materno se prepara para sustentar a circulação placentária, o crescimento fetal e o aumento das demandas metabólicas tanto da mãe quanto do feto.

No entanto, os diferentes componentes do sangue não aumentam na mesma proporção. O volume plasmático — a porção líquida do sangue — expande-se substancialmente durante a gravidez, frequentemente aumentando cerca de 40–50% acima dos níveis pré-gestacionais. A massa de glóbulos vermelhos também aumenta, mas de forma muito mais gradual e em menor magnitude, geralmente em torno de 15–30%, dependendo da disponibilidade de ferro, da fisiologia materna, da altitude e de outros fatores. Como resultado, a concentração de hemoglobina torna-se diluída.

Esse fenômeno é conhecido como **hemodiluição fisiológica ou anemia dilucional da gravidez**. É importante destacar que a quantidade total de sangue circulante no organismo materno aumenta, e a capacidade total de transporte de oxigênio pode até melhorar, apesar das concentrações mais baixas de hemoglobina nos exames laboratoriais.

Em outras palavras, o sangue torna-se mais diluído não porque o organismo esteja falhando, mas porque o volume plasmático se expande mais rapidamente do que a produção de glóbulos vermelhos consegue compensar.

Essa adaptação desempenha várias funções fisiológicas importantes. O aumento do volume plasmático melhora a circulação útero-placentária, aumenta o fornecimento de nutrientes e oxigênio ao feto, ajuda a proteger a estabilidade cardiovascular materna e fornece uma reserva contra a perda de sangue durante o parto. O aumento do volume circulante também reduz a viscosidade do sangue, melhorando o fluxo através do sistema vascular placentário.

Do ponto de vista evolutivo, a anemia fisiológica leve da gravidez pode, portanto, representar uma adaptação protetora, e não um estado patológico.

O problema é que os exames laboratoriais de rotina medem concentrações e não quantidades totais circulantes. Os valores de hemoglobina refletem a quantidade de hemoglobina em um determinado volume de sangue, e não a quantidade absoluta de hemoglobina em todo o organismo. Quando o volume plasmático aumenta substancialmente, a concentração de hemoglobina naturalmente diminui, mesmo que a produção total de glóbulos vermelhos tenha aumentado. Isso cria um dos principais desafios interpretativos da medicina obstétrica.

Um valor mais baixo de hemoglobina durante a gravidez não significa automaticamente que a mulher tenha deficiência de ferro, comprometimento do transporte de oxigênio ou necessidade de suplementação agressiva. Em muitos casos, ele reflete uma adaptação cardiovascular bem-sucedida à própria gravidez.

Ao mesmo tempo, a diluição fisiológica e a verdadeira deficiência de ferro podem coexistir. Algumas mulheres desenvolvem de fato depleção de ferro durante a gestação porque as demandas fetais aumentam substancialmente, especialmente durante o segundo e o terceiro trimestres. Distinguir a hemodiluição normal da deficiência patológica exige, portanto, uma interpretação cuidadosa dos sintomas, do contexto clínico, do estado nutricional, da evolução dos exames laboratoriais e de marcadores adicionais além da hemoglobina isoladamente.

Essa distinção é de importância crítica porque o sobrediagnóstico e o tratamento excessivo podem gerar ansiedade desnecessária e suplementação excessiva, enquanto a falha em reconhecer uma deficiência verdadeira pode contribuir para anemia materna grave e desfechos gestacionais adversos.

A gravidez, portanto, obriga os clínicos a confrontar um problema recorrente da medicina laboratorial: a diferença entre concentração e fisiologia.

A anemia gestacional é sempre uma doença?

Uma das questões mais controversas da obstetrícia moderna é se a chamada anemia gestacional deve sempre ser considerada um diagnóstico patológico ou se, em muitos casos, ela representa uma adaptação fisiológica normal da própria gravidez.

Durante décadas, a anemia na gravidez foi definida principalmente por limites de hemoglobina. Quando a hemoglobina cai abaixo de um determinado valor numérico, a mulher é rotulada como anêmica, o que frequentemente desencadeia suplementação de ferro e repetidas avaliações laboratoriais.

À primeira vista, essa abordagem parece simples e cientificamente objetiva. Na realidade, a situação é muito mais complexa.

O termo específico "anemia gestacional" passou a ser amplamente utilizado principalmente no final do século XX, especialmente a partir das décadas de 1980 e 1990, à medida que a literatura obstétrica passou a diferenciar cada vez mais a anemia relacionada à gravidez da anemia em adultos não grávidos. A literatura médica anterior utilizava mais frequentemente termos como:

- "anemia na gravidez";
- "anemia da gravidez";
- "anemia materna";
- "anemia fisiológica da gravidez".

O próprio conceito fisiológico — a anemia dilucional causada pela expansão do volume plasmático — foi reconhecido muito antes, particularmente em meados do século XX, após estudos sobre o volume sanguíneo materno e a hemodiluição.

Os critérios da Organização Mundial da Saúde para anemia na gravidez foram formalizados nas décadas de 1960 e 1970, baseando-se principalmente em limites de hemoglobina (<11 g/dL) derivados dos estudos populacionais disponíveis naquela época — dados coletados em regiões com condições de saúde materna muito diferentes das observadas atualmente em muitos países industrializados.

Uma parcela substancial dos primeiros dados internacionais veio de populações do Sul da Ásia, de partes da África, da América Latina e de outras regiões com menos recursos, onde deficiências nutricionais crônicas, insegurança alimentar, infecções parasitárias, malária, gestações repetidas em intervalos curtos e desnutrição materna eram comuns. Em muitas dessas regiões, a deficiência de ferro era altamente prevalente, e algumas mulheres apresentavam importante restrição calórica e deficiência crônica de proteínas durante a gravidez.

Naquele contexto, essa abordagem era compreensível. As organizações globais de saúde pública procuravam criar critérios simples de rastreamento capazes de identificar mulheres com alto risco de doença, complicações gestacionais e morte em populações onde os problemas de saúde materna eram extremamente frequentes.

No entanto, com o passar do tempo, esses limites de hemoglobina historicamente estabelecidos foram amplamente generalizados e aplicados muito além das populações das quais se originaram.

Isso criou um importante problema conceitual. A hemodiluição fisiológica da gravidez tornou-se cada vez mais difícil de distinguir da anemia patológica, particularmente quando os mesmos pontos de corte numéricos passaram a ser aplicados a populações com diferenças profundas no estado nutricional, na carga inflamatória, na altitude, na saúde metabólica, na genética e no acesso aos cuidados pré-natais.

Como resultado, a obstetrícia moderna herdou uma definição laboratorial simplificada da anemia na gravidez que nem sempre consegue distinguir a adaptação fisiológica normal da deficiência de ferro clinicamente significativa.

É importante destacar que o próprio termo "anemia gestacional" não implica necessariamente uma entidade patológica distinta. Em grande parte da literatura, ele funciona como um rótulo descritivo para a anemia identificada durante a gravidez, e não como um diagnóstico patológico claramente separado.

A gravidez altera profundamente a fisiologia materna. Isso cria um importante dilema clínico: todo valor reduzido de hemoglobina durante a gestação representa realmente uma doença? A questão mais profunda, portanto, continua sem resposta definitiva: em que momento uma adaptação fisiológica passa a ser considerada uma doença?

Isso não significa que a anemia durante a gravidez deva ser ignorada. A anemia materna grave está associada a riscos substanciais tanto para a mãe quanto para o feto. A verdadeira deficiência de ferro durante a gestação pode comprometer a saúde materna, aumentar o risco de transfusões e afetar o desenvolvimento fetal.

A gravidez obriga a medicina a confrontar uma realidade desconfortável: nem toda alteração laboratorial reflete uma patologia, e nem todo desvio em relação aos valores de referência para não grávidas requer correção.

Por que a "anemia" gestacional é frequentemente fisiológica

Como mencionado anteriormente, muitos dos marcadores laboratoriais utilizados para definir anemia são **marcadores de concentração**. Essa distinção é de importância crítica durante a gravidez. Quando o sangue se torna mais diluído, a concentração de muitas substâncias naturalmente diminui, mesmo quando a quantidade total presente no organismo permanece normal ou pode até aumentar. A gravidez é um exemplo clássico desse fenômeno.

À medida que o volume plasmático materno se expande, a concentração de hemoglobina diminui porque a porção líquida do sangue aumenta mais rapidamente do que a massa de glóbulos vermelhos. Isso não significa necessariamente que haja falta de glóbulos vermelhos; significa apenas que o sangue está mais diluído. Essa hemodiluição fisiológica é uma das características adaptativas normais da gravidez.

O problema torna-se ainda mais complexo quando os laboratórios utilizam intervalos de referência inadequados. Muitos laboratórios em todo o mundo ainda aplicam intervalos de referência desenvolvidos para mulheres não grávidas às pacientes gestantes, apesar das profundas alterações fisiológicas que ocorrem durante a gestação. Essa prática continua sendo surpreendentemente comum em nível internacional. No entanto, a gravidez altera não apenas a concentração de hemoglobina, mas também a ferritina, as proteínas séricas, a albumina, a creatinina, os lipídios, o metabolismo da glicose, os marcadores inflamatórios, os hormônios, os parâmetros de coagulação e numerosos outros valores laboratoriais.

Em outras palavras, **a gravidez modifica todo o panorama bioquímico do organismo.**

Comparar diretamente os resultados laboratoriais de uma mulher grávida com os de uma mulher não grávida pode, portanto, levar a conclusões equivocadas. Um valor que parece "anormal" fora da gravidez pode refletir uma adaptação fisiológica normal durante a gestação.

Embora várias organizações internacionais e grupos de pesquisa tenham tentado estabelecer intervalos de referência específicos para cada trimestre, ainda existe uma variação substancial entre laboratórios, populações, países e diretrizes clínicas. E essas diferenças podem ser impressionantes.

Isso cria um dos principais dilemas da obstetrícia moderna: como os médicos podem distinguir a adaptação fisiológica da verdadeira patologia?

A resposta raramente é encontrada em um único número laboratorial. A anemia gestacional fisiológica geralmente se desenvolve gradualmente à medida que a gravidez progride e frequentemente acompanha a expansão normal do volume plasmático. Em muitas mulheres saudáveis, reduções leves da hemoglobina ocorrem sem evidência de fadiga grave, comprometimento do transporte de oxigênio, deterioração clínica progressiva ou perturbação significativa do funcionamento diário. Outros marcadores laboratoriais podem permanecer relativamente estáveis, e o desenvolvimento fetal prossegue normalmente.

A verdadeira anemia patológica, no entanto, pode apresentar-se de forma diferente. A queda da hemoglobina pode tornar-se mais pronunciada ou progressiva, os marcadores relacionados ao ferro podem demonstrar evidências de depleção, os sintomas podem adquirir relevância clínica, e podem estar presentes condições subjacentes, como deficiência nutricional, inflamação crônica, doença gastrointestinal, distúrbios hemorrágicos, infecção ou hemoglobinopatias. O mais importante é que a interpretação sempre depende do contexto.

A fisiologia da gravidez não elimina a possibilidade de uma deficiência real de ferro ou de uma anemia clinicamente importante. Mas também não significa que toda redução da concentração de hemoglobina represente automaticamente uma doença. O desafio consiste em aprender a distinguir a fisiologia adaptativa da disfunção patológica, em vez de tratar todos os desvios laboratoriais como se fossem idênticos.

Por que a interpretação da ferritina se torna difícil durante a gravidez

A literatura científica recente começou a reconhecer algo que muitos clínicos já percebiam discretamente há anos: o metabolismo do ferro durante a gravidez é muito mais complexo do que os modelos simplificados mais antigos sugeriam.

Durante décadas, a anemia na gravidez foi definida principalmente por limites numéricos de hemoglobina e valores de corte de ferritina que gradualmente passaram a ser aceitos como padrões universais. No entanto, pesquisas mais recentes questionam cada vez mais se essas definições laboratoriais fixas refletem adequadamente a realidade da fisiologia materna.

Os estudos modernos enfatizam que a gravidez não é simplesmente um estado de perda ou deficiência de ferro. Trata-se de uma adaptação metabólica altamente dinâmica, envolvendo expansão do volume plasmático, redistribuição do ferro, supressão da hepcidina, alterações na sinalização inflamatória, transferência placentária de ferro e recalibração contínua da troca de nutrientes entre mãe e feto. À medida que esses sistemas se modificam ao longo da gestação, os marcadores laboratoriais podem sofrer mudanças substanciais, mesmo em gestações saudáveis.

Revisões recentes reconhecem cada vez mais que a concentração de hemoglobina, isoladamente, não consegue responder a uma das questões clínicas mais importantes: onde termina a adaptação fisiológica normal e começa a verdadeira anemia patológica. A hemoglobina reflete a concentração dentro do volume sanguíneo circulante, e não a capacidade total de transporte de oxigênio, a oxigenação dos tecidos ou a disponibilidade funcional de ferro. À medida que o volume plasmático aumenta durante a gravidez, a hemoglobina naturalmente diminui, mesmo quando a produção sanguínea materna aumenta de forma apropriada. Alguns pesquisadores sugerem atualmente que a anemia gestacional leve pode representar, em parte, uma adaptação cardiovascular benéfica, melhorando a perfusão placentária por meio da redução da viscosidade sanguínea.

A interpretação da ferritina durante a gravidez tornou-se cada vez mais controversa porque ainda não existem intervalos de referência verdadeiramente padronizados e específicos para a gestação. Esse problema não se aplica apenas à gravidez como um todo, mas também aos diferentes trimestres, durante os quais o metabolismo do ferro sofre alterações substanciais à medida que a gestação avança.

Diferentes laboratórios, países, organizações profissionais e diretrizes clínicas continuam a utilizar diferentes valores de corte de ferritina para gestantes, frequentemente com um grau surpreendentemente baixo de concordância. Algumas recomendações definem deficiência de ferro como níveis de ferritina abaixo de 15 ng/mL; outras estabelecem o limite em 30 ng/mL; enquanto alguns especialistas defendem valores ainda mais elevados para populações selecionadas. No entanto, apesar da aparente precisão desses limites numéricos, a fisiologia subjacente permanece muito mais complexa do que os relatórios laboratoriais sugerem.

Um dos principais problemas é que a ferritina não se comporta de maneira consistente durante a gravidez. Em muitas mulheres saudáveis, os níveis de ferritina diminuem naturalmente à medida que a gestação progride, em parte porque o ferro é progressivamente redirecionado para o desenvolvimento placentário e fetal. Ao mesmo tempo, a ferritina continua sendo uma proteína inflamatória. Seus níveis podem aumentar em resposta à obesidade, infecção, inflamação, disfunção metabólica ou ativação imunológica — condições que podem coexistir durante a gravidez.

Como resultado, o mesmo valor de ferritina pode refletir estados fisiológicos muito diferentes em mulheres diferentes, ou até mesmo na mesma mulher em diferentes fases da gestação. Em algumas pacientes, a ferritina pode subestimar uma restrição de ferro clinicamente importante, enquanto, em outras, pode superestimar a suficiência de ferro.

Isso cria um grande desafio interpretativo. A medicina frequentemente trata os valores de corte da ferritina durante a gravidez como se representassem limites biológicos precisos entre saúde e doença. Na realidade, **esses limites continuam sendo aproximações construídas sobre evidências incompletas e em constante evolução.**

Pesquisas recentes reconhecem cada vez mais que muitos dos valores tradicionais de ferritina foram originalmente desenvolvidos principalmente para identificar anemia ferropriva manifesta, e não para definir o estado fisiológico ideal do ferro durante a gravidez. Em outras palavras, a obstetrícia moderna pode ainda estar se apoiando em critérios laboratoriais simplificados que nunca foram concebidos para captar toda a complexidade da adaptação materna, das necessidades fetais, da inflamação e das mudanças na fisiologia do ferro ao longo da gestação.

Mesmo hoje, **não existem padrões universais de referência para ferritina específicos para cada trimestre que levem adequadamente em conta as alterações fisiológicas dinâmicas da gravidez.**

A verdadeira depleção de ferro existe, sem dúvida, e às vezes requer tratamento. No entanto, a literatura mais recente questiona cada vez mais a suposição de que toda redução da hemoglobina ou da ferritina represente automaticamente uma deficiência patológica que exija correção agressiva.

Mas, apesar de décadas de rastreamento rotineiro, a medicina ainda não compreende completamente onde exatamente se encontra esse limite.

Estratégias Diagnósticas Além da Ferritina Durante a Gravidez

Diagnosticar uma anemia verdadeiramente patológica durante a gravidez nem sempre é fácil. Na verdade, pode ser surpreendentemente difícil até mesmo para médicos experientes. A gravidez altera o volume sanguíneo, a distribuição do ferro, o metabolismo e muitos valores laboratoriais.

Um bom clínico diagnostica a anemia patológica na gravidez da mesma forma que a boa medicina sempre funcionou: não perseguindo um único número laboratorial, mas compreendendo o quadro como um todo.

A primeira pergunta não é: "Qual é a ferritina?" A primeira pergunta é:

"Esta mulher realmente apresenta um processo patológico que esteja afetando a produção de sangue ou o transporte de oxigênio?"

Essa pergunta, por si só, modifica imediatamente toda a abordagem diagnóstica.

O processo diagnóstico geralmente começa pela história clínica. A anemia já estava presente antes da gravidez? A mulher apresentava sangramento menstrual intenso há anos? Existe histórico de doença gastrointestinal, má nutrição, doenças autoimunes, doença renal, hemorragia pós-parto anterior, cirurgia bariátrica ou fadiga crônica? Há histórico familiar de doenças hematológicas hereditárias, como talassemia ou doença falciforme?

A própria gravidez não causa todos os casos de anemia. Às vezes, a gravidez apenas revela um problema que já existia muito antes da concepção.

Em seguida, vem o hemograma completo — mas não apenas o valor da hemoglobina. Um bom clínico analisa todo o quadro hematológico.

Os próprios glóbulos vermelhos carregam informações importantes. O seu tamanho importa. A sua cor importa. A sua forma importa. Glóbulos vermelhos pequenos e pálidos frequentemente sugerem comprometimento da produção de hemoglobina, uma característica comumente observada em distúrbios relacionados ao ferro. Glóbulos vermelhos muito grandes podem sugerir deficiência de folato ou vitamina B12. Células de formato irregular, células danificadas, fragmentadas, em alvo ou excessivamente frágeis podem indicar doenças hereditárias, hemólise, doenças da medula óssea ou outros processos patológicos não relacionados a uma simples deficiência de ferro.

Esse exame da aparência das células sanguíneas ao microscópio é chamado de **morfologia sanguínea**. Muito antes da existência dos modernos painéis de ferro, os hematologistas diagnosticavam muitas doenças hematológicas estudando a aparência das células do sangue.

Outra pista importante vem dos reticulócitos. Os reticulócitos são glóbulos vermelhos muito jovens, recém-liberados pela medula óssea. Eles ajudam os médicos a determinar se o organismo está compensando ativamente a anemia.

Se os níveis de reticulócitos estiverem elevados, o organismo pode estar respondendo adequadamente à perda de sangue ou à destruição dos glóbulos vermelhos. Se a produção de reticulócitos permanecer inesperadamente baixa apesar da presença de anemia, isso sugere que a medula óssea não está produzindo células sanguíneas adequadamente — um problema diagnóstico completamente diferente.

É por isso que médicos experientes raramente interpretam a hemoglobina isoladamente. O mesmo nível de hemoglobina pode refletir situações fisiológicas completamente diferentes em mulheres diferentes. Em uma paciente, um valor mais baixo de hemoglobina pode refletir a expansão normal do volume plasmático durante a gravidez. Em outra, pode refletir uma verdadeira deficiência de ferro desenvolvida ao longo de muitos meses ou anos. Em alguns casos, doenças hematológicas hereditárias, como a talassemia, tornam-se aparentes pela primeira vez durante a gravidez. Em outros, a anemia pode resultar de aumento da destruição dos glóbulos vermelhos, doença crônica, deficiências nutricionais ou da ação simultânea de vários mecanismos sobrepostos. Um único número laboratorial, isoladamente, não consegue distinguir entre essas condições.

Pesquisas recentes apoiam cada vez mais uma abordagem baseada no reconhecimento de padrões, em vez da dependência de um único biomarcador "ideal". O médico deve começar pela história clínica da mulher, hemogramas anteriores, histórico menstrual, nutrição, antecedentes familiares, riscos étnicos para anemias hereditárias, gestações anteriores, histórico de sangramentos, doenças gastrointestinais, cirurgias e sintomas. Em seguida, o próprio hemograma deve ser analisado cuidadosamente: não apenas a hemoglobina, mas também o tamanho dos glóbulos vermelhos, sua coloração, a variação de tamanho, a resposta reticulocitária e a presença de formas celulares anormais.

As pesquisas mais recentes sobre a hepcidina são particularmente interessantes porque podem ajudar a revelar como o organismo regula a absorção e a liberação do ferro durante a gravidez. No entanto, esse exame ainda não está suficientemente padronizado para uso clínico rotineiro. O receptor solúvel da transferrina pode ajudar a identificar o aumento da demanda celular por ferro, especialmente quando a interpretação da ferritina se torna difícil, embora ainda existam poucos intervalos de referência específicos para a gravidez. A saturação da transferrina (TSAT) pode ajudar a estimar a disponibilidade de ferro circulante, mas ela é influenciada pelo momento da coleta, pelas flutuações diárias do ferro sérico e pela metodologia laboratorial utilizada.

Portanto, a resposta mais honesta é a seguinte: **os novos dados ajudam, mas não simplificam o problema.** Eles reforçam que a anemia patológica na gravidez deve ser diagnosticada pela combinação da história clínica, dos parâmetros hematológicos, da resposta reticulocitária, dos marcadores de ferro e do contexto gestacional — e não tratando a ferritina ou a hemoglobina como se fossem o próprio diagnóstico.

É por isso que o diagnóstico da anemia patológica durante a gravidez frequentemente se torna um processo de reconhecimento de padrões, e não uma simples interpretação baseada em valores de corte.

A cultura da prescrição rotineira de ferro durante a gravidez

Na obstetrícia moderna, a suplementação de ferro tornou-se quase automática. Em muitas clínicas, a própria gravidez é tratada como motivo suficiente para prescrever ferro, às vezes até antes que uma avaliação cuidadosa da anemia tenha sido concluída. Um nível ligeiramente mais baixo de hemoglobina, um resultado de ferritina sinalizado pelo laboratório ou simplesmente a rotina dos cuidados pré-natais podem desencadear a suplementação quase de forma reflexa.

Essa abordagem é historicamente compreensível. A deficiência grave de ferro já representou um importante problema de saúde materna em nível global, particularmente em populações afetadas por desnutrição, gestações repetidas, doenças parasitárias e acesso limitado aos cuidados pré-natais. Com o tempo, a suplementação de ferro tornou-se profundamente integrada ao manejo rotineiro da gravidez e gradualmente evoluiu para uma prática padrão em muitos países.

Mas prática rotineira e medicina individualizada nem sempre são a mesma coisa. Muitas gestantes recebem ferro simplesmente porque "gestantes devem tomar ferro". Na realidade, algumas mulheres realmente se beneficiam da suplementação, enquanto outras apresentam pouca ou nenhuma melhora, apesar de meses de tratamento. Algumas interrompem completamente a terapia porque não conseguem tolerar os efeitos colaterais. Outras continuam tomando suplementos sem que ninguém reavalie se o tratamento está realmente funcionando.

Um dos principais problemas práticos é que a suplementação oral de ferro frequentemente funciona muito menos eficazmente na vida real do que parece no papel.

A própria gravidez cria obstáculos. Náuseas, vômitos, refluxo, constipação, desconforto abdominal, aversões alimentares, alterações digestivas e sensibilidade gastrointestinal já são comuns durante a gestação. Os comprimidos de ferro frequentemente agravam esses sintomas. Muitas mulheres reduzem discretamente a dose, pulam comprimidos ou interrompem completamente o tratamento sem informar o médico, porque a medicação as faz sentir-se pior.

A absorção é outro problema. Engolir ferro não significa que o organismo o absorverá ou utilizará de forma eficiente. Algumas mulheres absorvem mal o ferro oral, apesar de receberem doses aparentemente adequadas. Outras podem tomar ferro juntamente com suplementos de cálcio, antiácidos, chá, café ou alimentos que reduzem significativamente sua absorção. O momento da administração também importa, mas muitas pacientes recebem poucas orientações práticas sobre como realmente tomar o ferro.

Até mesmo os próprios suplementos variam enormemente. Diferentes formulações contêm diferentes sais de ferro, diferentes quantidades de ferro elementar, diferentes mecanismos de liberação e diferentes perfis de tolerabilidade. No entanto, o controle de qualidade e a padronização dos suplementos vendidos sem prescrição em todo o mundo estão longe de ser ideais. O marketing frequentemente simplifica excessivamente a terapia com ferro, transformando-a em uma promessa genérica de "mais energia", enquanto a resposta fisiológica real permanece muito mais variável e individualizada.

Outra questão importante é a expectativa. A fadiga durante a gravidez tem muitas causas. Adaptações hormonais, distúrbios do sono, alterações cardiovasculares, estresse emocional, demandas metabólicas, doenças da tireoide, deficiências nutricionais, ansiedade e a própria adaptação fisiológica normal da gravidez contribuem para a exaustão durante a gestação. Os suplementos de ferro não podem corrigir todas as causas de fadiga simplesmente porque a fadiga existe.

Essa é uma das razões pelas quais muitas mulheres ficam decepcionadas com o tratamento. Elas são informadas de que estão cansadas por causa do ferro, recebem comprimidos e, depois, acabam sendo responsabilizadas por "falta de adesão" quando não apresentam uma melhora dramática.

Ao mesmo tempo, a obstetrícia moderna também tem observado uma tendência crescente ao uso da terapia intravenosa com ferro. Em alguns contextos, o ferro intravenoso está sendo prescrito cada vez mais para alterações laboratoriais relativamente modestas, incluindo ferritina discretamente baixa ou reduções moderadas da hemoglobina, às vezes com investigação surpreendentemente limitada para determinar se uma verdadeira deficiência patológica de ferro está realmente presente.

O ferro intravenoso, sem dúvida, desempenha um papel médico importante. Deficiência grave de ferro, anemia significativa, distúrbios de má absorção, intolerância ao ferro oral, perda contínua de sangue ou necessidade urgente de correção rápida podem justificar o tratamento intravenoso. Em pacientes cuidadosamente selecionadas, o ferro intravenoso pode ser altamente eficaz.

No entanto, a expansão do uso do ferro intravenoso também passou a fazer parte de uma tendência médica mais ampla em direção à normalização rápida dos exames laboratoriais. Corrigir rapidamente os níveis de ferritina pode criar a impressão de um tratamento eficiente, mas a normalização de um valor laboratorial nem sempre equivale à correção do problema fisiológico subjacente. E a terapia intravenosa não é um tratamento trivial.

Embora as formulações modernas de ferro intravenoso sejam geralmente mais seguras do que as preparações antigas, elas ainda apresentam riscos: reações infusionais, reações de hipersensibilidade, estresse oxidativo, sobrecarga de ferro em indivíduos suscetíveis, aumento dos custos e medicalização de mulheres que podem estar simplesmente vivenciando adaptações fisiológicas normais da gravidez, e não uma deficiência patológica grave.

É por isso que clínicos criteriosos não prescrevem automaticamente ferro apenas porque uma gestante está cansada ou porque um relatório laboratorial destacou um número em vermelho.

A suplementação de ferro pode ser extremamente importante quando existe uma deficiência verdadeira. Mas a boa medicina exige mais do que seguir tendências, protocolos ou alertas laboratoriais. Ela exige compreender quais mulheres provavelmente se beneficiarão, quais têm pouca probabilidade de responder ao tratamento e quais podem acabar recebendo uma terapia de que nunca realmente precisaram.

Uma discussão mais detalhada sobre as formulações de ferro oral, o ferro intravenoso, as estratégias de dosagem, a fisiologia da absorção e as controvérsias relacionadas à suplementação será apresentada nos próximos capítulos.

Capítulo 10: Ferro e saúde da mulher

Menstruação: entre a biologia e o mito

É hora de falar sobre a menstruação, pois ela continua cercada por um número impressionante de mitos e equívocos. Até mesmo a palavra "menstruação" tornou-se envolvida em debates mais amplos sobre linguagem e correção política. Em alguns círculos, as pessoas hesitam em falar abertamente sobre mulheres e homens como categorias biológicas por receio de críticas daqueles que entendem sexo e gênero de maneira diferente. Como médica, considero preocupante quando discussões científicas e médicas se tornam desnecessariamente complicadas por terminologias que obscurecem a realidade biológica.

Por exemplo, algumas publicações agora se referem às mulheres como "pessoas que menstruam" e aos homens como "pessoas que não menstruam". No entanto, essa terminologia cria seus próprios problemas. Meninas antes da puberdade não menstruam. Mulheres após a menopausa não menstruam. Mulheres grávidas e muitas mães que amamentam não menstruam. Como, então, esses grupos devem ser descritos?

Deixando de lado os debates terminológicos, discutiremos a menstruação como um processo biológico exclusivamente feminino — um fenômeno que acompanha as mulheres ao longo de toda a história humana.

As atitudes em relação à menstruação mudaram dramaticamente ao longo do último século, em grande parte devido ao desenvolvimento de produtos modernos de higiene, como absorventes e tampões, que permitiram às mulheres participar plenamente da educação, do trabalho, dos esportes e da vida pública, independentemente da fase do ciclo menstrual. Os avanços da ciência e da medicina também ampliaram enormemente nossa compreensão sobre como a menstruação ocorre e como o ciclo menstrual é regulado. No entanto, inúmeros mitos sobre a menstruação continuam a persistir em diferentes sociedades e culturas.

Historicamente, as atitudes em relação à menstruação variaram enormemente. Algumas culturas viam a menstruação como um sinal positivo de fertilidade, saúde e feminilidade, enquanto outras a encaravam com medo, suspeita ou até repulsa. Como o próprio sangue era frequentemente considerado portador de poderes místicos ou sobrenaturais, o sangramento menstrual era muitas vezes interpretado por meio de crenças religiosas, espirituais ou mágicas.

Em muitas sociedades, a menstruação era acompanhada por rituais, cerimônias, danças e tradições culturais. Em determinadas comunidades africanas, as meninas passavam por uma preparação especial antes da primeira menstruação, recebendo educação sobre sexualidade, reprodução, gravidez e responsabilidades da vida adulta. Em algumas culturas, a menstruação era considerada tão importante que também eram realizados rituais simbólicos envolvendo homens, ressaltando a importância da fertilidade e da reprodução para a comunidade.

O folclore europeu também atribuía poderes especiais ao sangue menstrual. Ao longo da história, o sangue menstrual apareceu na medicina popular, na magia amorosa, em rituais de fertilidade e em diversas superstições. Algumas pessoas acreditavam que ele possuía propriedades curativas, enquanto outras o consideravam perigoso.

Os autores da Roma Antiga deixaram algumas das descrições mais impressionantes. Plínio, o Velho, por exemplo, escreveu que o sangue menstrual poderia destruir plantações, matar insetos, estragar alimentos e prejudicar os animais. Essas crenças refletiam o conhecimento científico limitado da época, e não qualquer realidade biológica.

Restrições relacionadas à menstruação também surgiram em muitas tradições religiosas. Essas restrições frequentemente se desenvolveram a partir de uma combinação de conceitos ligados à pureza ritual, atitudes culturais em relação ao sangue, costumes sociais e preocupações práticas com a higiene em épocas muito anteriores à existência dos produtos modernos de higiene menstrual. Com o tempo, muitas dessas práticas adquiriram explicações teológicas e passaram a fazer parte das tradições religiosas.

No judaísmo ortodoxo, as mulheres menstruadas tradicionalmente realizam uma imersão ritual em um micvê após o término da menstruação. Historicamente, alguns ramos do cristianismo restringiam a participação das mulheres menstruadas na comunhão ou em determinados ritos religiosos. Restrições semelhantes existiram em diversas religiões ao redor do mundo.

Ainda hoje, alguns grupos religiosos continuam mantendo regras relacionadas à menstruação. Em muitos casos, essas práticas refletem tradições culturais antigas e interpretações históricas, e não o conhecimento científico moderno sobre a fisiologia feminina.

O que talvez seja mais notável é que **a menstruação continua sendo uma das funções biológicas mais normais do corpo feminino**, mas, ao longo da história, frequentemente esteve cercada de mistério, superstição, medo e incompreensão. Embora a ciência tenha explicado amplamente os mecanismos fisiológicos da menstruação, muitos dos mitos culturais associados a ela continuam a sobreviver até os dias atuais.

O que é a menstruação?

A menstruação é um sinal visível de que o sistema reprodutor está funcionando. No entanto, durante essa fase, o organismo está simplesmente eliminando o endométrio (o revestimento interno do útero) que se desenvolveu durante o ciclo anterior e que já não é mais necessário. Ela pode ser considerada uma das fases hormonalmente mais tranquilas da vida reprodutiva da mulher, embora o crescimento folicular continue ocorrendo nos ovários.

Do ponto de vista hormonal, **a menstruação é essencialmente um sangramento por privação hormonal**, semelhante, em princípio, ao sangramento que ocorre durante os intervalos sem hormônios em mulheres que utilizam contraceptivos hormonais. Quando ocorre a concepção, os níveis de progesterona permanecem elevados durante a segunda metade do ciclo menstrual porque o óvulo fertilizado, ao alcançar a cavidade uterina, inicia o processo de implantação. Isso prolonga a vida do corpo lúteo por aproximadamente duas a três semanas, até que a gravidez em desenvolvimento assuma a responsabilidade pela produção de progesterona.

Se a concepção não ocorre — como também acontece em mulheres que não têm atividade sexual ou que utilizam métodos contraceptivos — o corpo lúteo não recebe sinais de um embrião em implantação e gradualmente interrompe sua função. Esse processo não é abrupto, mas ocorre por regressão lenta e atrofia, geralmente ao longo de um período de 5 a 7 dias (aproximadamente do dia 21 ao dia 26–28 do ciclo menstrual).

Nesse momento, os níveis de estrogênio já são relativamente baixos, porque os estrogênios são produzidos principalmente pelas células da granulosa dos folículos em desenvolvimento, e não pelo corpo lúteo. Os níveis de progesterona também diminuem significativamente à medida que o corpo lúteo encolhe, perde sua atividade hormonal e se transforma no corpo albicans, uma pequena estrutura semelhante a uma cicatriz, composta principalmente por tecido conjuntivo.

Como resultado, os níveis hormonais atingem algumas de suas concentrações mais baixas imediatamente antes da menstruação. Essa retirada hormonal desencadeia a degradação e a descamação do endométrio, resultando na menstruação — um sangramento fisiológico por privação hormonal. Embora endocrinologistas reprodutivos e especialistas em fertilidade tenham estudado extensivamente o ciclo menstrual nos níveis celular, genético e molecular, muitos aspectos da fisiologia menstrual ainda permanecem incompletamente compreendidos. Persistem importantes lacunas de conhecimento, e uma compreensão mais completa desses mecanismos poderá, no futuro, proporcionar uma melhor compreensão tanto da menstruação normal quanto do sangramento uterino anormal.

O fato de que o sangramento menstrual pode ser induzido artificialmente por meio da administração e posterior retirada de hormônios reforça fortemente o papel dos hormônios esteroides na regulação do sangramento uterino. Se os níveis de progesterona forem mantidos artificialmente, a menstruação não ocorrerá. Por outro lado, a administração de antagonistas da progesterona, como a mifepristona, durante a fase secretora do ciclo menstrual bloqueia os receptores de progesterona, impedindo que a progesterona exerça seus efeitos sobre o endométrio e desencadeando, assim, o sangramento uterino.

Os ciclos menstruais com duração entre 21 e 35 dias são geralmente considerados normais, com variações naturais de até 7 dias de um ciclo para outro. Isso significa que a menstruação pode começar um pouco mais cedo ou mais tarde do que o esperado sem indicar qualquer anormalidade. Algumas mulheres apresentam naturalmente ciclos ovulatórios com duração de 40 a 42 dias, sem evidência de doença.

Ao longo de um ano, ter pelo menos 8 a 9 ciclos menstruais é geralmente considerado normal, excluindo-se os períodos de gravidez, lactação ou uso de medicamentos que possam suprimir a ovulação.

Embora a menstruação seja frequentemente percebida como o evento central do ciclo menstrual, do ponto de vista biológico ela representa o **fim de um ciclo reprodutivo e o início de outro**. Os processos que determinam se a menstruação ocorrerá começam muito antes do início do sangramento e envolvem interações complexas entre os ovários, os hormônios, o útero e o cérebro.

O que realmente acontece durante a menstruação?

A maioria das pessoas pensa na menstruação simplesmente como sangramento. Na realidade, **a menstruação é um processo biológico complexo que envolve alterações hormonais, degradação tecidual, remodelação vascular, atividade do sistema imunológico e reparo dos tecidos.** O sangramento observado pelas mulheres é apenas a parte visível de um processo muito mais amplo que ocorre dentro do útero.

Para compreender a menstruação, é importante reconhecer que ela não começa quando o sangramento se inicia. Os eventos que acabam levando à menstruação começam muito antes no ciclo menstrual, imediatamente após a ovulação.

O corpo lúteo produz progesterona, o hormônio que prepara o revestimento uterino para a possível implantação de um óvulo fertilizado. Sob a influência da progesterona, o endométrio sofre profundas alterações estruturais e funcionais.

Uma das alterações mais importantes é a **decidualização**. A decidualização é uma transformação especializada das células estromais do endométrio em células deciduais. Esse processo prepara o útero para a possível chegada de um embrião e para o estabelecimento da gravidez. **O tecido decidual desempenha um papel crítico na implantação e ajuda a regular a interação entre os tecidos maternos e o embrião em desenvolvimento**.

Em muitos mamíferos, o tecido decidual surge apenas após o início da gravidez. Nas espécies que menstruam, incluindo os seres humanos, as alterações deciduais ocorrem espontaneamente após a ovulação, mesmo na ausência de concepção. Essa distinção representa uma das principais diferenças biológicas entre espécies que menstruam e espécies que não menstruam.

Durante a decidualização, o endométrio torna-se altamente especializado. A formação de vasos sanguíneos aumenta significativamente por meio de um processo conhecido como angiogênese. Grandes quantidades de células imunológicas, particularmente células natural killer uterinas, acumulam-se no endométrio. As células estromais do endométrio diferenciam-se em células deciduais, criando um ambiente favorável à implantação e ao início da gravidez.

A finalidade exata da decidualização ainda é objeto de investigação científica. Por um lado, o tecido decidual parece facilitar a implantação ao criar condições favoráveis para a fixação do embrião e o desenvolvimento da placenta. Por outro lado, ele também atua como uma barreira protetora, limitando a invasão excessiva dos tecidos maternos pelo trofoblasto, a camada externa de células que posteriormente formará grande parte da placenta.

Esse papel protetor torna-se particularmente evidente nos casos em que o endométrio foi previamente danificado. Mulheres com cicatrizes uterinas decorrentes de cesarianas, cirurgias uterinas, aderências intrauterinas ou procedimentos repetidos no endométrio podem apresentar alterações na decidualização. Essas alterações estão associadas a um risco aumentado de implantação placentária anormal, incluindo a placenta acreta, na qual a placenta invade a parede uterina mais profundamente do que o normal.

Assim, a decidualização parece desempenhar duas funções complementares: preparar o útero para a implantação e, ao mesmo tempo, proteger os tecidos maternos contra a invasão placentária excessiva. Em vez de representar uma única função, é provável que ela constitua uma integração de ambas.

Ao contrário de muitos processos fisiológicos que podem ser facilmente revertidos, a decidualização é geralmente considerada um processo de diferenciação terminal. **Uma vez que o endométrio tenha passado por essas alterações, ele não pode simplesmente retornar ao seu estado anterior**. Se a fertilização e a implantação não ocorrerem, o endométrio decidualizado deve, em última análise, ser removido e substituído por um novo tecido. Essa necessidade está no centro do processo da menstruação.

Quando a gravidez não ocorre, os mediadores inflamatórios aumentam, os vasos sanguíneos tornam-se instáveis, as células endometriais entram em morte celular programada e partes da camada funcional do endométrio começam a se degradar.

A menstruação, portanto, não é simplesmente a perda de sangue. **Ela envolve principalmente a eliminação de um tecido altamente especializado, criado em antecipação à gravidez, mas que já não é mais necessário.**

O processo de descamação do endométrio é extraordinariamente complexo. Ele não ocorre simultaneamente em todo o útero. Em vez disso, a degradação começa em múltiplas áreas microscópicas e se espalha gradualmente ao longo de vários dias. Enquanto algumas partes do endométrio estão sendo destruídas e eliminadas, outras já iniciam o processo de reparo. Em outras palavras, destruição e regeneração ocorrem simultaneamente.

Estudos de microscopia eletrônica do endométrio demonstraram que pequenas áreas de degradação tecidual podem ser detectadas próximo ao final de um ciclo menstrual normal, mesmo antes do início do sangramento visível. À medida que as células endometriais morrem e se desprendem, os vasos sanguíneos que irrigam esses tecidos também se rompem. No entanto, exatamente ao mesmo tempo, regiões vizinhas do útero ativam mecanismos de reparo e começam a formar novos vasos sanguíneos.

Essa sobreposição contínua entre destruição e regeneração dos tecidos torna a menstruação muito mais dinâmica do que a maioria das pessoas imagina. Isso também ajuda a explicar por que os cientistas ainda não compreendem completamente todos os aspectos do processo menstrual, apesar de décadas de intensa pesquisa.

Uma das características mais notáveis da menstruação é que o endométrio em descamação cria, essencialmente, uma ferida temporária dentro do útero. Em circunstâncias normais, as feridas cicatrizam formando tecido cicatricial. No entanto, o endométrio possui uma capacidade regenerativa única. Mês após mês, ano após ano, o revestimento endometrial é eliminado e reconstruído sem deixar cicatrizes permanentes.

Quando o sangramento menstrual termina, o processo de reparo já está em pleno andamento. Um novo endométrio começa a se formar, preparando-se novamente para a possibilidade de ovulação, implantação e gravidez no ciclo seguinte.

A menstruação é, portanto, um processo altamente coordenado de preparação, transformação, degradação, eliminação e regeneração — um ciclo biológico que reflete a extraordinária capacidade de adaptação do sistema reprodutor feminino.

Embora as manifestações visíveis da menstruação possam parecer simples, os eventos biológicos que desencadeiam a descamação menstrual ocorrem em fases distintas. Grande parte do nosso conhecimento sobre esses mecanismos provém de estudos realizados em mulheres e em modelos animais, particularmente em macacos-rhesus, cujos ciclos menstruais se assemelham muito aos dos seres humanos. Os macacos-rhesus apresentam ciclos menstruais com duração média de aproximadamente 28 dias, uma estrutura uterina notavelmente semelhante à das mulheres e uma regulação hormonal que reproduz de perto o sistema reprodutivo humano.

Estudos realizados nesses animais demonstraram que a menstruação começa após a retirada da progesterona e progride por meio de duas fases biologicamente distintas.

A primeira fase inicia-se imediatamente após os níveis de progesterona começarem a cair. Durante aproximadamente as primeiras 24 horas após a retirada da progesterona, o processo permanece parcialmente reversível. Estudos experimentais demonstraram que a restauração da progesterona durante esse período inicial pode interromper muitas das alterações moleculares e celulares associadas à menstruação e impedir a descamação menstrual.

Essa observação destaca o papel central da progesterona na manutenção da integridade do endométrio. Enquanto houver progesterona suficiente, o endométrio permanece estável. Quando esse suporte hormonal é perdido, o equilíbrio cuidadosamente mantido no revestimento uterino começa a colapsar.

A segunda fase geralmente se desenvolve cerca de 36 horas após a retirada da progesterona. Nesse momento, o processo torna-se irreversível. Os sinais moleculares responsáveis pela degradação dos tecidos já foram ativados, as vias inflamatórias estão plenamente envolvidas, os vasos sanguíneos tornam-se instáveis e grandes áreas da camada funcional do endométrio estão comprometidas com a descamação. A restauração da progesterona nessa fase já não consegue impedir a menstruação.

As evidências sugerem que a menstruação nas mulheres segue um padrão semelhante. Embora o tempo exato possa variar entre indivíduos, parece existir um ponto a partir do qual o processo de descamação não pode mais ser interrompido, independentemente da intervenção hormonal.

Compreender essas fases é particularmente importante nas mulheres que apresentam sangramento menstrual excessivo ou prolongado. Os médicos frequentemente se deparam com questões práticas: por que o sangramento se torna excessivo em algumas mulheres? Por que ele dura mais tempo do que o esperado? Em que ponto o processo fisiológico normal deixou de funcionar adequadamente? O problema ocorre nas próprias células endometriais, nos vasos sanguíneos, no sistema imunológico ou nos complexos sinais moleculares que coordenam a descamação menstrual? Essas questões continuam sendo objeto de intensa investigação científica.

A menstruação já foi considerada principalmente uma simples consequência da queda dos níveis hormonais. Hoje, ela é reconhecida como **um evento inflamatório altamente coordenado, envolvendo centenas de genes, moléculas sinalizadoras, enzimas, fatores de crescimento e células imunológicas**. A retirada da progesterona desencadeia uma cascata de reações bioquímicas que, em última análise, leva à destruição controlada da camada funcional do endométrio.

Entre os participantes mais importantes desse processo estão as **metaloproteinases da matriz**. Essas enzimas degradam a matriz extracelular que fornece suporte estrutural ao tecido endometrial. Sob a influência da progesterona, sua atividade é rigidamente suprimida. Quando os níveis de progesterona diminuem, essa supressão é removida, permitindo que essas enzimas participem da degradação tecidual.

Ao mesmo tempo, as células imunológicas presentes no endométrio tornam-se ativadas. Numerosos mediadores inflamatórios, incluindo citocinas, quimiocinas e prostaglandinas, são liberados. O fluxo sanguíneo no endométrio sofre mudanças significativas. As artérias espiraladas passam por episódios repetidos de constrição e relaxamento, criando áreas localizadas de privação temporária de oxigênio. Essas alterações contribuem para a lesão tecidual e promovem a descamação. No entanto, a destruição representa apenas uma parte da história.

Essa extraordinária capacidade regenerativa distingue o endométrio da maioria dos tecidos do corpo humano. Poucos órgãos conseguem passar por ciclos repetidos de crescimento, diferenciação, destruição e reconstrução centenas de vezes ao longo da vida reprodutiva de uma mulher sem desenvolver tecido cicatricial significativo.

Ao contrário da percepção popular, **a menstruação não equivale a uma hemorragia aberta**. O organismo possui numerosos mecanismos que limitam a perda de sangue enquanto permitem a descamação tecidual. Os vasos sanguíneos se contraem, os mecanismos de reparo são rapidamente ativados e os sistemas de dissolução de coágulos atuam simultaneamente aos sistemas de formação de coágulos. Esses processos ajudam a garantir que o sangramento menstrual permaneça controlado, apesar da extensa remodelação que ocorre no revestimento uterino.

Antes de examinarmos essas questões, porém, é necessário compreender um aspecto ainda mais fundamental: o que a menstruação representa do ponto de vista evolutivo. Por que os seres humanos menstruam, enquanto a maioria dos mamíferos não? Quais vantagens evolutivas, se é que existem, a menstruação oferece? E por que essa estratégia reprodutiva incomum evoluiu em apenas um pequeno número de espécies?

Para responder a essas perguntas, precisamos primeiro dar um passo atrás e examinar a própria evolução da gravidez.

Por que as mulheres menstruam?

Se a menstruação fosse essencial para a reprodução, poderíamos esperar que ela fosse comum em todo o reino animal. Surpreendentemente, ocorre exatamente o contrário. Mais de 98% das espécies de mamíferos não menstruam.

Embora a menstruação seja frequentemente considerada uma característica definidora da reprodução feminina, **a verdadeira menstruação é, na realidade, um dos fenômenos reprodutivos mais raros encontrados na natureza.** Entre os milhares de espécies de mamíferos existentes atualmente, apenas um número muito pequeno é conhecido por apresentar menstruação verdadeira. Entre elas estão os seres humanos, outros primatas superiores, várias espécies de morcegos, os musaranhos-elefante e algumas poucas outras espécies. A maioria dos mamíferos se reproduz com sucesso ao longo da vida sem jamais apresentar algo semelhante à menstruação humana.

Essa distinção é importante porque nem todo sangramento reprodutivo é menstruação. Por exemplo, muitas pessoas acreditam que as cadelas menstruam. Elas não menstruam. As fêmeas dos cães podem apresentar secreção vaginal sanguinolenta durante seu ciclo reprodutivo. No entanto, esse sangramento se origina principalmente de alterações no trato reprodutivo e não da descamação do endométrio após a retirada da progesterona. Em outras palavras, não se trata de verdadeira menstruação.

A verdadeira menstruação envolve três características fundamentais. Primeiro, o endométrio sofre decidualização espontânea após a ovulação. Segundo, se a gravidez não ocorre, os níveis de progesterona diminuem e desencadeiam a degradação desse tecido especializado. Terceiro, o endométrio decidualizado é eliminado do útero e expulso do organismo. A maioria dos mamíferos não segue esse padrão.

Na maior parte das espécies de mamíferos, a ovulação ocorre normalmente, e o útero se prepara para uma possível gravidez. No entanto, se a concepção não ocorre, grande parte do tecido endometrial é reabsorvida em vez de ser eliminada. Pouco ou nenhum sangramento externo ocorre. O ciclo reprodutivo continua sem menstruação.

A pergunta óbvia, portanto, é: por que a menstruação evoluiu em um pequeno número de espécies, enquanto a maioria dos mamíferos se reproduz perfeitamente bem sem ela? Para responder a essa questão, devemos primeiro examinar a própria evolução da gravidez.

Entre todos os animais, os mamíferos são únicos por carregarem seus descendentes dentro do corpo materno desde a concepção até o nascimento. Os marsupiais (como cangurus, coalas e outros) representam uma exceção parcial. Seus filhotes se desenvolvem dentro do corpo da mãe, nascem em um estágio muito precoce e continuam seu desenvolvimento em uma bolsa especializada. No entanto, todos os mamíferos placentários carregam seus descendentes dentro do útero durante uma parte substancial do desenvolvimento.

Essa transição evolutiva da reprodução externa para a gestação interna alterou fundamentalmente a relação entre mãe e descendente.

Nas espécies ovíparas, o desenvolvimento embrionário ocorre em grande parte fora do corpo materno. **Nos mamíferos placentários, porém, o embrião em desenvolvimento depende diretamente dos tecidos maternos, do suprimento sanguíneo materno e dos nutrientes maternos**. A gravidez, portanto, cria uma relação biológica única, na qual os interesses da mãe e os interesses do embrião em desenvolvimento estão intimamente conectados, mas nem sempre são idênticos.

Os biólogos evolutivos frequentemente se referem a esse fenômeno como **conflito materno-fetal**. O termo não implica hostilidade entre mãe e filho. Em vez disso, reflete a realidade de que o embrião em desenvolvimento é geneticamente distinto da mãe. Embora o feto contenha aproximadamente 50% do DNA materno, o restante do material genético é de origem paterna. Como resultado, o feto e a placenta podem, em determinadas circunstâncias, favorecer a obtenção de mais recursos do que o organismo materno idealmente alocaria.

A própria placenta ilustra essa relação. Embora funcione como a linha vital da gravidez, ela deriva principalmente dos tecidos fetais e, portanto, é biologicamente distinta da mãe. Para estabelecer uma gravidez bem-sucedida, as células placentárias precisam invadir o revestimento uterino e obter acesso aos vasos sanguíneos maternos. Essa invasão é essencial para o crescimento e a sobrevivência fetal. No entanto, do ponto de vista materno, uma invasão excessiva pode ser perigosa.

À medida que a placentação se tornou progressivamente mais invasiva durante a evolução dos mamíferos, especialmente entre os primatas superiores, evoluíram mecanismos para regular e controlar essa interação. Um dos mais importantes desses mecanismos é a decidualização.

Nas espécies que não menstruam, a decidualização geralmente ocorre apenas após o início da gravidez. Nas espécies que menstruam, incluindo os seres humanos, a decidualização ocorre espontaneamente após a ovulação, independentemente de ocorrer concepção.

Essa explicação constitui a base de uma das teorias modernas mais amplamente aceitas sobre a evolução da menstruação. De acordo com essa hipótese, **a menstruação não é uma adaptação em si, mas sim uma consequência da decidualização espontânea**. Em outras palavras, a menstruação pode representar o preço pago por uma estratégia reprodutiva que evoluiu para administrar a interação cada vez mais complexa entre mãe e embrião.

Os cientistas continuam debatendo as razões evolutivas exatas da menstruação. Diversas teorias concorrentes foram propostas, incluindo **proteção contra infecções, conservação de energia, regulação da implantação e gerenciamento do conflito materno-fetal.** Nenhuma delas explica completamente todos os padrões observados, e a menstruação permanece um dos enigmas mais fascinantes da biologia reprodutiva.

O que está claro, entretanto, é que **a menstruação não é um erro biológico.**

Para a maioria dos mamíferos, o sucesso reprodutivo depende das condições ambientais. O acasalamento, a concepção, a gravidez e o nascimento são frequentemente sincronizados para maximizar as chances de sobrevivência da prole. A disponibilidade de alimentos, o clima, a exposição à luz e as reservas energéticas influenciam a atividade reprodutiva.

Muitos primatas também demonstram diferentes graus de sazonalidade reprodutiva. Embora os seres humanos atuais possam conceber durante todo o ano, essa capacidade talvez não fosse tão pronunciada em nossos ancestrais distantes. Antropólogos e biólogos evolutivos propuseram que as primeiras populações humanas podem ter mantido algum grau de comportamento reprodutivo sazonal, influenciado pelas condições ambientais e pela disponibilidade de alimentos.

Infelizmente, não podemos saber com certeza com que frequência as mulheres pré-históricas menstruavam. Os ciclos menstruais não deixam fósseis. Não existe uma maneira direta de determinar se as mulheres que viveram há dezenas de milhares de anos apresentavam ciclos mensais comparáveis aos das mulheres modernas.

O que está claro, entretanto, é que o ambiente em que as mulheres modernas vivem difere dramaticamente daquele de nossos ancestrais. O desenvolvimento do controle do fogo, da culinária, do armazenamento de alimentos, das roupas, dos abrigos e, posteriormente, da agricultura transformou profundamente a biologia humana. Essas inovações reduziram a dependência das flutuações sazonais no fornecimento de alimentos e do estresse ambiental. Com o tempo, os seres humanos tornaram-se menos limitados pelos padrões reprodutivos que continuam a influenciar muitos outros mamíferos.

Menstruação, ferro e o mito da longevidade

Sabemos muito sobre como a menstruação ocorre. Compreendemos muitos dos hormônios, tecidos, células e sinais moleculares envolvidos. No entanto, explicar por que a menstruação evoluiu em primeiro lugar revelou-se muito mais difícil.

Talvez essa seja a lição mais importante de todas. Quanto mais atentamente examinamos a menstruação, mais descobrimos que muitas suposições há muito apresentadas como fatos são, na realidade, hipóteses, interpretações ou conjecturas fundamentadas. Compreender essa incerteza é essencial porque nos incentiva a examinar outras crenças amplamente aceitas sobre a menstruação — incluindo suposições sobre perda de sangue, deficiência de ferro e saúde da mulher — com o mesmo ceticismo científico.

A ideia de que a menstruação evoluiu para proteger as mulheres do acúmulo de ferro está frequentemente associada a outra suposição popular: a de que a perda de sangue menstrual teria contribuído para a maior longevidade feminina. Segundo esse raciocínio, a perda regular de sangue impediria o acúmulo excessivo de ferro, reduziria o dano oxidativo e, em última análise, protegeria as mulheres contra doenças.

À primeira vista, essa explicação pode parecer convincente. O ferro pode participar de reações que geram estresse oxidativo, e o acúmulo excessivo de ferro pode danificar tecidos em determinadas condições. Portanto, é tentador supor que um mecanismo biológico capaz de remover ferro do organismo possa proporcionar uma vantagem de sobrevivência a longo prazo. No entanto, essa explicação levanta inúmeras questões.

Historicamente, as mulheres não desfrutavam da expressiva vantagem de longevidade observada em muitas populações modernas. Durante a maior parte da história humana, a expectativa de vida era baixa tanto para homens quanto para mulheres. As mulheres frequentemente morriam devido a complicações da gravidez e do parto, hemorragias graves, infecções, desnutrição e outras condições associadas à reprodução. As doenças maternas permaneceram uma importante causa de mortalidade ao longo de grande parte da história humana. Os homens também morriam relativamente jovens devido a infecções, lesões, guerras, fome e condições de vida adversas. A baixa expectativa de vida era uma característica da época em si, e não uma consequência da menstruação ou do metabolismo do ferro.

O fato de que as mulheres modernas geralmente vivem mais do que os homens não prova que a menstruação tenha evoluído para prolongar a vida. Diversos fatores, incluindo melhorias no saneamento, na nutrição, na vacinação, no uso de antibióticos, na segurança do parto, nos avanços cirúrgicos, nas medidas de saúde pública e na redução da mortalidade por doenças infecciosas, influenciam a longevidade moderna. Atribuir as diferenças na expectativa de vida principalmente à perda de sangue menstrual seria uma simplificação excessiva de uma realidade biológica e social muito mais complexa.

Além disso, se a menstruação tivesse evoluído como um mecanismo para prevenir o acúmulo excessivo de ferro, seria necessário explicar por que a maioria dos mamíferos mantém um equilíbrio normal do ferro sem menstruar. O metabolismo do ferro é regulado por um sistema sofisticado que inclui absorção intestinal, reciclagem do ferro, proteínas de armazenamento e controle hormonal. A menstruação não é necessária para que esses mecanismos funcionem.

A popularidade da hipótese da regulação do ferro pode refletir uma tendência mais ampla de buscar uma única finalidade para processos biológicos complexos. No entanto, a evolução raramente opera segundo um único objetivo. A maioria das características biológicas emerge por meio de múltiplas pressões interativas, compensações evolutivas, influências ambientais e eventos históricos.

Outro desafio para a hipótese da regulação do ferro é que ela pressupõe que a perda de sangue menstrual tenha sido uma característica importante e contínua da biologia feminina ao longo da evolução humana. A realidade histórica foi muito mais complexa.

Durante a maior parte da história humana, as mulheres provavelmente experimentaram muito menos ciclos menstruais do que as mulheres modernas que vivem em sociedades industrializadas.

As mulheres modernas começam a menstruar mais cedo e entram na menopausa mais tarde do que as mulheres dos séculos anteriores. Ao mesmo tempo, apresentam menos gestações, têm menos filhos e passam menos tempo amamentando. Juntas, essas mudanças aumentaram dramaticamente o número total de ciclos menstruais ao longo da vida.

A gravidez e o período pós-parto não são períodos de aumento da atividade ovariana. Pelo contrário, são períodos durante os quais os ciclos ovulatórios normais permanecem amplamente suprimidos. A menstruação desaparece durante a gravidez e geralmente permanece ausente por algum tempo após o parto, especialmente durante a amamentação.

Durante grande parte da história humana, as mulheres entravam no período reprodutivo relativamente cedo na vida adulta. Embora a idade do casamento e da primeira gravidez variasse consideravelmente entre populações e períodos históricos, a reprodução ocupava uma proporção muito maior da vida da mulher do que ocupa atualmente. Embora nem todas as mulheres jovens engravidassem imediatamente, muitas concebiam logo após o estabelecimento de ciclos ovulatórios regulares.

Do ponto de vista evolutivo, a fertilidade — e não a menstruação — determinava o sucesso reprodutivo. Ovulação, concepção, gravidez bem-sucedida e sobrevivência da prole eram os eventos biológicos que realmente importavam. **O sangramento mensal, por si só, oferecia pouca vantagem reprodutiva**.

A gravidez era frequentemente seguida por períodos prolongados de amamentação. Durante esse tempo, a ovulação costumava ser suprimida e os ciclos menstruais permaneciam ausentes. Quando a fertilidade retornava, outra gravidez frequentemente ocorria. Esse padrão repetia-se ao longo de toda a vida reprodutiva da mulher.

Em muitas sociedades tradicionais, as mulheres passavam por seis, oito, dez ou até mais gestações. Parto, amamentação, aborto espontâneo, perda infantil e gestações subsequentes formavam um ciclo reprodutivo contínuo. Longos períodos da vida transcorriam sem menstruação. O resultado era uma experiência reprodutiva profundamente diferente daquela vivida pela maioria das mulheres atualmente.

Uma mulher vivendo em um país industrializado moderno pode experimentar aproximadamente 350 a 450 ciclos menstruais ao longo da vida. Em contraste, as mulheres que viviam sob condições reprodutivas tradicionais provavelmente experimentavam apenas uma fração desse número. Isso não significa que a vida fosse mais fácil.

Gestações frequentes, partos repetidos, infecções, deficiências nutricionais e elevada mortalidade materna impunham enormes cargas fisiológicas às mulheres. Muitas morriam antes de atingir a menopausa. Outras desenvolviam problemas crônicos de saúde relacionados a gestações e partos repetidos.

No entanto, do ponto de vista estritamente reprodutivo, a menstruação ocupava uma proporção muito menor da vida da mulher do que ocupa hoje. Ao longo da história, a fertilidade esteve associada não aos ciclos menstruais, mas às gestações bem-sucedidas e à sobrevivência dos filhos.

O que é o sangue menstrual?

À primeira vista, essa pergunta parece quase absurda. O sangue menstrual é sangue. As mulheres sangram durante a menstruação; portanto, aquilo que sai do corpo deve ser sangue. A maioria das pessoas nunca pensa mais profundamente sobre esse assunto, e mesmo muitos médicos raramente param para perguntar do que realmente é composto o fluido menstrual. No entanto, a resposta é muito mais complexa do que parece.

O fluido menstrual é uma mistura complexa de substâncias provenientes do útero, do colo do útero e da vagina. Ele contém sangue, bem como fragmentos de endométrio descamado, tecido decidual, células imunológicas, células inflamatórias, muco cervical, secreções vaginais, proteínas, enzimas, líquido extracelular e numerosos produtos da degradação e reparo dos tecidos. Portanto, ao discutirmos a perda de sangue menstrual, é importante compreender que fluido menstrual e sangue não são a mesma coisa.

Essa distinção pode parecer trivial, mas torna-se extremamente importante quando começamos a discutir a perda de ferro. A maioria dos cálculos pressupõe que o volume do fluido menstrual corresponde diretamente ao volume de sangue perdido. No entanto, **uma parcela significativa do fluxo menstrual é composta por tecidos e secreções, e não apenas por sangue**.

A aparência do fluido menstrual reflete o complexo processo que ocorre dentro do útero. Durante a menstruação, o endométrio não se desprende simplesmente como uma única camada de tecido. Em vez disso, pequenas áreas do revestimento uterino se degradam e se desprendem gradualmente ao longo de vários dias. Fragmentos desse tecido misturam-se ao sangue e a outras secreções antes de serem eliminados do corpo. Essa é uma das razões pelas quais o fluido menstrual frequentemente difere consideravelmente do sangue comum obtido de uma ferida ou de uma amostra laboratorial.

Muitas mulheres observam partículas, filamentos ou estruturas maiores no fluxo menstrual e os descrevem como coágulos sanguíneos. Embora coágulos verdadeiros possam ocorrer, especialmente durante sangramentos mais intensos, uma proporção substancial do que as mulheres percebem como coágulos pode consistir, na realidade, em fragmentos de tecido endometrial descamado. **O útero não está apenas sangrando; ele está simultaneamente descamando, reparando e reconstruindo seu revestimento.**

A aparência do fluido menstrual também muda ao longo da vida da mulher. Mulheres mais jovens frequentemente descrevem o fluxo menstrual como relativamente homogêneo, com apenas pequenas partículas de tecido visíveis. Algumas comparam essas partículas a pequenos grãos suspensos no líquido. À medida que as mulheres envelhecem, especialmente após os trinta e cinco anos, fragmentos maiores de tecido tornam-se mais comuns. Alterações nos padrões hormonais, na arquitetura endometrial, a presença de miomas uterinos, adenomiose, pólipos e outras mudanças relacionadas à idade podem influenciar a aparência do fluxo menstrual. Portanto, **não existe uma única aparência "normal" do fluido menstrual que se aplique igualmente a todas as mulheres ao longo de seus anos reprodutivos**.

Surpreendentemente, mesmo após séculos de observação médica, uma das perguntas mais simples continua sendo difícil de responder: quanto sangue uma mulher perde durante a menstruação?

A maioria das mulheres não possui uma maneira prática de medir a perda de sangue menstrual. Os médicos raramente a medem diretamente. Em vez disso, as estimativas geralmente se baseiam na percepção da própria mulher, no número de produtos absorventes utilizados, na presença de sangramento excessivo, vazamentos ou na necessidade de trocar a proteção com frequência. No entanto, pesquisas demonstraram repetidamente que as impressões subjetivas e as medições objetivas nem sempre coincidem.

Muitas mulheres estão convencidas de que têm menstruações muito intensas, quando a perda sanguínea medida se encontra dentro dos limites normais. Por outro lado, algumas mulheres com sangramento objetivamente excessivo não percebem sua menstruação como particularmente intensa. De fato, estudos demonstraram que uma grande proporção das mulheres que relatam sangramento menstrual abundante não atende à definição médica tradicional de perda sanguínea excessiva. Isso não significa que seus sintomas sejam insignificantes. Pelo contrário, ilustra o quão difícil é avaliar com precisão a perda sanguínea apenas com base em impressões visuais.

Os pesquisadores tentam resolver esse problema há décadas. Diversos métodos foram desenvolvidos, incluindo análise laboratorial de absorventes higiênicos, coleta do fluido menstrual, pesagem dos absorventes antes e após o uso, utilização de coletores menstruais e técnicas químicas destinadas a estimar a quantidade de hemoglobina presente no fluxo menstrual. Cada método apresenta vantagens e limitações, e nenhum reflete perfeitamente as condições da vida real.

Como resultado, muitos dos números frequentemente citados na literatura médica são estimativas, e não medições precisas. Tradicionalmente, a perda sanguínea menstrual média tem sido estimada entre **aproximadamente 30 e 80 mililitros por ciclo**, enquanto perdas superiores a 80 mililitros são classificadas como sangramento menstrual intenso. Esses números parecem tranquilizadoramente precisos, mas não devem criar a ilusão de que a perda sanguínea menstrual possa ser medida com absoluta certeza na prática cotidiana.

O desafio torna-se ainda maior quando lembramos que a menstruação não é apenas um evento hemorrágico. Trata-se de um processo simultâneo de destruição e reparo tecidual. Enquanto partes do endométrio estão sendo eliminadas, outras já estão em processo de regeneração. Os vasos sanguíneos se rompem enquanto novos vasos são formados. As células imunológicas removem o tecido danificado, enquanto fatores de crescimento estimulam a reconstrução do revestimento uterino. Poucos processos biológicos no corpo humano envolvem um grau tão extenso de destruição e regeneração ocorrendo simultaneamente.

Essa complexidade explica por que o fluido menstrual não pode ser considerado simplesmente sangue. Ele é o resultado visível de um processo biológico altamente coordenado, envolvendo hormônios, vasos sanguíneos, células imunológicas, tecido endometrial e mecanismos de reparo tecidual. Compreender esse fato é essencial antes de tentarmos responder a uma questão ainda mais controversa: quanto ferro uma mulher perde durante a menstruação?

Quando o sangramento menstrual não é normal

Até este ponto, discutimos a menstruação como um processo fisiológico normal. No entanto, nem todo sangramento que ocorre durante ou ao redor da menstruação é normal. Essa distinção é extremamente importante, porque as discussões sobre perda de sangue menstrual frequentemente combinam duas situações muito diferentes: **menstruação normal** e **sangramento uterino anormal**. Esses não são o mesmo fenômeno.

Um ciclo menstrual saudável é um processo biológico cuidadosamente regulado. Embora exista alguma variação entre as mulheres, a quantidade de sangue perdida durante a menstruação normal geralmente é limitada por numerosos mecanismos que controlam o sangramento e promovem o reparo dos tecidos. **O útero não foi projetado para sofrer hemorragias todos os meses.**

Em contraste, o sangramento uterino anormal ocorre quando um ou mais processos patológicos perturbam a regulação normal do sangramento menstrual. Nessas situações, a perda sanguínea pode tornar-se excessiva, prolongada, irregular ou ocorrer fora do período menstrual esperado.

Uma das dificuldades no reconhecimento do sangramento anormal é que ele frequentemente se desenvolve gradualmente. Muitas mulheres se acostumam ao seu padrão de sangramento e assumem que aquilo que vivenciam é normal simplesmente porque sempre foi assim. Outras percebem um aumento gradual do sangramento ao longo de muitos anos e se adaptam a ele sem perceber que uma patologia significativa pode estar se desenvolvendo. Como resultado, **o sangramento anormal frequentemente está presente por meses ou até anos antes que se procure atendimento médico.**

Entre as causas mais comuns de sangramento menstrual excessivo estão as anormalidades estruturais da cavidade uterina.

Os **pólipos endometriais** são crescimentos localizados do revestimento uterino que podem aumentar o sangramento, causar escapes entre as menstruações ou levar a períodos menstruais prolongados. Embora muitos pólipos sejam benignos, eles podem interferir na descamação normal do endométrio e contribuir para perda crônica de sangue.

Os **miomas uterinos**, particularmente aqueles que deformam a cavidade uterina, são outra causa comum de sangramento menstrual intenso. Os miomas são extremamente frequentes durante os anos reprodutivos e podem se desenvolver lentamente ao longo do tempo. Algumas mulheres permanecem assintomáticas, enquanto outras apresentam menstruações progressivamente mais intensas, pressão pélvica, dor e anemia.

A **adenomiose** é outra causa importante de sangramento anormal. Nessa condição, tecido endometrial cresce dentro da parede muscular do útero. O útero frequentemente se torna aumentado e sensível, e o sangramento menstrual pode tornar-se mais intenso e doloroso. Como a adenomiose se desenvolve gradualmente, seus sintomas frequentemente são atribuídos ao "envelhecimento normal" ou aceitos como parte da vida da mulher.

A **hiperplasia endometrial**, caracterizada pelo crescimento excessivo do revestimento uterino, também pode produzir sangramento anormal. Dependendo da causa subjacente, a hiperplasia pode se manifestar com períodos menstruais prolongados, sangramento irregular ou sangramento após longos intervalos sem menstruação.

As alterações estruturais, entretanto, representam apenas parte do quadro. Nem todo sangramento excessivo se origina no próprio útero.

Os **distúrbios da coagulação** podem aumentar significativamente a perda sanguínea menstrual. Mulheres com distúrbios hemorrágicos hereditários frequentemente apresentam menstruações intensas logo após a menarca. Em alguns casos, o diagnóstico pode permanecer não reconhecido durante anos, porque tanto a paciente quanto seus médicos presumem que o sangramento intenso seja simplesmente uma variação normal.

Entre os distúrbios hemorrágicos hereditários mais comuns está a *doença de von Willebrand*, que afeta a capacidade do sangue de coagular adequadamente. Distúrbios plaquetários, deficiências dos fatores de coagulação e outras condições hematológicas também podem contribuir para o sangramento menstrual excessivo.

Distúrbios hormonais podem produzir problemas semelhantes. Anovulação crônica, doenças da tireoide, síndrome dos ovários policísticos, obesidade e outras alterações endócrinas podem perturbar o desenvolvimento e a descamação normais do endométrio. Sem a sequência hormonal coordenada da ovulação e da produção de progesterona, o endométrio pode crescer excessivamente e descamar de forma imprevisível, resultando em sangramentos irregulares e, por vezes, intensos.

Certos medicamentos também podem aumentar o sangramento. Anticoagulantes, antiagregantes plaquetários e alguns tratamentos hormonais podem alterar o equilíbrio entre a formação de coágulos e o controle do sangramento.

Embora as causas sejam diversas, as consequências podem ser semelhantes.

Quando o sangramento excessivo persiste ao longo do tempo, as mulheres podem perder gradualmente quantidades substanciais de sangue. Ao contrário da menstruação normal, na qual a perda sanguínea geralmente é limitada e autorregulada, o sangramento anormal crônico pode ultrapassar a capacidade do organismo de repor os glóbulos vermelhos e a hemoglobina perdidos. Nessas circunstâncias, pode desenvolver-se uma verdadeira anemia por perda de sangue.

Essa distinção é importante. Uma mulher com um grande mioma submucoso que provoca sangramento intenso e prolongado não está vivenciando uma fisiologia menstrual normal. Uma mulher com adenomiose que apresenta sangramento intenso durante anos enfrenta uma condição patológica. Uma mulher com um distúrbio hemorrágico hereditário está lidando com uma doença hematológica, e não simplesmente com uma variação da menstruação normal. Essas situações merecem avaliação cuidadosa e tratamento apropriado.

O objetivo de discutir essas condições não é minimizar sua importância. Pelo contrário, o sangramento uterino anormal pode ter efeitos profundos sobre a saúde, a qualidade de vida, a produtividade no trabalho, a fertilidade e o bem-estar emocional. Em casos graves, podem ser necessários hospitalização, transfusão sanguínea, tratamento cirúrgico ou intervenção de emergência.

Ao mesmo tempo, é importante não confundir sangramento uterino anormal com menstruação normal. Nas discussões sobre perda de sangue menstrual, essa distinção costuma ser negligenciada. As duas situações frequentemente são agrupadas, criando a impressão de que toda menstruação acarreta o mesmo risco de perda sanguínea significativa. Não é o caso.

Antes de discutirmos deficiência de ferro, reservas de ferro, níveis de ferritina e anemia, precisamos primeiro reconhecer que nem todo sangramento é igual. Uma mulher com ciclos menstruais normais representa uma situação fisiológica. Uma mulher com sangramento patológico crônico representa outra. A incapacidade de separar essas condições contribuiu para uma considerável confusão tanto na literatura médica quanto nas discussões públicas sobre a saúde da mulher.

Menstruação, perda de sangue e ferro: o que realmente sabemos?

Há mais de cem anos, médicos e pesquisadores tentam responder a uma pergunta aparentemente simples: quanto sangue e quanto ferro uma mulher perde durante a menstruação? Surpreendentemente, apesar dos enormes avanços na medicina reprodutiva, na hematologia e nos métodos laboratoriais, a resposta continua sendo menos precisa do que muitas pessoas imaginam.

Utilizando o conteúdo de ferro do sangue, os pesquisadores estimaram que a perda média de ferro durante a menstruação é de aproximadamente 15 a 20 mg por ciclo. No entanto, esses valores variam dependendo do volume menstrual, da concentração de hemoglobina e dos métodos de cálculo utilizados.

À primeira vista, esses números parecem sustentar a crença tradicional de que a menstruação representa uma fonte substancial de perda de ferro. No entanto, o metabolismo do ferro não pode ser compreendido apenas pela análise da perda sanguínea.

Uma das descobertas mais importantes da fisiologia do ferro foi o reconhecimento de que o corpo humano funciona principalmente como um sistema de reciclagem de ferro. Todos os dias, aproximadamente 20 a 25 miligramas de ferro são recuperados a partir dos glóbulos vermelhos envelhecidos e reutilizados para produzir novos eritrócitos. Em contraste, apenas 1 a 2 miligramas de ferro são normalmente absorvidos dos alimentos diariamente em condições fisiológicas. Essas observações transformaram fundamentalmente nossa compreensão do equilíbrio do ferro.

Sob essa perspectiva, a perda média de ferro durante a menstruação representa apenas uma pequena fração do ferro que circula diariamente pelos sistemas de reciclagem do organismo. Isso não significa que a perda de ferro menstrual seja biologicamente irrelevante. Em vez disso, sugere que a relação entre menstruação e deficiência de ferro é mais complexa do que uma simples equação entre perda sanguínea e esgotamento de ferro.

Outra observação importante surgiu quando os pesquisadores compararam a perda sanguínea menstrual com os indicadores do estado do ferro. Embora mulheres com sangramento menstrual muito intenso frequentemente apresentassem menores reservas de ferro e maiores taxas de anemia por deficiência de ferro, essa relação mostrou-se muito menos consistente entre mulheres com ciclos menstruais aparentemente normais. Algumas mulheres com menstruações relativamente intensas mantinham concentrações normais de hemoglobina e parâmetros normais de ferro, enquanto outras desenvolviam níveis baixos de ferritina apesar de relatarem perdas menstruais consideradas médias.

Esses achados sugeriram que fatores além da menstruação influenciam o estado do ferro. Gravidez, parto, padrões alimentares, doenças gastrointestinais, inflamação crônica, doação de sangue, diferenças hereditárias no metabolismo do ferro e inúmeras outras variáveis podem contribuir significativamente para o equilíbrio do ferro.

A distinção entre menstruação normal e sangramento patológico é particularmente importante. No capítulo anterior, discutimos condições como miomas, adenomiose, patologias endometriais e distúrbios da coagulação. Mulheres afetadas por essas condições podem perder quantidades de sangue consideravelmente maiores do que mulheres com ciclos ovulatórios normais. Nesses casos, a anemia crônica por perda sanguínea é uma realidade clínica bem estabelecida. Aqui, o mecanismo é simples: a perda excessiva de sangue resulta em perda excessiva de glóbulos vermelhos, hemoglobina, ferro, volume plasmático, proteínas e outros componentes sanguíneos. Essa situação não deve ser confundida com a menstruação normal.

Infelizmente, muitas discussões sobre o estado do ferro nas mulheres agrupam essas duas populações. Dados obtidos de mulheres com sangramento objetivamente excessivo são frequentemente interpretados como se se aplicassem igualmente a todas as mulheres menstruadas. Essa abordagem cria uma visão distorcida da fisiologia menstrual e pode exagerar o papel da menstruação normal no desenvolvimento da deficiência de ferro.

Uma questão igualmente importante é que deficiência de **ferro e anemia não são sinônimos**. Muito antes de a dosagem de ferritina estar disponível, os médicos diagnosticavam anemia principalmente por meio da medição da hemoglobina. À medida que os métodos laboratoriais evoluíram, os pesquisadores descobriram que as reservas de ferro podiam estar reduzidas mesmo quando a hemoglobina permanecia dentro dos limites normais. Essa descoberta ampliou o conceito de deficiência de ferro, mas também introduziu novos desafios de interpretação. **Baixa ferritina, deficiência de ferro, depleção de ferro e anemia são conceitos relacionados, mas não intercambiáveis.**

Consequentemente, uma questão crítica permanece sem resposta definitiva. A menstruação normal, por si só, produz deficiência de ferro clinicamente significativa em uma proporção substancial de mulheres saudáveis, ou são necessários fatores adicionais? Apesar de décadas de pesquisa, a resposta continua sendo debatida. Embora haja pouca discordância quanto ao fato de que o sangramento patológico pode causar deficiência de ferro e anemia, a contribuição da menstruação normal é muito mais difícil de quantificar do que muitas diretrizes, artigos e materiais educacionais sugerem.

A história da pesquisa sobre menstruação e ferro ilustra uma lição mais ampla da medicina. **Uma hipótese pode parecer lógica e acabar sendo amplamente aceita, mas as evidências que a sustentam podem ser menos definitivas do que geralmente se supõe.** A crença de que a menstruação é uma das principais causas de deficiência de ferro nas mulheres surgiu de observações razoáveis, mas a relação entre perda sanguínea menstrual, reservas de ferro, concentrações de ferritina e desfechos clínicos revelou-se consideravelmente mais complexa do que se imaginava originalmente.

Compreender essa complexidade é essencial antes de examinarmos como a deficiência de ferro é definida, como a ferritina se tornou o marcador dominante do estado do ferro e por que a interpretação dos estudos de ferro permanece uma das áreas mais controversas da medicina laboratorial moderna.

A menstruação continua sendo um dos processos biológicos mais familiares na vida das mulheres, mas muitos de seus aspectos ainda não são completamente compreendidos. Durante o último século, ocorreram enormes avanços na biologia reprodutiva, endocrinologia, genética molecular, imunologia e medicina reprodutiva. Os cientistas hoje compreendem muito mais sobre a regulação hormonal do ciclo menstrual, o desenvolvimento endometrial, a implantação, a decidualização e a descamação menstrual do que jamais compreenderam anteriormente. No entanto, questões importantes permanecem sem resposta, incluindo perguntas fundamentais sobre a origem evolutiva e o significado biológico da menstruação.

O objetivo dos capítulos deste livro não foi fornecer uma revisão abrangente da fisiologia e da patologia menstrual. Livros inteiros e milhares de publicações científicas são dedicados a esses temas. Em vez disso, o objetivo foi examinar a menstruação através da lente específica do metabolismo do ferro, da perda sanguínea e das suposições que moldaram o pensamento moderno sobre o estado do ferro nas mulheres.

Como vimos, a menstruação é um processo muito mais complexo do que o simples conceito de "perda mensal de sangue". O fluido menstrual não é composto apenas por sangue. A perda sanguínea menstrual é difícil de medir com precisão. A menstruação normal deve ser distinguida do sangramento patológico. As explicações evolutivas permanecem incompletas. Até mesmo a relação entre menstruação e deficiência de ferro é mais complexa do que geralmente se apresenta.

Para os leitores que procuram uma discussão mais detalhada sobre fisiologia menstrual, distúrbios menstruais, sangramento uterino anormal, regulação hormonal, endocrinologia reprodutiva, fertilidade, contracepção e outros aspectos da saúde reprodutiva feminina, explorei esses temas extensivamente em meus outros livros dedicados especificamente à saúde da mulher.

Capítulo 11: Crianças, adolescentes e surtos de crescimento

Nos últimos anos, muitos pais — especialmente mães de crianças pequenas — começaram a relatar o mesmo padrão preocupante. Uma criança é levada ao pediatra para uma consulta de rotina, uma queixa menor, fadiga, seletividade alimentar, infecções frequentes, falta de apetite ou simplesmente para um check-up geral. Em vez de uma avaliação clínica básica e, quando necessário, de um hemograma completo, a criança é encaminhada para um painel mais amplo que inclui a ferritina.

Para muitos pais, esse exame parece oficial, moderno e preventivo. Eles são informados de que os médicos devem seguir protocolos, de que a ferritina revela deficiência de ferro oculta e de que a ferritina baixa deve ser corrigida antes que problemas graves se desenvolvam. Em alguns sistemas de saúde, a dosagem de ferritina tornou-se tão comum que parece quase obrigatória.

Mas, antes de aceitar a ferritina como uma ferramenta essencial de rastreamento pediátrico, vale a pena fazer uma pergunta simples: como a ferritina foi realmente estudada em crianças?

A ferritina entrou na medicina pediátrica muito mais tarde do que a dosagem de hemoglobina. Durante décadas, os médicos avaliaram lactentes e crianças por meio do exame clínico, da avaliação do crescimento, da história alimentar e do hemograma completo. A ferritina tornou-se atraente não apenas porque parecia estimar as reservas de ferro, mas também porque sua dosagem foi sendo progressivamente incorporada a diretrizes clínicas, painéis laboratoriais, programas de rastreamento e à prática médica rotineira em diversas especialidades, incluindo a pediatria. À medida que os testes se tornaram mais amplamente utilizados, a ferritina evoluiu gradualmente de um marcador laboratorial especializado para uma ferramenta clínica de uso comum.

Os primeiros estudos concentraram-se nos recém-nascidos. Os pesquisadores rapidamente descobriram que as concentrações de ferritina variam dramaticamente ao nascimento. Uma das descobertas mais importantes veio dos estudos que examinaram a ferritina no sangue do cordão umbilical. Siddappa e colaboradores demonstraram que as concentrações de ferritina aumentavam progressivamente com a idade gestacional. As concentrações médias de ferritina no cordão eram de aproximadamente 63 µg/L às 23 semanas de gestação, mas aumentavam para cerca de 171 µg/L às 41 semanas. Essas observações confirmaram que grande parte do acúmulo de ferro fetal ocorre durante o último trimestre da gravidez.

Essa descoberta criou um problema imediato. Os recém-nascidos prematuros apresentam naturalmente concentrações de ferritina mais baixas do que os recém-nascidos a termo. Portanto, uma concentração de ferritina que poderia parecer "baixa" em determinado contexto pode simplesmente refletir a fisiologia normal de um recém-nascido prematuro.

Estudos subsequentes revelaram uma complexidade ainda maior. As concentrações de ferritina ao nascimento eram influenciadas não apenas pela idade gestacional, mas também pelo peso ao nascer, pelo estado do ferro materno, pela função placentária, pela restrição de crescimento fetal, pelo diabetes materno, pela inflamação, pela infecção e até pelo momento do clampeamento do cordão umbilical. Em vez de servir como uma medida simples das reservas de ferro, a ferritina parecia refletir simultaneamente numerosos processos biológicos.

A incerteza não desaparece após o nascimento. Durante os primeiros meses de vida, os lactentes passam por profundas mudanças fisiológicas. Os níveis de hemoglobina diminuem naturalmente como parte da adaptação normal à vida extrauterina. O volume sanguíneo aumenta, o crescimento acelera e as necessidades de ferro crescem rapidamente. Lactentes amamentados, alimentados com fórmula, de baixo peso ao nascer e prematuros seguem trajetórias de desenvolvimento diferentes. Consequentemente, valores de ferritina que parecem semelhantes no papel podem ter significados biológicos muito diferentes.

As limitações da ferritina tornaram-se particularmente evidentes em recém-nascidos prematuros. Em 2023, pesquisadores que estudaram lactentes nascidos antes de 29 semanas de gestação concluíram que a ferritina era um marcador limitado da suficiência de ferro nessa população. As concentrações de ferritina apresentaram grande variabilidade e mostraram correlação fraca com vários outros indicadores de disponibilidade de ferro. Os autores alertaram contra o uso exclusivo da ferritina para decidir sobre a suplementação de ferro.

À medida que a dosagem de ferritina se expandiu para crianças maiores, os pesquisadores encontraram outro desafio: **os valores de ferritina mudavam continuamente ao longo da infância.**

Um grande estudo publicado em 2024, que examinou a distribuição da ferritina em crianças e adolescentes, demonstrou intervalos de referência notavelmente amplos. As concentrações de ferritina variaram aproximadamente de 10,9 µg/L a 81,1 µg/L, dependendo da idade e do sexo. Em termos práticos, isso significa que duas crianças saudáveis podem apresentar concentrações de ferritina que diferem em mais de sete vezes e, ainda assim, permanecer dentro dos intervalos esperados para a população.

A iniciativa CALIPER observou o mesmo problema, sendo um dos maiores projetos já realizados para estabelecer intervalos de referência laboratoriais pediátricos. Os pesquisadores do CALIPER demonstraram que os valores de ferritina pediátrica variam substancialmente ao longo do crescimento e do desenvolvimento. Seus achados reforçaram um princípio importante: **crianças não podem ser avaliadas utilizando intervalos de referência para adultos e, mesmo dentro da infância, não existe um único valor de ferritina que se aplique igualmente a todas as idades.**

Apesar dessa variabilidade biológica, a ferritina foi gradualmente incorporada aos protocolos de rastreamento pediátrico. A premissa subjacente parecia simples: níveis baixos de ferritina indicam baixas reservas de ferro, e identificar ferritina baixa precocemente deveria prevenir anemia futura.

Numerosos estudos demonstraram que as concentrações de ferritina aumentam em muitas das condições biológicas e patológicas discutidas anteriormente neste livro. Essa limitação pode ser particularmente importante em crianças, porque a infância é caracterizada por doenças virais frequentes, infecções recorrentes, vacinação, condições inflamatórias e uma fisiologia em rápida transformação.

A incerteza torna-se ainda mais evidente quando examinamos os pontos de corte diagnósticos propostos. Dependendo do estudo, da população, do método laboratorial e da faixa etária, os pesquisadores propuseram valores de ferritina inferiores a 10 µg/L, 12 µg/L, 15 µg/L, 20 µg/L e até valores mais elevados para definir deficiência de ferro em crianças. Essa variação reflete uma realidade desconfortável: **não existe um valor universalmente aceito de ferritina para todas as populações pediátricas**.

Mas, após mais de quatro décadas de pesquisa sobre ferritina em pediatria, uma conclusão permanece inevitável. A ferritina não é um diagnóstico isolado. A literatura científica demonstra uma variabilidade biológica substancial, amplas diferenças dependentes da idade, efeitos significativos da inflamação e desacordo contínuo quanto aos limiares diagnósticos ideais. Em crianças, a ferritina deve ser considerada como uma pista entre muitas outras — e não como um veredicto sobre a saúde da criança.

Capítulo 12: Envelhecimento e ferro

Envelhecimento, longevidade e a busca por respostas

O envelhecimento tornou-se uma das áreas mais ativamente estudadas da medicina moderna. Durante a maior parte da história humana, relativamente poucas pessoas viveram o suficiente para experimentar o que hoje chamamos de velhice. Doenças infecciosas, má nutrição, condições de vida difíceis e cuidados médicos limitados reduziram a expectativa de vida, e muitos indivíduos morriam muito antes que doenças crônicas relacionadas à idade pudessem se desenvolver. À medida que as doenças infecciosas se tornaram mais controláveis e os padrões de vida melhoraram, a longevidade humana aumentou dramaticamente ao longo do século XX. À medida que mais pessoas passaram a viver até os setenta, oitenta anos ou mais, o próprio envelhecimento tornou-se um importante foco de pesquisa científica.

Um equívoco comum é acreditar que as pessoas do passado viviam mais tempo, eram mais saudáveis e, de alguma forma, envelheciam de maneira mais harmoniosa do que as populações modernas. Essa crença aparece regularmente em livros, documentários, discussões nas redes sociais e até mesmo em alguns círculos de saúde alternativa. Segundo essa narrativa, a civilização moderna teria prejudicado a saúde humana, enquanto as gerações anteriores desfrutavam de vidas longas e vigorosas, livres de muitas das doenças crônicas atuais.

Uma das grandes vantagens da pesquisa demográfica moderna é que historiadores, epidemiologistas e cientistas populacionais têm acesso a enormes quantidades de dados históricos. Registros censitários, registros religiosos, documentos fiscais, registros militares, registros de cemitérios, arquivos familiares e outras fontes permitem aos pesquisadores reconstruir padrões de expectativa de vida e mortalidade ao longo de muitos séculos. Embora os números exatos variem entre países e populações, o panorama geral é notavelmente consistente.

Durante a maior parte da história humana, a expectativa de vida era dramaticamente menor do que é hoje. Em muitas sociedades, a expectativa média de vida ao nascer variava entre 30 e 40 anos. Mesmo no século XIX, a expectativa de vida em muitos países europeus permanecia abaixo dos cinquenta anos. Isso não significa que ninguém alcançasse a velhice. Algumas pessoas certamente viviam até os setenta, oitenta anos ou mais. No entanto, esses indivíduos representavam exceções, e não a regra.

Altas taxas de mortalidade infantil, doenças infecciosas, desnutrição, más condições sanitárias, condições de trabalho difíceis, traumas, complicações do parto e a ausência de tratamentos médicos eficazes reduziram drasticamente a sobrevivência.

Hoje, as pessoas não apenas vivem mais, mas muitas permanecem saudáveis durante uma proporção maior de suas vidas. Embora as doenças crônicas continuem sendo comuns, os adultos modernos geralmente apresentam taxas mais baixas de desnutrição grave, infecções não tratadas, doenças parasitárias e muitas outras condições que historicamente encurtavam a vida. Em países com economias estáveis, sistemas de saúde eficazes, nutrição adequada e condições ambientais favoráveis, tanto a expectativa de vida quanto a expectativa de vida saudável aumentaram substancialmente.

Essa observação é importante porque as discussões sobre envelhecimento frequentemente se misturam com mitos. Algumas teorias atribuem o envelhecimento principalmente às toxinas ambientais. Outras concentram-se em deficiências nutricionais, declínio hormonal, estresse oxidativo, inflamação, genética ou disfunção metabólica. Cada um desses fatores pode contribuir de alguma forma, mas nenhum explica completamente a complexidade do envelhecimento. O envelhecimento continua sendo um dos processos biológicos mais difíceis de compreender e, apesar de décadas de pesquisa, os cientistas continuam debatendo muitos de seus mecanismos subjacentes.

Um dos livros populares mais influentes que discutem a relação entre biologia e ambiente é *The Biology of Belief*, de Bruce

Lipton. Embora muitas das conclusões mais amplas do livro permaneçam controversas e não sejam universalmente aceitas pela biologia convencional, sua mensagem central está em sintonia com uma importante observação científica: **as células vivas respondem continuamente ao seu ambiente.**

As células não existem isoladamente. Elas recebem constantemente sinais dos tecidos circundantes, nutrientes, hormônios, mediadores imunológicos, microrganismos, condições físicas e inúmeras outras influências ambientais. A sobrevivência depende não apenas da informação genética contida em uma célula, mas também da capacidade dessa célula de perceber mudanças ambientais e responder adequadamente. Em organismos multicelulares, as respostas coordenadas de bilhões de células permitem que o organismo se adapte às mudanças e aumente suas chances de sobrevivência.

No nível populacional, a história humana fornece uma demonstração notável desse princípio. As evidências demográficas são difíceis de ignorar. À medida que as condições de vida melhoraram, as pessoas passaram a viver mais. À medida que a mortalidade infantil diminuiu, a expectativa média de vida aumentou. À medida que as doenças infecciosas se tornaram mais controláveis, mais indivíduos sobreviveram até a velhice. Países com melhor nutrição, ambientes mais seguros, sistemas de saúde pública mais robustos e cuidados médicos mais eficazes geralmente apresentam maiores ganhos em longevidade do que países sem essas vantagens.

O interesse pelo envelhecimento vai muito além da medicina. Indústrias inteiras surgiram em torno da promessa de prolongar a vida, retardar o envelhecimento biológico, melhorar o desempenho físico, preservar a função cognitiva e manter uma aparência jovem. Clínicas antienvelhecimento, programas de longevidade, dietas especializadas, suplementos, terapias hormonais, tratamentos com células-tronco e inúmeras outras intervenções são promovidos como ferramentas potenciais para prolongar a expectativa e a qualidade de vida. O desejo de viver mais não é novidade, mas a ciência moderna transformou esse antigo sonho em um campo de pesquisa e comércio em rápida expansão.

Poucas áreas da medicina são mais vulneráveis à simplificação excessiva do que a medicina da longevidade. **O envelhecimento é universal, inevitável e profundamente pessoal.** Todos desejam permanecer saudáveis, ativos, independentes e mentalmente lúcidos pelo maior tempo possível. Não é surpreendente, portanto, que a promessa de retardar o envelhecimento ou prolongar a vida tenha enorme apelo. Também não é surpreendente que praticamente todas as gerações tenham adotado suas próprias teorias, tratamentos e soluções milagrosas.

A busca pela panaceia é tão antiga quanto a própria civilização. Médicos e alquimistas da Antiguidade procuravam elixires da imortalidade. Cortes reais empregavam curandeiros que prometiam juventude prolongada. Ao longo da história, inúmeras ervas, minerais, poções e rituais foram promovidos como formas de prolongar a vida. Embora a linguagem tenha mudado, o desejo subjacente permanece notavelmente semelhante.

Em diferentes épocas, os hormônios foram considerados a resposta. Mais tarde, os antioxidantes atraíram enorme atenção. Vitaminas, suplementos, terapias com células-tronco, programas de desintoxicação, restrição calórica, jejum intermitente, estratégias de biohacking, otimização mitocondrial, reprogramação epigenética e inúmeras outras abordagens foram, em algum momento, apresentadas como importantes avanços na luta contra o envelhecimento. Algumas se mostraram úteis em circunstâncias específicas. Outras não corresponderam às expectativas. Muitas continuam sendo objeto de debate.

O metabolismo do ferro acabou se tornando parte dessa discussão porque os pesquisadores reconheceram que o ferro ocupa uma posição única na biologia humana. O ferro é essencial para a vida, mas, em determinadas circunstâncias, também pode contribuir para danos celulares. À medida que os cientistas começaram a buscar mecanismos biológicos que pudessem influenciar o envelhecimento, o ferro naturalmente atraiu atenção. A questão deixou de ser simplesmente se a deficiência de ferro causa doença e passou a ser se as alterações do metabolismo do ferro ao longo da vida poderiam influenciar o próprio processo de envelhecimento. Essa questão acabou levando a algumas das hipóteses mais interessantes — e controversas — da pesquisa moderna sobre o ferro.

Ferro e envelhecimento: causa, consequência ou coincidência?

Poucos nutrientes geram tanta controvérsia na pesquisa sobre envelhecimento quanto o ferro. De um lado estão médicos e pesquisadores preocupados com a deficiência de ferro, a anemia, a fadiga, a redução da capacidade física e o declínio da qualidade de vida entre os idosos. Do outro lado estão investigadores que propuseram que o acúmulo de ferro pode contribuir para o estresse oxidativo, lesão tecidual, neurodegeneração, doenças cardiovasculares e, talvez, até para o próprio envelhecimento. Dependendo do livro, artigo, site ou especialista consultado, o ferro pode ser apresentado tanto como um nutriente essencial que deve ser aumentado quanto como uma substância potencialmente prejudicial que deveria ser reduzida.

Ao contrário de muitos nutrientes, o ferro ocupa uma posição única na fisiologia humana porque o organismo não possui um mecanismo específico para eliminar ativamente o excesso de ferro. Pequenas quantidades de ferro são perdidas diariamente por meio da descamação das células intestinais, das células da pele, do suor e de pequenos sangramentos, mas essas perdas são relativamente pequenas. Consequentemente, o equilíbrio do ferro depende principalmente da regulação da absorção, e não da excreção. Essa característica fundamental distingue o ferro de muitos outros nutrientes e ajuda a explicar por que o metabolismo do ferro se modifica ao longo da vida.

Durante a infância e a adolescência, as necessidades de ferro são determinadas principalmente pelo crescimento. O aumento do volume sanguíneo, da massa muscular e o rápido desenvolvimento dos tecidos exigem quantidades substanciais de ferro. A adolescência introduz outro período de maior demanda, particularmente nas meninas após o início da menstruação. Durante os anos reprodutivos, a menstruação, a gravidez e a lactação continuam a influenciar o equilíbrio do ferro nas mulheres. Os homens, por outro lado, geralmente não apresentam perdas fisiológicas de ferro comparáveis.

Como resultado, o metabolismo do ferro segue trajetórias diferentes em homens e mulheres. Numerosos estudos populacionais demonstraram que as concentrações de ferritina tendem a aumentar com a idade nos homens. As mulheres geralmente mantêm concentrações mais baixas de ferritina durante seus anos reprodutivos, mas a ferritina frequentemente aumenta significativamente após a menopausa. Uma das análises mais frequentemente citadas, conduzida por Zacharski e colaboradores utilizando dados da *National Health and Nutrition Examination Survey*, demonstrou aumentos claros das concentrações de ferritina relacionados à idade, particularmente após a menopausa. Observações semelhantes foram relatadas em muitas outras populações ao redor do mundo.

Durante muitos anos, esses achados pareceram sustentar uma conclusão simples. Como o ferro não pode ser eliminado ativamente e a ferritina geralmente aumenta com a idade, os pesquisadores concluíram que o ferro se acumula gradualmente ao longo da vida. Essa interpretação parecia lógica e foi amplamente aceita. A perda de sangue menstrual era vista como um mecanismo natural que limitava o acúmulo de ferro nas mulheres. Em contraste, acreditava-se que a ausência dessas perdas nos homens contribuía para o aumento progressivo das reservas de ferro ao longo do tempo.

A interpretação desses achados, no entanto, revelou-se mais difícil do que se imaginava inicialmente. **A ferritina geralmente aumenta com a idade, mas o aumento da ferritina não prova**

automaticamente o aumento das reservas de ferro. Os idosos têm maior probabilidade de desenvolver doenças crônicas, distúrbios metabólicos, doenças hepáticas, neoplasias malignas e outras condições que podem influenciar as concentrações de ferritina independentemente das reservas corporais de ferro. Como resultado, **o aumento da ferritina relacionado à idade tornou-se uma das principais controvérsias na pesquisa sobre envelhecimento**.

Ao mesmo tempo, os pesquisadores passaram a se interessar cada vez mais pela possibilidade de que o próprio acúmulo de ferro pudesse contribuir para o envelhecimento. Como o ferro participa de reações que geram espécies reativas de oxigênio, alguns investigadores propuseram que o acúmulo de ferro ao longo da vida poderia contribuir para lesão celular e doenças relacionadas à idade. Essas ideias evoluíram posteriormente para a **chamada hipótese do acúmulo de ferro.**

Uma das versões mais influentes dessa teoria foi proposta por Jerome Sullivan em 1981. Sullivan observou que mulheres na pré-menopausa geralmente apresentavam taxas mais baixas de doença cardiovascular do que homens da mesma idade. Ele sugeriu que a perda regular de sangue menstrual reduzia as reservas de ferro e que menores reservas de ferro poderiam proporcionar proteção contra lesões oxidativas. Segundo essa hipótese, o desaparecimento da perda de sangue menstrual após a menopausa eliminaria gradualmente essa vantagem, contribuindo para o aumento do risco cardiovascular observado em mulheres mais velhas.

A teoria atraiu considerável atenção porque parecia explicar simultaneamente várias observações. Os homens geralmente apresentam concentrações mais elevadas de ferritina do que as mulheres. A ferritina aumenta após a menopausa. As doenças cardiovasculares tornam-se mais frequentes com o avanço da idade. O ferro pode participar de reações oxidativas. Para muitos pesquisadores, esses achados pareciam encaixar-se de forma natural.

Nas décadas seguintes, entretanto, o quadro tornou-se consideravelmente mais complexo. Alguns estudos relataram associações entre concentrações elevadas de ferritina e doenças cardiovasculares, diabetes, síndrome metabólica, doenças neurodegenerativas e mortalidade. Outros estudos não conseguiram confirmar essas relações ou observaram que as associações se tornavam substancialmente mais fracas após o ajuste para obesidade, tabagismo, doenças crônicas e outros fatores de confusão. Como frequentemente acontece na medicina, uma hipótese biologicamente plausível mostrou-se mais difícil de confirmar do que se imaginava inicialmente.

Os pesquisadores também começaram a investigar o acúmulo de ferro em órgãos específicos. Os avanços nas tecnologias de imagem, particularmente na ressonância magnética, possibilitaram a avaliação do ferro tecidual sem a necessidade de procedimentos invasivos. Foi relatado aumento da deposição de ferro no fígado, no coração, no pâncreas e em diversas regiões do cérebro. Essas observações despertaram grande interesse porque distribuições anormais de ferro também foram descritas em várias doenças relacionadas ao envelhecimento, incluindo a doença de Parkinson e a doença de Alzheimer.

No entanto, uma das questões mais importantes permanece sem resposta. O acúmulo de ferro contribui diretamente para o envelhecimento, ou o envelhecimento altera o metabolismo do ferro de maneira a levar ao aumento da deposição de ferro? Distinguir causa e consequência continua sendo um dos maiores desafios da pesquisa sobre envelhecimento. O envelhecimento é acompanhado por inúmeras alterações biológicas, tornando difícil determinar se o acúmulo de ferro é uma força motriz da doença, uma consequência da doença ou simplesmente uma das muitas mudanças biológicas que acompanham o envelhecimento.

O crescente interesse pela medicina da longevidade acrescentou outra camada a essa discussão. Alguns pesquisadores enfatizaram os potenciais riscos associados ao acúmulo de ferro, enquanto outros se concentraram nos efeitos prejudiciais da deficiência de ferro, da anemia, da fragilidade e do declínio da capacidade física. Como frequentemente acontece na medicina, ambas as perspectivas contêm elementos de verdade, mas nenhuma delas captura plenamente a complexidade da biologia do ferro.

O ferro também passou gradualmente a fazer parte do mercado antienvelhecimento. Alguns profissionais afirmam que aumentar o ferro melhora a vitalidade e retarda o envelhecimento. Outros argumentam que reduzir as reservas de ferro prolonga a vida e previne doenças. Ambas as posições podem citar estudos científicos selecionados em apoio às suas opiniões. No entanto, nenhuma delas é totalmente sustentada pelo conjunto completo das evidências disponíveis.

O ferro não se comporta como muitos outros nutrientes. Deficiências de certas vitaminas frequentemente podem ser corrigidas por suplementação, enquanto excessos muitas vezes podem ser evitados pela redução da ingestão. A regulação do ferro é consideravelmente mais complexa porque o organismo deve equilibrar continuamente necessidades concorrentes. Quantidades insuficientes de ferro prejudicam o transporte de oxigênio, a produção de energia, a função imunológica e inúmeros processos metabólicos. A ingestão excessiva de ferro pode contribuir para danos oxidativos e lesões teciduais. O desafio biológico não é maximizar nem minimizar o ferro, mas manter sua disponibilidade adequada dentro de um sistema biológico altamente complexo e em constante mudança.

Essa complexidade frequentemente se perde nas discussões comerciais sobre longevidade. As mensagens de marketing favorecem a simplicidade. **Um único marcador laboratorial, um único suplemento ou uma única intervenção são muito mais fáceis de promover do que uma discussão detalhada sobre fisiologia.** Infelizmente, a biologia raramente se adapta a esse tipo de simplificação.

A literatura científica não sustenta a ideia de uma concentração de ferritina universalmente ideal associada ao envelhecimento saudável. Tampouco apoia a crença de que aumentar a ferritina melhora automaticamente a vitalidade ou que reduzir a ferritina prolonga automaticamente a vida. O envelhecimento humano é influenciado pela genética, nutrição, atividade física, condições ambientais, doenças crônicas, fatores socioeconômicos, cuidados médicos e inúmeras outras variáveis. O metabolismo do ferro interage com muitos desses fatores, mas não funciona de forma independente deles.

A história da medicina antienvelhecimento demonstra repetidamente os perigos de buscar uma explicação única para processos biológicos complexos. **O envelhecimento não é causado por um único hormônio, uma única vitamina, uma única via metabólica, uma única toxina ou um único valor laboratorial. Da mesma forma, o ferro não é nem o vilão nem o herói do processo de envelhecimento. Ele é um componente de um sistema biológico altamente interconectado que se modifica continuamente ao longo da vida.**

As evidências científicas sustentam a importância de manter uma disponibilidade adequada de ferro. As evidências científicas também apoiam os potenciais danos associados ao acúmulo excessivo de ferro em determinadas circunstâncias. O que as evidências não sustentam é a crença simplista de que aumentar ou diminuir os níveis de ferro represente uma solução universal para o envelhecimento.

Parte 4: Resolvendo a crise do ferro

Capítulo 13: Mitos sobre o ferro nos alimentos

Como o ferro se tornou um número

Antes de discutir quais alimentos são considerados boas fontes de ferro, vale a pena fazer uma pergunta mais fundamental: como sabemos, afinal, quanto ferro um alimento contém?

Durante a maior parte da história humana, ninguém sabia a resposta. As pessoas podiam observar que determinados alimentos pareciam benéficos para a saúde, mas não tinham como identificar ou medir os minerais ocultos em seu interior. A capacidade de analisar a composição química dos alimentos surgiu somente após grandes avanços da química nos séculos XVIII e XIX.

Um dos pioneiros da química quantitativa foi Antoine Lavoisier, frequentemente chamado de pai da química moderna. Lavoisier introduziu métodos rigorosos para medir substâncias e demonstrou que a matéria podia ser analisada quantitativamente, e não apenas descrita qualitativamente. Seu trabalho lançou as bases para a análise química dos alimentos e dos nutrientes que se desenvolveria nas décadas seguintes.

Durante o século XIX, o químico alemão Justus von Liebig ampliou essas ideias e ajudou a estabelecer a química dos alimentos como uma disciplina científica. Liebig acreditava que compreender a composição química dos alimentos era essencial para compreender a nutrição. Seu trabalho inspirou gerações de cientistas a analisar sistematicamente os alimentos e identificar seus principais componentes, incluindo proteínas, gorduras, carboidratos e minerais.

Posteriormente, o cientista americano da nutrição Wilbur Olin Atwater conduziu alguns dos primeiros estudos de grande escala sobre a composição dos alimentos. A partir do final do século

XIX, Atwater e seus colaboradores analisaram centenas de alimentos e criaram algumas das primeiras tabelas abrangentes de composição alimentar. Essas tabelas evoluíram posteriormente para os bancos de dados nutricionais que ainda hoje são utilizados por governos, pesquisadores, médicos, nutricionistas e fabricantes de alimentos.

Os métodos utilizados para medir o ferro tornaram-se progressivamente mais sofisticados ao longo do tempo. Os primeiros pesquisadores dependiam de reações químicas que produziam alterações visíveis de cor quando o ferro estava presente. Técnicas posteriores incluíram espectrofotometria, espectroscopia de absorção atômica, espectroscopia por plasma indutivamente acoplado e espectrometria de massas. Os instrumentos modernos podem detectar quantidades extremamente pequenas de ferro com notável precisão.

No entanto, apesar de toda a sua sofisticação tecnológica, todos esses métodos medem essencialmente a mesma coisa: **a quantidade total de ferro presente em uma amostra de alimento.**

Para realizar essas medições, o alimento geralmente é seco, triturado, aquecido e tratado com substâncias químicas fortes que decompõem sua estrutura. O laboratório então mede a quantidade de ferro elementar contida na amostra. O teor de ferro pode ser expresso em miligramas por porção, miligramas por 100 gramas de alimento, miligramas por quilograma, porcentagens da ingestão diária recomendada ou em diversos outros formatos. Diferentes bancos de dados, fabricantes, pesquisadores e órgãos governamentais podem utilizar sistemas de apresentação distintos, tornando as comparações diretas mais difíceis.

Esse número parece objetivo e preciso. No entanto, ele responde apenas a uma pergunta: quanto ferro está presente no alimento. Ele não responde a uma pergunta muito diferente: quanto desse ferro realmente entrará no organismo humano.

Essa distinção é crucial. **As tabelas de composição dos alimentos medem o conteúdo de ferro, não a absorção de ferro. Elas revelam quanto ferro pode ser detectado quimicamente, e não quanto ferro pode ser absorvido biologicamente**. Com o tempo, essa distinção tornou-se obscurecida. Alimentos com alto teor de ferro medido passaram a ser frequentemente considerados fontes superiores de ferro, enquanto alimentos com valores mais baixos eram vistos como menos úteis. No entanto, o trato digestivo humano não absorve ferro de acordo com tabelas laboratoriais.

Outra complicação frequentemente é negligenciada. Mesmo a quantidade de ferro medida em um alimento não é um valor fixo. O teor de ferro listado nas tabelas de composição alimentar geralmente se baseia em amostras específicas analisadas sob condições específicas. No entanto, a quantidade real de ferro presente em um alimento pode variar substancialmente dependendo do local onde foi cultivado, da composição do solo, das práticas agrícolas, do clima, das condições de armazenamento, dos métodos de processamento e de inúmeros outros fatores. Duas maçãs podem parecer idênticas, mas conter quantidades diferentes de ferro. O mesmo ocorre com espinafre, feijões, cereais, carne e praticamente todos os outros alimentos.

O preparo dos alimentos acrescenta outro nível de complexidade. Os bancos de dados nutricionais frequentemente distinguem entre alimentos crus e cozidos porque o cozimento altera o peso, o teor de água, a concentração de nutrientes e, por vezes, a própria forma química dos nutrientes. Um alimento que parece rico em ferro quando cru pode apresentar valores diferentes após ser fervido, assado, frito, cozido no vapor ou desidratado. Até mesmo receitas idênticas preparadas por pessoas diferentes podem resultar em valores nutricionais distintos, porque os ingredientes, os tempos de preparo, as temperaturas e os métodos culinários variam.

A situação torna-se ainda mais complexa quando se consideram pratos compostos. Sopas, ensopados, caçarolas, saladas, sanduíches e refeições de restaurante contêm múltiplos ingredientes, cada um com sua própria variabilidade. O teor final de ferro, portanto, não é uma constante mensurável única, mas uma estimativa derivada de cálculos e pressupostos. Em muitos casos, **os bancos de dados nutricionais calculam o teor de ferro de um prato composto a partir da composição teórica de seus ingredientes, em vez de medir diretamente cada refeição preparada.**

Como resultado, os números apresentados nas tabelas de composição dos alimentos não devem ser considerados valores exatos. Eles são melhor compreendidos como aproximações. Embora se baseiem em medições científicas, não representam fatos biológicos imutáveis. Um valor como 3,2 mg ou 4,7 mg de ferro pode parecer altamente preciso, mas essa precisão aparente pode criar uma impressão enganosa de certeza.

Na realidade, ninguém pode saber a quantidade exata de ferro contida em cada porção de alimento consumida. Os números encontrados nos bancos de dados nutricionais são estimativas úteis que ajudam a comparar alimentos e identificar padrões alimentares gerais. No entanto, não devem ser confundidos com medições precisas do que está presente no prato de uma pessoa, muito menos do que acaba efetivamente entrando no organismo.

Essa incerteza não é exclusiva do ferro. Ela se aplica praticamente a todos os nutrientes. **Os valores apresentados nas tabelas de composição dos alimentos são aproximações científicas, e não realidades biológicas exatas**. Compreender essa limitação é essencial, porque muitas afirmações sobre o ferro alimentar se baseiam em números que parecem muito mais precisos do que realmente são.

O problema torna-se ainda maior quando essas estimativas são interpretadas como se representassem a quantidade de ferro que o organismo irá absorver. As tabelas de composição dos alimentos medem apenas a quantidade de ferro detectada em uma amostra alimentar sob condições laboratoriais. Elas não medem quanto ferro sobrevive ao processo digestivo, alcança as células intestinais, entra na corrente sanguínea ou se torna disponível para as funções fisiológicas.

Em outras palavras, os números encontrados nas tabelas de alimentos são estimativas do conteúdo de ferro, e não medidas da utilização do ferro. O laboratório pode determinar quanto ferro está presente em uma amostra alimentar. **Somente o organismo humano determina quanto desse ferro pode realmente ser absorvido e utilizado.**

O teor total de ferro não equivale ao ferro biodisponível

Mesmo que a quantidade exata de ferro em um alimento pudesse ser medida perfeitamente, outro desafio permaneceria. O organismo humano não absorve todo o ferro que é consumido.

Durante muitos anos, as orientações nutricionais trataram a absorção de ferro como se fosse um processo relativamente previsível. Os alimentos eram classificados como boas ou más fontes de ferro, e as estimativas de absorção eram frequentemente apresentadas como porcentagens fixas. As pesquisas modernas demonstraram que a realidade é muito mais complexa.

O ferro biodisponível é a fração do ferro presente nos alimentos que pode ser absorvida pelo trato digestivo e utilizada pelo organismo em funções fisiológicas, como a produção de hemoglobina, o transporte de oxigênio, o metabolismo energético e diversos processos celulares.

Uma porção de alimento que fornece determinada quantidade de ferro no papel pode disponibilizar quantidades muito diferentes de ferro utilizável para indivíduos distintos. Duas pessoas que consomem a mesma refeição podem absorver quantidades de ferro dramaticamente diferentes. Até mesmo a mesma pessoa pode absorver quantidades diferentes de ferro da mesma refeição em dias distintos, dependendo das condições fisiológicas.

A compreensão moderna do metabolismo do ferro revelou que a absorção é um processo ativamente regulado, e não uma simples transferência passiva de nutrientes dos alimentos para a corrente sanguínea. O intestino funciona menos como uma porta aberta e mais como um guardião altamente seletivo. Quando as reservas de ferro são suficientes, a absorção pode ser reduzida. Quando a demanda por ferro aumenta, a absorção pode aumentar.

É por isso que bancos de dados nutricionais, rótulos de alimentos e diretrizes alimentares podem fornecer apenas estimativas. Eles podem medir quanto ferro está presente nos alimentos, mas não podem prever exatamente quanto ferro uma determinada pessoa irá absorver.

Compreender esse princípio é essencial para interpretar afirmações sobre alimentos ricos em ferro. Um alimento pode conter uma grande quantidade de ferro mensurável — e, ainda assim, fornecer relativamente pouco ferro utilizável em determinadas circunstâncias. Por outro lado, um alimento com menor teor de ferro medido pode, em alguns casos, contribuir de forma mais eficaz para a nutrição do ferro. A diferença não está apenas no alimento em si, mas também na extraordinária complexidade da regulação do ferro no organismo humano.

Ferro heme, ferro não heme e por que a forma química é importante

Ao discutir o ferro alimentar, a maioria das fontes de nutrição divide o ferro em duas categorias: **ferro heme** e **ferro não heme.** Já abordamos brevemente essa distinção anteriormente, mas vale a pena revisitá-la, pois ela desempenha um papel importante na compreensão da biodisponibilidade do ferro.

O ferro não existe nos alimentos como partículas isoladas esperando para serem absorvidas. Em vez disso, ele está ligado a diversas proteínas, moléculas orgânicas e compostos químicos.

Antes que o ferro possa entrar na corrente sanguínea, essas estruturas precisam ser processadas pelo sistema digestivo.

O ferro heme é encontrado principalmente em alimentos de origem animal, como carne, aves e peixes. Nesses alimentos, o ferro está incorporado à molécula heme, a mesma estrutura que permite à hemoglobina e à mioglobina se ligarem ao oxigênio. Como o ferro permanece protegido dentro dessa estrutura molecular durante a digestão, ele geralmente é absorvido de forma mais eficiente do que muitas outras formas de ferro alimentar.

O modelo simplificado mais antigo assumia que as proteínas heme da dieta, como a hemoglobina e a mioglobina, eram completamente digeridas em aminoácidos e ferro livre antes da absorção. Pesquisas mais recentes demonstraram que isso não é totalmente correto.

Quando a carne é digerida, a hemoglobina e a mioglobina são inicialmente degradadas pelo ácido gástrico e pelas enzimas digestivas. No entanto, o anel heme é relativamente resistente à destruição completa nas porções superiores do trato digestivo. Uma parcela significativa do ferro heme alimentar sobrevive à digestão como uma **estrutura porfirínica contendo ferro intacta**, em vez de ser imediatamente liberada como ferro ferroso (Fe^{2+}) ou férrico (Fe^{3+}) livre.

As evidências atuais sugerem que grande parte do ferro heme é absorvida como uma molécula de heme intacta pelos enterócitos do intestino delgado. Uma vez dentro da célula intestinal, a enzima heme oxigenase (principalmente a HO-1) degrada o anel heme e libera o ferro. Somente então o ferro se incorpora ao pool intracelular de ferro e se torna disponível para transporte, armazenamento ou exportação para a corrente sanguínea.

Embora o ferro não heme seja comumente associado aos alimentos de origem vegetal, ele não é exclusivo das plantas. **A maioria dos alimentos de origem animal contém uma mistura de ferro heme e ferro não heme**. Carne bovina, frango, peixe e outras carnes fornecem ambas as formas, enquanto os alimentos vegetais contêm quase exclusivamente ferro não heme. Dependendo da espécie e do tecido, o ferro heme pode representar aproximadamente 30–70% do ferro total, enquanto o restante existe na forma de ferro não heme.

O ferro é um nutriente essencial não apenas para os seres humanos e os animais, mas também para as próprias plantas. Praticamente todas as plantas comestíveis contêm pelo menos alguma quantidade de ferro, pois necessitam dele para a fotossíntese, a produção de energia e numerosos processos metabólicos. A quantidade de ferro varia amplamente entre as espécies vegetais, razão pela qual leguminosas, cereais, nozes, sementes e vegetais de folhas verdes são frequentemente listados como importantes fontes alimentares. No entanto, **a presença de ferro em uma planta não prevê necessariamente quanto desse ferro acabará se tornando disponível para o organismo humano**. Como ocorre com todo o ferro alimentar, a disponibilidade biológica depende de muito mais do que apenas do teor de ferro medido.

Uma questão interessante é saber se o ferro não heme proveniente de alimentos de origem animal é absorvido de maneira diferente do ferro não heme encontrado nas plantas. O ferro em si é idêntico. Um átomo de ferro proveniente de um feijão é quimicamente indistinguível de um átomo de ferro proveniente da carne bovina. A diferença não está no ferro, mas na **matriz alimentar** que o envolve.

Os tecidos animais geralmente contêm menos compostos que interferem na absorção do ferro e podem conter proteínas que facilitam sua absorção. Em contraste, muitos alimentos vegetais contêm fitatos, polifenóis, oxalatos e outros compostos capazes de se ligar ao ferro e reduzir sua biodisponibilidade.

Como resultado, o ferro não heme proveniente de alimentos de origem animal pode, em alguns casos, ser absorvido de forma mais eficiente do que o ferro não heme proveniente de alimentos vegetais, embora o próprio ferro seja quimicamente idêntico.

Outra consideração importante é a ferritina. **Tanto as plantas quanto os animais utilizam a ferritina como sua principal proteína de armazenamento de ferro**. Há muito tempo os pesquisadores investigam se o ferro ligado à ferritina segue vias de absorção específicas nos seres humanos. Embora alguns estudos sugiram que a ferritina possa proteger o ferro durante a digestão, o conjunto das evidências permanece inconclusivo. As pesquisas atuais indicam que grande parte da ferritina alimentar provavelmente é degradada durante a digestão antes que a absorção ocorra.

O ferro não heme também é a principal forma utilizada na fortificação de alimentos e na maioria dos suplementos de ferro, sob a forma de diversos compostos e formulações químicas. Antes que a absorção possa ocorrer, o trato digestivo deve primeiro liberar o ferro desses compostos e convertê-lo em formas que possam ser transportadas através da parede intestinal.

A situação torna-se ainda mais complexa porque o próprio ferro não heme não é uma substância única. Ele pode existir como ferro ferroso (Fe^{2+}), ferro férrico (Fe^{3+}) ou como parte de inúmeros sais e complexos. As formas mais comuns incluem sulfato ferroso, fumarato ferroso, gluconato ferroso, bisglicinato ferroso, citrato férrico, pirofosfato férrico e muitas outras. Esses compostos diferem em suas propriedades químicas, solubilidade, estabilidade e comportamento durante a digestão.

Algumas formas dissolvem-se facilmente no ambiente ácido do estômago. Outras são menos solúveis e podem exigir processamento adicional antes que a absorção ocorra. Certos compostos são mais fortemente influenciados por componentes alimentares, como fitatos, polifenóis, cálcio ou fibras. Como resultado, a mesma quantidade de ferro elementar pode comportar-se de maneira muito diferente, dependendo da forma química pela qual entra no organismo.

Essa é uma das razões pelas quais estimar a absorção de ferro é tão difícil. **O organismo não está simplesmente absorvendo "ferro". Ele interage com uma grande variedade de**

moléculas contendo ferro, cada uma das quais pode ser processada de maneira diferente. A eficiência da absorção depende não apenas da quantidade de ferro presente, mas também de sua forma química, da composição da refeição, das condições do trato digestivo e do estado fisiológico da pessoa que o consome.

Além disso, a absorção depende de:

- estado das reservas de ferro;
- níveis de hepcidina;
- inflamação;
- função gastrointestinal;
- composição da refeição;
- fatores genéticos;
- idade;
- gravidez;
- medicamentos;
- fatores relacionados ao microbioma.

Portanto, as discussões sobre o ferro alimentar não devem se concentrar apenas no número de miligramas listado em uma tabela de alimentos. A forma química do ferro importa, a matriz alimentar que o acompanha importa e a biologia do indivíduo importa. Em última análise, o que chega à corrente sanguínea é determinado por muito mais do que a quantidade total de ferro presente em uma refeição.

O mito dos alimentos ricos em ferro

Durante gerações, certos alimentos foram promovidos como remédios naturais para baixos níveis de ferro e anemia. Espinafre, trigo-sarraceno, suco de beterraba, suco de romã, suco de maçã, frutas secas, melaço e inúmeros "alimentos ricos em ferro" são frequentemente recomendados por familiares, sites de saúde, influenciadores das redes sociais e até mesmo por alguns profissionais de saúde. A base científica para muitas dessas recomendações é surpreendentemente fraca.

Quando eu era criança e, mais tarde, uma jovem mulher, ouvi repetidamente os mesmos conselhos sempre que o assunto anemia surgia. As pessoas recomendavam comer mais fígado, beber diversos tônicos "para aumentar o sangue" e consumir alimentos considerados capazes de elevar a hemoglobina. Durante a gravidez, quando desenvolvi o que então era chamado de anemia gestacional, essas recomendações tornaram-se ainda mais frequentes. O fígado era frequentemente apresentado como um dos melhores tratamentos naturais para baixos níveis sanguíneos, enquanto preparações feitas a partir de sangue animal ainda eram vendidas e prescritas em alguns países como fontes de ferro.

Naquela época, poucas pessoas questionavam essas práticas. Elas eram consideradas conhecimento comum, transmitido de uma geração para outra e frequentemente reforçado por profissionais de saúde. A lógica parecia simples: o sangue contém ferro, o fígado contém ferro, portanto, consumi-los deveria ajudar a reconstruir o sangue. No entanto, muitas crenças tradicionais sobre "alimentos que aumentam o sangue" surgiram muito antes de as pesquisas modernas esclarecerem como o ferro é absorvido, regulado, transportado e utilizado pelo organismo.

Os suplementos derivados de sangue merecem menção especial, embora discutiremos esse tema fascinante com mais detalhes posteriormente neste livro. Durante muitos anos, produtos feitos a partir de sangue animal, hemoglobina ou proteínas derivadas do sangue foram amplamente promovidos como tratamentos para anemia e como agentes "formadores de sangue".

No entanto, a questão mais ampla permanece inalterada. Os alimentos se tornam tratamentos eficazes para a deficiência de ferro simplesmente porque contêm ferro? Ou será que, às vezes, confundimos a presença de ferro com a capacidade do organismo de absorvê-lo e utilizá-lo? Para responder a essa pergunta, precisamos primeiro examinar alguns dos alimentos "ricos em ferro" mais populares e as evidências que sustentam sua reputação.

Na maioria dos casos, a reputação desses alimentos tem origem em tabelas de composição alimentar que demonstram quantidades mensuráveis de ferro. Com o tempo, a presença de ferro nos alimentos transformou-se gradualmente na suposição de que esses alimentos aumentariam eficazmente os níveis de ferro no organismo. No entanto, essas são duas afirmações muito diferentes.

Um alimento pode conter ferro sem fornecer grandes quantidades de ferro absorvível. Um alimento pode fornecer ferro absorvível sem ser capaz de corrigir uma deficiência de ferro clinicamente significativa. E um alimento pode tornar-se famoso por tratar a anemia, apesar de existirem poucas evidências de que realmente o faça.

- **Espinafre**

Este é provavelmente o exemplo mais famoso. O espinafre realmente contém ferro. O mito não é que o espinafre não contenha ferro. O problema é que sua reputação foi enormemente exagerada. O espinafre também contém oxalatos e outros compostos que podem reduzir a disponibilidade do ferro. Embora o espinafre possa contribuir com ferro para a dieta, há poucas evidências de que seja um tratamento particularmente eficaz para a deficiência de ferro quando comparado a fontes alimentares com maior biodisponibilidade.

- **Trigo-sarraceno**

O trigo-sarraceno contém quantidades mensuráveis de ferro e é frequentemente promovido no Leste Europeu e em partes da Ásia como um alimento para anemia. No entanto, assim como outros grãos e sementes, o trigo-sarraceno também contém fitatos, que podem reduzir a absorção do ferro. Seu teor de ferro não deve ser confundido com sua capacidade de restaurar rapidamente as reservas de ferro.

• **Suco de beterraba**

Poucos mitos nutricionais são tão difundidos quanto a crença de que o suco de beterraba "produz sangue". A beterraba contém quantidades relativamente pequenas de ferro. Sua popularidade provavelmente surgiu devido à sua cor vermelha intensa, que intuitivamente sugere uma ligação com o sangue e a hemoglobina. Estudos modernos não sustentam a ideia de que o suco de beterraba seja uma fonte significativa de ferro alimentar ou um tratamento eficaz para a deficiência de ferro. Seus efeitos sobre a saúde, quando presentes, estão mais relacionados aos nitratos e à função vascular do que ao teor de ferro.

• **Suco de romã**

A romã há muito tempo é associada à saúde do sangue em muitas culturas. No entanto, as romãs não são fontes particularmente ricas de ferro, e as evidências de que o suco de romã melhora substancialmente o estado do ferro são limitadas. Sua reputação parece basear-se mais na tradição do que em efeitos comprovados sobre o metabolismo do ferro.

• **Suco de maçã**

O suco de maçã é outra recomendação comum para pessoas com baixos níveis de ferro. No entanto, as maçãs contêm quantidades relativamente pequenas de ferro, e o suco de maçã contém ainda menos. Há pouca justificativa biológica para esperar que o suco de maçã desempenhe um papel importante na correção da deficiência de ferro.

• **Bebidas "ricas em ferro"**

Muitas bebidas comerciais são comercializadas como estimuladores naturais do ferro. Algumas contêm pequenas quantidades de ferro naturalmente presente, enquanto outras são enriquecidas com compostos de ferro adicionados. O marketing frequentemente enfatiza o teor de ferro, ignorando a questão muito mais importante da biodisponibilidade. Uma bebida pode conter uma quantidade mensurável de ferro no rótulo e, ainda assim, fornecer relativamente pouco ferro utilizável ao organismo.

O ferro oculto

Hoje em dia, parece que tudo na medicina é oculto. Ouvimos falar de infecções ocultas, inflamações ocultas, deficiências ocultas, alergias ocultas, desequilíbrios hormonais ocultos e, claro, anemia oculta. A palavra "*oculto*" tornou-se notavelmente popular porque cria uma aura de mistério e sugere que alguma informação importante, de alguma forma, escapou à nossa atenção.

No entanto, existe uma forma de ferro oculto que recebe surpreendentemente pouca atenção. Muitas pessoas não percebem que uma parcela significativa do ferro que consomem pode não vir naturalmente dos alimentos. Em vez disso, ele pode ter sido adicionado durante o processo de fabricação por meio de um procedimento conhecido como **fortificação de alimentos**.

A ideia da fortificação alimentar surgiu como resposta a um problema prático de saúde pública. Durante o final do século XIX e o início do século XX, as deficiências nutricionais eram generalizadas em muitas partes do mundo. À medida que os cientistas começaram a identificar vitaminas e minerais e a relacionar suas deficiências a doenças específicas, governos e autoridades de saúde pública passaram a buscar formas de melhorar a nutrição em nível populacional.

O desafio era evidente. É relativamente fácil aconselhar indivíduos a melhorar sua alimentação, mas é muito mais difícil modificar os hábitos alimentares de milhões de pessoas. As autoridades de saúde pública, portanto, procuraram alimentos que já fossem consumidos regularmente por grandes segmentos da população. Farinha, pão, cereais, arroz, leite e outros alimentos básicos tornaram-se alvos atrativos porque mesmo pequenas modificações nutricionais poderiam potencialmente afetar populações inteiras.

O primeiro programa nacional de fortificação alimentar bem-sucedido é geralmente considerado a introdução do sal iodado na Suíça, em 1922–1923, para combater a deficiência de iodo e o bócio endêmico. Os Estados Unidos seguiram o exemplo em 1924, com programas de grande escala de iodação do sal.

Durante a década de 1930, a vitamina D começou a ser adicionada ao leite em vários países para reduzir a incidência de raquitismo. Programas semelhantes de fortificação foram posteriormente adotados em muitos outros países, expandindo-se gradualmente para cereais, alimentos infantis, bebidas nutricionais e numerosos produtos alimentícios processados.

A fortificação com ferro começou um pouco mais tarde do que a fortificação com iodo. Os primeiros programas de enriquecimento com ferro em larga escala surgiram na década de 1940, principalmente nos Estados Unidos. Em 1941, o governo dos Estados Unidos convocou a chamada "Conferência de Enriquecimento", que estabeleceu padrões para o enriquecimento da farinha com tiamina (vitamina B1), riboflavina (vitamina B2), niacina (vitamina B3) e ferro. Em 1942–1943, a farinha e o pão enriquecidos já eram amplamente distribuídos em todo o país, em parte devido às preocupações com deficiências nutricionais entre recrutas militares e a população civil durante a Segunda Guerra Mundial.

Inicialmente, os principais alvos eram a farinha de trigo, o pão e os produtos de panificação feitos com farinha enriquecida. Posteriormente, a fortificação com ferro expandiu-se para cereais matinais, cereais infantis, alimentos para bebês, produtos à base de arroz, bebidas nutricionais, substitutos de refeições, algumas alternativas aos laticínios e alimentos processados.

Uma questão interessante é quem decidiu quanto ferro deveria ser adicionado. A resposta não foram médicos individuais, mas órgãos governamentais e científicos. Nos Estados Unidos, os padrões foram inicialmente desenvolvidos por meio da cooperação entre cientistas da nutrição, autoridades de saúde pública, fabricantes de alimentos e agências federais. Com o tempo, organizações como a U.S. Food and Drug Administration (FDA) passaram a ser responsáveis pela supervisão regulatória. Funções semelhantes são desempenhadas pela Health Canada, pela European Food Safety Authority (EFSA), pela World Health Organization (WHO) e por agências nacionais de saúde em outros países.

A quantidade real de ferro adicionada nunca foi estabelecida de forma permanente. Os níveis de fortificação foram revisados repetidamente à medida que o conhecimento científico evoluiu. Os órgãos reguladores consideram:

- ingestão estimada de ferro pela população;
- prevalência da deficiência de ferro;
- distribuição por idade e sexo;
- padrões alimentares;
- preocupações com a segurança;
- biodisponibilidade dos diferentes compostos de ferro.

Um detalhe que muitos consumidores nunca percebem é que as regulamentações geralmente especificam quanto ferro deve ser adicionado, e não quanto ferro será efetivamente absorvido. Um fabricante pode adicionar com precisão uma quantidade prescrita de sulfato ferroso, pirofosfato férrico ou outro composto de ferro. Como resultado, a história da fortificação com ferro frequentemente envolveu um compromisso entre objetivos nutricionais, exigências de fabricação, aspectos econômicos e realidade biológica.

Atualmente, a fortificação alimentar continua sendo uma das maiores intervenções nutricionais já implementadas. Seus defensores apontam para a redução de algumas formas de deficiência nutricional, enquanto os críticos questionam se as abordagens populacionais conseguem levar adequadamente em consideração a complexidade do metabolismo humano do ferro. Mais de 140 países possuem atualmente fortificação obrigatória de pelo menos um alimento básico com ferro. A farinha de trigo é o alimento mais fortificado com ferro em todo o mundo.

Muitos países da América do Norte e da América Latina possuem alguns dos programas de fortificação com ferro mais extensos. Por exemplo, nos Estados Unidos e no Canadá, a maior parte da farinha branca produzida comercialmente é enriquecida com ferro por exigência regulatória. Vários países da América Latina (como Costa Rica, Chile e outros) implementaram historicamente programas particularmente intensivos de fortificação da farinha e, em alguns casos, de outros alimentos básicos.

Em muitos países desenvolvidos, cereais infantis, cereais matinais e produtos substitutos de refeições são frequentemente fortificados. Uma proporção substancial do ferro declarado em seus rótulos pode derivar de compostos adicionados, e não de fontes naturais. **Quando os consumidores veem alimentos rotulados como "ricos em ferro", frequentemente assumem que o ferro está naturalmente presente nos ingredientes**. Na realidade, grande parte do teor de ferro informado pode resultar de compostos de ferro adicionados durante o processamento.

Muitos consumidores acreditam obter ferro principalmente da carne, dos vegetais e de outros alimentos naturais. Na realidade, uma parcela considerável do ferro alimentar nas sociedades industrializadas modernas pode ter origem em programas de fortificação introduzidos ao longo do século 20.

Esse **ferro oculto** não é necessariamente prejudicial nem benéfico para todos. O ponto importante é que a maioria dos consumidores desconhece sua presença. O número apresentado no rótulo nutricional pode representar uma mistura de ferro naturalmente presente e ferro adicionado durante o processamento industrial.

Uma questão desconfortável decorre dessa discussão. Se o ferro está naturalmente presente em praticamente todos os alimentos, se muitos alimentos básicos são adicionalmente fortificados com ferro e se as dietas modernas frequentemente fornecem quantidades de alimentos substancialmente maiores do que as disponíveis para gerações anteriores, **por que a deficiência de ferro se tornou um dos problemas nutricionais mais discutidos do século 21?**

A resposta não é simples. A deficiência verdadeira de ferro certamente existe. Perda de sangue, gravidez, doenças gastrointestinais, síndromes de má absorção, doenças crônicas, dietas restritivas e inúmeras outras condições podem comprometer o equilíbrio do ferro. No entanto, a crescente tendência de equiparar valores laboratoriais a doenças criou um problema muito diferente.

Muitas pessoas sem sintomas evidentes, sem sinais de comprometimento da produção sanguínea, sem perda significativa de sangue e sem qualquer doença conhecida que afete a absorção de ferro recebem, ainda assim, o diagnóstico de deficiência de ferro, principalmente com base em limites laboratoriais. Como discutido ao longo deste livro, a interpretação desses limites continua sendo controversa.

Para um indivíduo saudável, com digestão normal, ingestão alimentar adequada e sem uma fonte importante de perda sanguínea, uma deficiência grave de ferro não seria necessariamente esperada apenas porque um marcador laboratorial está abaixo de um determinado ponto de corte. O organismo humano possui mecanismos altamente sofisticados para regular a absorção do ferro, reciclar o ferro proveniente dos glóbulos vermelhos envelhecidos e adaptar-se às mudanças das necessidades fisiológicas.

Produtos derivados do sangue: entre alimento e suplemento

Nas seções anteriores, discutimos alimentos tradicionalmente considerados fontes ricas de ferro e examinamos o papel dos alimentos fortificados. No entanto, existe outra categoria fascinante de produtos que ocupa um espaço intermediário entre alimentos e suplementos.

E, antes de continuarmos, não se preocupe — não vamos voltar à era dos vampiros, do Drácula ou dos rituais medievais de consumo de sangue. Embora a história da medicina contenha algumas práticas estranhas, não é disso que trata esta seção.

Em vez disso, estamos falando de um fenômeno muito mais recente e surpreendentemente difundido: produtos feitos de sangue animal, hemoglobina ou proteínas derivadas do sangue, comercializados como alimentos, produtos nutricionais ou "fortificantes do sangue". Muitos desses produtos eram vendidos em farmácias, prescritos por médicos, recomendados durante a gravidez, administrados a crianças e promovidos como uma forma natural de melhorar a saúde do sangue.

Durante grande parte do século 20, esses produtos baseavam-se em uma ideia simples e aparentemente perfeitamente lógica: se o sangue contém ferro e hemoglobina, então o consumo de produtos derivados do sangue deveria ajudar o organismo a produzir mais sangue. Se o corpo humano realmente funciona dessa maneira é uma questão muito mais interessante.

Em toda a Europa e América do Norte, preparações de sangue seco, pós de hemoglobina, extratos sanguíneos e diversos tônicos sanguíneos foram comercializados para fraqueza, fadiga, gravidez, crescimento e anemia. No Leste Europeu (principalmente na Romênia), preparações como o Hemostimulin tornaram-se amplamente utilizadas, enquanto outros alimentos contendo sangue eram frequentemente recomendados como suporte nutricional para pessoas consideradas portadoras de "sangue fraco".

Talvez o exemplo mais famoso tenha sido o Hematogen. Desenvolvido originalmente no final do século 19 e posteriormente popularizado em toda a União Soviética e no Leste Europeu, o Hematogen era uma mistura de albumina de sangue bovino com açúcar, leite condensado e outros ingredientes. Era promovido para crianças, gestantes, adolescentes e indivíduos em recuperação de doenças. Milhões de pessoas consumiram esses produtos com base na simples suposição de que o sangue ajuda a produzir sangue.

Ao contrário de muitos produtos derivados do sangue do passado, o *Hematogen* nunca desapareceu completamente. Embora sua popularidade tenha diminuído em comparação com a era soviética, ele ainda é fabricado e comercializado em vários países europeus. Frequentemente pode ser encontrado em lojas de alimentos étnicos, mercados especializados e algumas farmácias na América do Norte, incluindo o Canadá. As formulações modernas variam consideravelmente. Algumas ainda contêm albumina de sangue bovino ou ingredientes relacionados derivados do sangue, enquanto outras utilizam formulações modificadas e vitaminas adicionais. Ainda assim, o produto permanece como um exemplo notável de quão persistente tem sido o conceito de que "o sangue produz sangue". Mais de um século após sua introdução, as pessoas continuam comprando e consumindo um produto cujo apelo original se baseava na crença de que ingredientes derivados do sangue poderiam estimular a formação sanguínea.

O Hematogen não era, de forma alguma, um caso isolado. Durante o final do século 19 e grande parte do século 20, numerosos produtos derivados do sangue foram comercializados em toda a Europa e América do Norte. Preparações de sangue seco produzidas a partir de sangue bovino ou suíno eram amplamente utilizadas como produtos nutricionais e frequentemente recomendadas para fraqueza, fadiga, gravidez e anemia. Os fabricantes processavam o sangue animal em pós, comprimidos, cápsulas e tônicos que podiam ser armazenados e consumidos de forma mais conveniente do que produtos de sangue fresco.

Os pós de hemoglobina tornaram-se particularmente populares porque pareciam oferecer uma fonte concentrada da própria molécula responsável pelo transporte de oxigênio na corrente sanguínea. A lógica era simples e atraente: se a hemoglobina transporta ferro e oxigênio, então o consumo de hemoglobina deveria ajudar a restaurar tanto o sangue quanto a vitalidade. Esses produtos eram frequentemente promovidos como alternativas naturais às preparações medicinais de ferro.

O mercado também incluía numerosos tônicos sanguíneos vendidos sob nomes comerciais. Durante a primeira metade do século 20, as farmácias ofereciam preparações anunciadas como "fortificantes do sangue", "restauradores" e "tônicos fortalecedores". Suas formulações variavam amplamente, mas muitas continham ingredientes derivados do sangue, compostos de ferro, extratos hepáticos, vitaminas ou combinações dessas substâncias. O marketing frequentemente enfatizava melhora da força, recuperação, vitalidade e saúde do sangue.

Nem todos os produtos destinados a "fortalecer o sangue" eram vendidos como suplementos. Alguns existiam como alimentos comuns. A morcela, o black pudding e outros alimentos tradicionais à base de sangue eram frequentemente recomendados por médicos e nutricionistas porque continham quantidades substanciais de ferro e proteínas derivadas do sangue. Em muitos países, esses alimentos ocupavam uma posição singular, situada entre a tradição culinária e a nutrição terapêutica.

O fígado desempenhava um papel semelhante. Muito antes da descoberta da vitamina B12 e antes que os suplementos modernos de ferro se tornassem amplamente disponíveis, o fígado era um dos alimentos mais recomendados para a anemia. Os médicos frequentemente prescreviam grandes quantidades de fígado ou extratos hepáticos porque observações clínicas mostravam que alguns pacientes melhoravam após consumi-los. Somente mais tarde os pesquisadores descobriram que o fígado continha não apenas ferro, mas também vitamina B12, folato e numerosos outros nutrientes envolvidos na formação do sangue. Os extratos hepáticos acabaram se tornando um tratamento padrão para a anemia perniciosa antes que o isolamento da vitamina B12 transformasse a prática médica.

Olhando para trás, esses produtos revelam um tema importante na história da nutrição e da medicina. Muito antes dos testes de ferritina, das infusões de ferro e dos suplementos modernos, as pessoas procuravam maneiras de aumentar a produção de sangue e melhorar a vitalidade. Se o sangue contém as substâncias necessárias para produzir sangue, então consumir essas substâncias deveria ajudar a restaurar a saúde. Embora o conhecimento moderno sobre o metabolismo do ferro tenha demonstrado que a realidade é muito mais complexa, a popularidade desses produtos mostra o quanto essa ideia permaneceu intuitiva e convincente por gerações.

Se a ideia de que o sangue pode produzir sangue lhe parece familiar, isso talvez ajude a explicar uma das tendências nutricionais mais incomuns das últimas décadas: a **placentofagia**, a prática de consumir a placenta após o parto.

Os defensores da placentofagia afirmam que a placenta é rica em ferro e outros nutrientes e que pode ajudar a melhorar a energia, prevenir a anemia, favorecer a recuperação, apoiar a lactação e reduzir o risco de depressão pós-parto. A placenta pode ser consumida de diversas formas, incluindo preparações cozidas, pós desidratados, cápsulas, tinturas e outros produtos comerciais. Em algumas regiões, surgiu toda uma indústria dedicada à coleta, processamento e encapsulamento do tecido placentário.

As evidências científicas contam uma história muito diferente. Embora a placenta contenha ferro e numerosas substâncias biológicas, os estudos não conseguiram demonstrar benefícios convincentes para a recuperação pós-parto, o estado do ferro, a lactação, os níveis de energia ou a prevenção da depressão pós-parto. Apesar do extenso marketing e dos numerosos relatos anedóticos, as supostas vantagens para a saúde permanecem amplamente sem respaldo científico.

Do ponto de vista do ferro, a situação é particularmente interessante. A presença de ferro em um tecido não torna automaticamente esse tecido um tratamento eficaz para a deficiência de ferro. Como vimos repetidamente ao longo deste capítulo, a questão crucial não é se o ferro está presente, mas se ele está presente em quantidade suficiente e em uma forma que proporcione um benefício biológico significativo.

A placentofagia também levanta questões éticas e filosóficas que vão além da nutrição. A placenta não é simplesmente mais um órgão comestível. Biologicamente, ela é um **órgão humano temporário** que se desenvolve principalmente a partir de tecidos fetais e carrega a composição genética da criança em desenvolvimento. Em outras palavras, a placenta é tecido humano.

Por essa razão, sempre considerei a discussão sobre a placentofagia um tanto incomum. Alguns eticistas, antropólogos, médicos e comentaristas descreveram a placentofagia como uma forma de *canibalismo oculto*, porque envolve o consumo de tecido humano. Outros argumentam que a placentofagia deve ser considerada separadamente, porque o tecido se origina da própria gestação e não é obtido por meio de violência ou dano. A realidade biológica, no entanto, permanece inalterada: a placenta é tecido humano, e não tecido animal.

Independentemente da posição adotada, a placentofagia oferece mais um exemplo de um tema recorrente na história da nutrição relacionada ao ferro. Repetidamente, produtos contendo ferro foram promovidos como remédios para "fortalecer o sangue" muito antes que evidências convincentes demonstrassem que eles realmente melhoram o estado do ferro ou os desfechos de saúde.

A obsessão pela absorção

Quando as pessoas descobrem que a biodisponibilidade é importante, rapidamente surge um novo conjunto de regras nutricionais; de repente, cada refeição se transforma em um cálculo complicado envolvendo vitamina C, chá, café, cálcio, fitatos, polifenóis, horário das refeições e dezenas de outros fatores que supostamente aumentam ou diminuem a absorção de ferro. **Indústrias inteiras surgiram em torno da otimização da absorção de nutrientes, muitas vezes criando a impressão de que**

cada porção de alimento precisa ser cuidadosamente planejada para maximizar a absorção de ferro.

Como ocorre com muitas crenças nutricionais, essas ideias contêm elementos de verdade, mas frequentemente são exageradas muito além do que as evidências permitem sustentar.

A vitamina C talvez seja o exemplo mais conhecido. Há décadas, pesquisadores sabem que a vitamina C pode aumentar a absorção do ferro não heme em determinadas condições. Esse efeito é real e biologicamente plausível. No entanto, daí frequentemente surge um equívoco importante: se a vitamina C melhora a absorção de ferro, então adicioná-la a qualquer alimento automaticamente o transforma em um tratamento eficaz para a deficiência de ferro.

A realidade é mais complexa. Melhorar a absorção e corrigir a deficiência de ferro não são a mesma coisa. Um pequeno aumento na absorção de um alimento que, para começar, contém pouco ferro biodisponível não produz necessariamente um resultado clinicamente significativo. Adicionar suco de laranja a uma refeição não transforma, como por mágica, qualquer alimento de origem vegetal em uma fonte de ferro altamente absorvível. O efeito existe, mas tem sido frequentemente simplificado e exagerado nas recomendações nutricionais populares.

O mesmo padrão aparece com as substâncias classificadas como inibidoras da absorção de ferro. Os fitatos encontrados em cereais e leguminosas, os polifenóis presentes no chá, café, cacau e em muitos alimentos de origem vegetal, assim como o cálcio presente em determinados produtos lácteos e suplementos, podem reduzir a absorção de ferro em condições experimentais. Esses efeitos estão bem documentados e são frequentemente citados nas diretrizes nutricionais.

O movimento *gluten-free* oferece uma importante lição sobre como um tratamento médico legítimo pode se transformar em uma tendência nutricional global. **A dieta sem glúten foi desenvolvida como uma intervenção terapêutica para pessoas com doença**

celíaca e um pequeno número de outros distúrbios relacionados ao glúten reconhecidos pela medicina. Para essas pessoas, evitar o glúten é essencial, pois a exposição contínua pode causar danos ao intestino, prejudicar a absorção de nutrientes e levar a graves consequências para a saúde.

Para pessoas saudáveis, no entanto, a situação é muito diferente. Uma alimentação sem glúten não é uma alternativa mais saudável a uma dieta normal, nem foi demonstrado que proporcione benefícios significativos à saúde da população em geral. Pelo contrário, pesquisadores têm manifestado preocupação de que evitar o glúten sem necessidade possa reduzir a ingestão de grãos integrais, fibras, vitaminas, minerais e outros componentes benéficos da alimentação. Alguns estudos chegaram a sugerir possíveis consequências cardiovasculares adversas relacionadas à menor ingestão de grãos integrais entre pessoas que evitam o glúten sem indicação médica.

No entanto, apesar da falta de evidências convincentes de benefício, o mercado de produtos sem glúten expandiu-se e se transformou em uma indústria multibilionária. As prateleiras dos supermercados estão repletas de produtos sem glúten; muitos consumidores os percebem como mais saudáveis, e o marketing frequentemente confunde a distinção entre uma dieta médica e uma escolha de estilo de vida.

A lição vai muito além do próprio glúten. Uma vez que uma intervenção terapêutica se torna comercializada, as nuances científicas frequentemente são substituídas por mensagens simplificadas e marketing agressivo. Uma dieta originalmente destinada a um grupo relativamente pequeno de pacientes passa gradualmente a ser promovida para milhões de pessoas saudáveis. A história das dietas sem glúten ilustra como uma necessidade médica pode ser facilmente transformada em uma moda nutricional — e como pode se tornar difícil separar evidências científicas de marketing após essa transformação.

O que frequentemente é ignorado é que a maioria dos estudos que examinam a absorção de ferro é realizada em condições altamente controladas. Os pesquisadores podem analisar uma única refeição, um único nutriente ou um único fator alimentar, controlando cuidadosamente inúmeras variáveis. Esses estudos são valiosos porque ajudam a compreender os mecanismos biológicos. No entanto, a vida real é muito mais complexa do que um experimento de laboratório.

A nutrição humana não ocorre uma refeição de cada vez. As pessoas consomem milhares de refeições ao longo de décadas. O organismo responde não apenas ao que é ingerido em um determinado café da manhã ou jantar, mas também aos padrões alimentares globais, ao estado do ferro, às necessidades fisiológicas, à inflamação, à regulação hormonal, à genética, às condições de saúde e a inúmeros outros fatores.

Essa distinção é importante porque observações científicas frequentemente são transformadas em regras nutricionais simplificadas. Um estudo pode demonstrar que uma determinada substância aumenta ou reduz ligeiramente a absorção de ferro em condições experimentais específicas. Quando essa informação chega às redes sociais, aos sites de saúde, aos influenciadores, às empresas de suplementos e às campanhas de marketing, a mensagem pode ser transformada em algo muito diferente: evite este alimento, consuma aquele suplemento, beba esta bebida, nunca combine esses nutrientes, e assim por diante.

Como resultado, muitas pessoas passam a acreditar que beber chá durante uma refeição, adicionar leite ao café ou consumir alimentos ricos em cálcio inevitavelmente causará deficiência de ferro. As evidências científicas não sustentam conclusões tão simplistas. Embora esses fatores possam influenciar a absorção do ferro em diferentes graus, seus efeitos devem ser interpretados dentro do contexto mais amplo da dieta como um todo e dos poderosos mecanismos regulatórios do organismo.

O intestino não é um tubo passivo que absorve tudo o que está presente em uma refeição. A absorção de ferro é regulada ativamente por um sistema fisiológico sofisticado que se ajusta continuamente às necessidades do organismo. O corpo não está apenas respondendo aos alimentos; ele está constantemente decidindo quanto ferro absorver, quanto transportar, quanto armazenar e quanto reciclar.

A lição mais ampla vai muito além do próprio ferro. Vivemos em uma era em que descobertas científicas podem se espalhar pelo mundo em questão de horas. Infelizmente, as nuances raramente acompanham essa disseminação. Observações preliminares, achados laboratoriais isolados e resultados experimentais altamente específicos são frequentemente transformados em recomendações nutricionais abrangentes dirigidas a milhões de pessoas. Quando o medo entra em cena, as oportunidades comerciais rapidamente surgem. Livros, suplementos, dietas especiais, produtos fortificados, exames e programas nutricionais aparecem para resolver problemas que muitas pessoas talvez nem tenham.

O ferro está longe de ser o único exemplo. A história da nutrição moderna está repleta de casos em que observações científicas legítimas foram transformadas em poderosas mensagens de marketing. Compreender a diferença entre um mecanismo biológico e um desfecho clínico significativo é uma das habilidades mais importantes que um leitor pode desenvolver ao avaliar alegações sobre saúde, nutrição e suplementação.

Como acontece com tantos aspectos do metabolismo do ferro, a realidade científica encontra-se em algum lugar entre os extremos. Os efeitos são reais, mas as afirmações frequentemente feitas em seu nome costumam ser muito maiores do que as evidências realmente justificam.

Cozinhar em utensílios de ferro fundido aumenta a ingestão de ferro?

Uma das crenças mais persistentes relacionadas à nutrição do ferro é a de que cozinhar alimentos em utensílios de ferro fundido enriquece os alimentos com ferro. Isso é verdade ou é apenas mais um mito culinário?

A resposta é sim. Estudos científicos demonstraram consistentemente que **pequenas quantidades de ferro podem migrar dos utensílios de ferro fundido para os alimentos durante o cozimento.** Isso ocorre porque o ferro fundido contém ferro elementar, que pode ser liberado da superfície do utensílio em determinadas condições. O efeito é mais perceptível ao preparar alimentos ácidos, como pratos à base de tomate ou alimentos contendo suco de limão ou vinagre.

Estudos laboratoriais mostraram que o teor de ferro de alguns alimentos pode aumentar de duas a dez vezes após o preparo em utensílios de ferro fundido. No entanto, aumentos relativos podem ser enganosos. Em termos absolutos, a quantidade adicional de ferro geralmente varia de aproximadamente 1 a 5 miligramas por porção, embora quantidades maiores possam ocasionalmente ocorrer em pratos muito ácidos cozidos por períodos prolongados.

O mecanismo é simples. A acidez, a umidade, o tempo de cozimento e o contato direto entre o alimento e a superfície da panela favorecem a liberação de ferro não heme da panela. Quanto mais ácido for o alimento e quanto maior for o tempo de cozimento, maior será o potencial de transferência de ferro.

Em algumas regiões onde a deficiência de ferro é comum, o uso de utensílios de ferro fundido chegou a ser associado a melhorias modestas nos níveis de hemoglobina. No entanto, a quantidade de ferro transferida permanece altamente variável e impossível de padronizar. Ela depende da receita, da duração do cozimento, da composição do alimento e do estado de conservação do próprio utensílio. Portanto, o ferro fundido não deve ser considerado um tratamento confiável para deficiência de ferro ou anemia.

Um leitor cético poderia fazer uma pergunta óbvia: se o ferro está continuamente passando para os alimentos, a panela não deveria eventualmente desaparecer?

A resposta está nas quantidades extremamente pequenas envolvidas. Considere uma panela de ferro fundido pesando 1 quilograma. Essa panela contém aproximadamente 1.000.000 de miligramas de material contendo ferro. Se cada refeição adquirisse 5 miligramas adicionais de ferro provenientes da panela, seriam necessárias aproximadamente 200.000 sessões de cozimento para transferir apenas 1 quilograma de material. Mesmo que você cozinhe todos os dias, a perda teórica levaria séculos antes que o peso da panela diminuísse o suficiente para se tornar perceptível.

Assim, a transferência de ferro dos utensílios de ferro fundido é real e mensurável, mas as quantidades envolvidas são extremamente pequenas em relação à massa do utensílio. Cozinhar em ferro fundido pode aumentar modestamente o teor de ferro dos alimentos e fornecer uma pequena fonte suplementar de ferro alimentar. No entanto, isso não substitui a avaliação médica adequada, o diagnóstico ou o tratamento quando há suspeita de deficiência de ferro.

Capítulo 14: A escala terapêutica do ferro

Suplementos de ferro por via oral

Durante séculos, as pessoas buscaram maneiras de aumentar os níveis de ferro e favorecer a formação do sangue. Os métodos variaram desde simples recomendações alimentares até produtos derivados do sangue, suplementos orais, infusões intravenosas de ferro e, nos casos mais graves, transfusões de sangue.

Quando voltamos à prática médica real, o cenário mais comum é surpreendentemente simples. Um paciente realiza exames de sangue de rotina. O resultado laboratorial mostra um valor de ferritina abaixo de um determinado limite de referência. O paciente é informado de que seu nível de ferritina está baixo. A ferritina baixa é então interpretada como deficiência de ferro. A deficiência de ferro leva à recomendação de suplementação de ferro. Simples?

Em muitos casos, o processo termina aí. Não há qualquer discussão adicional sobre as limitações da dosagem da ferritina. Não se procura determinar se a ferritina reflete com precisão a disponibilidade de ferro naquele indivíduo. Outros marcadores podem nem sequer ser avaliados. Explicações alternativas para os sintomas podem não ser investigadas. O próprio valor laboratorial transforma-se no diagnóstico.

Esse se tornou um dos caminhos mais comuns na medicina moderna. Um resultado baixo de ferritina é frequentemente considerado evidência suficiente de deficiência de ferro, e os suplementos de ferro por via oral tornam-se automaticamente a intervenção de primeira linha.

Talvez o **maior equívoco em torno da suplementação de ferro seja a crença de que o principal objetivo do tratamento é aumentar a ferritina.** Na realidade, a ferritina não é o objetivo final. A ferritina é um marcador laboratorial. **Os pacientes não sofrem de "ferritina baixa" em si.** Eles sofrem das consequências do comprometimento do transporte de oxigênio, da redução da produção de glóbulos vermelhos ou de condições subjacentes que podem afetar o metabolismo do ferro.

Historicamente, o objetivo da terapia com ferro não era normalizar os níveis de ferritina, mas restaurar a produção eficaz de glóbulos vermelhos e melhorar os níveis de hemoglobina quando a disponibilidade de ferro limitava a eritropoiese. O verdadeiro objetivo clínico sempre foi a capacidade do sangue de transportar oxigênio, e não alcançar um determinado valor de ferritina.

Hoje, no entanto, muitos pacientes passam a se concentrar quase exclusivamente na ferritina. Monitoram repetidamente seus valores, comparam resultados na internet e frequentemente avaliam o sucesso ou o fracasso do tratamento de acordo com a elevação da ferritina até um valor desejado. Isso pode criar a impressão equivocada de que a própria ferritina precisa ser aumentada a qualquer custo.

Do ponto de vista fisiológico, esse raciocínio é questionável. A ferritina é principalmente uma proteína de armazenamento, e não uma medida funcional do fornecimento de oxigênio aos tecidos. Uma pessoa não se torna mais saudável simplesmente porque a ferritina aumenta. A questão mais importante é saber se o ferro está disponível onde é necessário, se a produção de glóbulos vermelhos melhora, se a hemoglobina aumenta adequadamente e se os sintomas e o estado clínico geral do paciente apresentam melhora.

Essa distinção torna-se especialmente importante quando a terapia oral com ferro é prescrita principalmente para "aumentar a ferritina". Se a ferritina se torna o objetivo em vez do marcador, existe o risco de perder de vista o propósito original do tratamento. **O objetivo nunca deve ser melhorar isoladamente um valor laboratorial. O objetivo deve ser melhorar a fisiologia, restaurar a produção normal de sangue quando apropriado e melhorar a saúde do paciente**.

É importante destacar que este capítulo não trata principalmente de pacientes com anemia grave, perda importante de sangue, distúrbios hereditários do metabolismo do ferro ou outras doenças hematológicas bem definidas. Essas condições merecem uma discussão separada.

Um dos equívocos mais comuns é acreditar que o "ferro" é uma substância única nos suplementos. Na realidade, os suplementos orais contêm uma ampla variedade de compostos de ferro quimicamente diferentes, cada um com propriedades físicas e biológicas próprias. Esses compostos diferem em sua solubilidade, estabilidade, interação com alimentos, suscetibilidade às condições digestivas e características de absorção. Como resultado, dois suplementos contendo quantidades idênticas de ferro elementar podem fornecer quantidades muito diferentes de ferro biologicamente disponível ao organismo.

Se excluirmos o ferro heme e considerarmos apenas os compostos de ferro não heme comumente utilizados em suplementos, as formas geralmente consideradas mais biodisponíveis incluem:

1. **Sulfato ferroso (Fe^{2+})** — historicamente o padrão de referência com o qual muitas outras preparações de ferro foram comparadas.
2. **Fumarato ferroso (Fe^{2+})** — geralmente apresenta absorção semelhante à do sulfato ferroso.
3. **Gluconato ferroso (Fe^{2+})** — contém menos ferro elementar por comprimido, mas geralmente é bem absorvido.
4. **Bisglicinato ferroso (quelato de ferro bisglicinato)** — em alguns estudos, apresenta absorção igual ou superior à do sulfato ferroso e pode ser menos afetado por certos inibidores alimentares.
5. **EDTA férrico-sódico (NaFeEDTA)** — particularmente útil em populações que consomem dietas ricas em fitatos, porque a molécula de EDTA ajuda a proteger o ferro da ligação com compostos inibidores durante a digestão.

Outros compostos de ferro tendem a apresentar menor biodisponibilidade, incluindo:

- pirofosfato férrico;
- ortofosfato férrico;
- ferro reduzido;

- pós de ferro elementar utilizados em alguns alimentos fortificados;
- diversos compostos férricos pouco solúveis.

No entanto, é importante fazer uma distinção. A pergunta "*qual composto de ferro é melhor absorvido*?" não é necessariamente a mesma que a pergunta "*qual composto de ferro produz o maior benefício clínico?*".

A absorção do ferro depende de muitos fatores, como mencionei anteriormente. Um suplemento que funciona bem em uma determinada população estudada pode apresentar resultados muito diferentes em outra. Isso ajuda a explicar por que os resultados clínicos da terapia oral com ferro frequentemente são menos previsíveis do que sugerem as propagandas ou os livros de nutrição.

A lição mais importante é que não existe uma única forma de ferro. Antes de comparar carne, vegetais, cereais, alimentos fortificados ou suplementos, precisamos reconhecer que o ferro chega ao trato digestivo sob muitas formas químicas diferentes. Algumas são sais, outras são quelatos, outras são complexos, e outras ocorrem naturalmente em tecidos vegetais ou animais. Cada uma delas se comporta de maneira diferente durante a digestão.

Um detalhe fisiológico adicional costuma ser negligenciado. O intestino não absorve "o ferro do espinafre", "o ferro do feijão", "o ferro da lentilha" ou mesmo o "sulfato ferroso" como tais. A maioria dos compostos de ferro não heme deve primeiro ser dissolvida, liberada das moléculas circundantes, transformada, reduzida ou processada quimicamente de alguma outra forma no trato digestivo antes que a absorção possa ocorrer. Em última análise, o organismo absorve o ferro principalmente na forma de ferro iônico — predominantemente ferro ferroso (Fe^{2+}) — ou como ferro heme intacto. A forma presente em um alimento ou suplemento representa apenas o ponto de partida de uma sequência de eventos químicos.

Essa distinção torna-se particularmente importante ao discutir o ferro da dieta. Os compostos altamente biodisponíveis comumente encontrados em suplementos não ocorrem naturalmente em quantidades significativas nos alimentos vegetais. Sulfato ferroso, fumarato ferroso, gluconato ferroso, bisglicinato ferroso e EDTA férrico-sódico são compostos produzidos industrialmente para suplementação e fortificação de alimentos. Eles não correspondem às formas de ferro naturalmente presentes no espinafre, feijões, lentilhas, trigo-sarraceno, cereais, nozes ou na maioria dos outros alimentos vegetais.

A crescente popularidade dos testes de ferritina também criou outro fenômeno: a intensa competição entre os fabricantes de suplementos de ferro. Os pacientes são constantemente expostos a alegações de marketing afirmando que um produto é melhor absorvido, outro é mais suave para o estômago e outro representa uma revolução na reposição de ferro. Novas formulações surgem regularmente no mercado, frequentemente acompanhadas de promessas de maior biodisponibilidade, melhor absorção ou maior eficácia.

A realidade, porém, costuma ser menos clara. **Muitos compostos e formulações de ferro nunca foram submetidos aos grandes e rigorosos ensaios clínicos necessários para demonstrar que são realmente superiores às preparações mais antigas**. Em muitos casos, as alegações de melhor absorção baseiam-se em medições laboratoriais, estudos pequenos, marcadores substitutos ou vantagens teóricas, e não em evidências claras de melhores resultados clínicos. Demonstrar que um determinado composto pode aumentar a absorção de ferro em condições experimentais específicas não é o mesmo que provar que ele produz, de forma consistente, melhores resultados de saúde em populações diversas de pacientes.

Como resultado, pacientes e médicos frequentemente se deparam com mensagens publicitárias que parecem mais definitivas do que as próprias evidências científicas. A questão de qual suplemento de ferro é "o melhor" permanece muito mais complexa do que sugerem as propagandas, porque a digestão, a absorção e a resposta clínica dependem não apenas do composto de ferro, mas também do indivíduo que o utiliza.

Preocupações semelhantes aplicam-se a numerosos produtos que combinam ferro com vitaminas, minerais, aminoácidos, extratos vegetais, probióticos ou outros ingredientes e afirmam proporcionar melhor absorção ou maior eficácia. Essas alegações são frequentemente apresentadas com grande confiança, criando a impressão de que tais combinações foram amplamente testadas e cientificamente comprovadas como superiores aos suplementos convencionais de ferro.

Na realidade, as evidências frequentemente são muito mais fracas do que o marketing sugere. Muitas dessas formulações nunca foram avaliadas em ensaios clínicos amplos e bem desenhados, capazes de demonstrar resultados superiores a longo prazo. Em vez disso, as alegações costumam basear-se em mecanismos bioquímicos teóricos, observações laboratoriais, pequenos estudos-piloto ou suposições sobre como determinados nutrientes poderiam interagir em condições ideais. Embora essas hipóteses possam ser cientificamente interessantes, elas não necessariamente predizem o que acontece no ambiente enormemente complexo do corpo humano.

A nutrição e a fisiologia humana são muito mais complexas do que as vias bioquímicas individuais representadas nos livros-texto. O que parece benéfico em teoria nem sempre se traduz em benefício clínico mensurável em populações reais. Digestão, absorção, transporte, armazenamento, utilização, inflamação, regulação hormonal, genética, medicamentos, composição da microbiota intestinal e estado geral de saúde influenciam o comportamento do ferro em um organismo vivo. Consequentemente, muitas alegações de absorção superior ou maior eficácia permanecem hipóteses, e não fatos científicos estabelecidos.

Outra questão que recebe surpreendentemente pouca atenção é que os suplementos de ferro não são compostos exclusivamente por ferro. O mesmo se aplica à maioria dos produtos vitamínicos e minerais disponíveis no mercado. Independentemente de o produto ser apresentado na forma de comprimido, cápsula, cápsula gelatinosa, comprimido mastigável, pó, goma ou preparação líquida, o ingrediente ativo geralmente representa apenas uma pequena fração do produto final.

Para fabricar um suplemento estável, uniforme, transportável e comercialmente viável, são necessárias numerosas substâncias adicionais. Esses ingredientes ajudam a criar a forma desejada, evitam a fragmentação, aumentam a estabilidade, controlam a umidade, melhoram a aparência, facilitam a fabricação, regulam a dissolução, melhoram o sabor e impedem que os ingredientes adiram aos equipamentos de produção. Como resultado, um comprimido anunciado como "suplemento de ferro" pode conter dez ou mais ingredientes além do próprio composto de ferro.

Entre os excipientes farmacêuticos e de suplementos mais utilizados estão:

- celulose microcristalina (agente de volume e aglutinante);
- estearato de magnésio (lubrificante);
- dióxido de silício (antiaglomerante);
- croscarmelose sódica (desintegrante);
- glicolato de amido sódico (desintegrante);
- hidroxipropilmetilcelulose (revestimento de comprimidos);
- polivinilpirrolidona — povidona (aglutinante);
- ácido esteárico (lubrificante);
- fosfato dicálcico (agente de volume);
- dióxido de titânio ou outros pigmentos de revestimento alternativos (agentes de coloração e revestimento).

Muitos produtos também contêm aromatizantes artificiais ou naturais, adoçantes, conservantes, corantes, estabilizantes, emulsificantes, materiais de revestimento e diversas misturas proprietárias. A composição exata varia consideravelmente entre os fabricantes.

Nada disso significa necessariamente que tais ingredientes sejam prejudiciais. A maioria deles é utilizada há décadas na indústria farmacêutica e, em geral, é considerada segura dentro dos limites regulatórios estabelecidos. No entanto**, isso nos lembra que, quando uma pessoa engole um comprimido de ferro, ela não está consumindo ferro puro**. Está consumindo um produto industrializado que contém uma mistura complexa de ingredientes ativos e inativos, concebida para fornecer ferro em uma forma que possa ser produzida, embalada, transportada, armazenada e comercializada.

Esse fato raramente é mencionado nas discussões sobre suplementação de ferro, mas ele destaca uma realidade mais ampla: **os suplementos são produtos industriais**. Seus efeitos dependem não apenas do ingrediente ativo listado no rótulo, mas também da formulação, dos processos de fabricação, da estabilidade, das características de dissolução e de inúmeros outros fatores que permanecem praticamente invisíveis para os consumidores.

Os fabricantes, em geral, não escondem essas informações. Na maioria dos países, as regulamentações exigem que as empresas de suplementos listem tanto os ingredientes ativos quanto os inativos no rótulo ou na bula do produto. Qualquer pessoa disposta a ler as letras miúdas geralmente pode encontrar uma lista completa ou quase completa dos ingredientes. O problema é que a maioria dos consumidores nunca o faz.

A parte frontal da embalagem costuma enfatizar uma mensagem simples: "Ferro", "Ferro Natural", "Ferro Suave", "Ferro de Alta Potência" ou alegações de marketing semelhantes. Isso cria a impressão de que o produto é composto principalmente pelo próprio ferro. Na realidade, o composto de ferro é apenas um componente de uma formulação industrial muito mais complexa. A maioria das pessoas presta pouca atenção ao rótulo traseiro, onde esses ingredientes são listados em letras muito menores.

Isso não implica engano em sentido jurídico. Trata-se de uma ilustração de como o marketing e o comportamento do consumidor interagem. A mensagem destacada na parte frontal da embalagem recebe atenção, enquanto a composição detalhada na parte de trás frequentemente é ignorada.

Um aspecto frequentemente esquecido nas discussões sobre suplementos é que a própria digestão não é um processo perfeito. Mesmo com os alimentos comuns, apenas uma parte do que ingerimos é completamente digerida, absorvida e, finalmente, utilizada pelo organismo. De forma geral, costuma-se afirmar que **aproximadamente 30% dos alimentos tornam-se biologicamente disponíveis**, enquanto o restante se perde devido à digestão incompleta, à absorção inadequada, ao metabolismo ou à eliminação.

Com os suplementos, a situação pode ser ainda menos previsível. Um comprimido pode conter uma determinada quantidade de ferro indicada no rótulo, mas isso não significa que o organismo irá digerir, absorver e utilizar essa quantidade. Os suplementos de ferro são particularmente problemáticos porque a absorção do ferro é rigidamente regulada e, muitas vezes, pouco eficiente. Em muitas pessoas — incluindo gestantes, indivíduos com inflamação, problemas gastrointestinais, uso de medicamentos ou alterações digestivas — a quantidade real de ferro absorvida a partir de um comprimido pode ser muito menor do que o esperado.

Essa é uma das razões pelas quais tanto pacientes quanto médicos frequentemente se deparam com frustrações relacionadas à terapia oral com ferro. Um comprimido pode conter 50, 100 ou até 300 miligramas de ferro elementar, mas apenas uma fração dessa quantidade pode, em última análise, ser absorvida. Em alguns indivíduos, a absorção pode ser surpreendentemente baixa. O organismo não absorve ferro porque o rótulo afirma que ele está presente. Ele absorve ferro apenas quando mecanismos fisiológicos complexos permitem isso.

A gravidez oferece um bom exemplo. Apesar da maior necessidade de ferro durante a gestação, muitas mulheres grávidas apresentam náuseas, vômitos, desconforto gastrointestinal, alterações digestivas e outras mudanças fisiológicas que podem tornar a terapia oral com ferro particularmente difícil. Problemas semelhantes ocorrem em pessoas com doença inflamatória intestinal, doença celíaca, inflamação crônica, cirurgias gastrointestinais e numerosas outras condições.

Durante décadas, **os clínicos reconheceram uma realidade frustrante: os suplementos orais de ferro estão entre as intervenções nutricionais menos previsíveis da medicina.**

Outra limitação da terapia oral com ferro é a velocidade de ação. **O ferro não atua rapidamente**. Muitos pacientes começam a tomar suplementos esperando sentir-se melhor em poucos dias, mas a biologia da produção de glóbulos vermelhos não permite resultados tão rápidos.

Mesmo quando o ferro oral é absorvido com sucesso, o organismo precisa primeiro transportá-lo para a medula óssea, incorporá-lo aos glóbulos vermelhos em formação e, posteriormente, liberar essas células na circulação. Como resultado, alterações mensuráveis nos níveis de hemoglobina geralmente não aparecem imediatamente. O primeiro sinal de resposta costuma ser o aumento dos reticulócitos, glóbulos vermelhos imaturos, cuja concentração começa a se elevar aproximadamente uma **semana após o início do tratamento.**

Na maioria dos pacientes com anemia por deficiência de ferro que respondem à terapia oral, a hemoglobina começa a aumentar após **cerca de duas a três semanas de tratamento**. Um aumento de aproximadamente 10 g/L (1 g/dL) nas duas primeiras semanas é geralmente considerado uma resposta inicial favorável, enquanto um aumento de cerca de 20 g/L (2 g/dL) após três a quatro semanas é frequentemente utilizado como um parâmetro de eficácia terapêutica.

Isso significa que o ferro oral não é uma intervenção rápida. Mesmo em circunstâncias ideais, uma melhora clinicamente significativa requer semanas, e não dias. A correção completa da anemia pode exigir vários meses, e a restauração dos estoques de ferro pode levar ainda mais tempo. Pacientes que esperam resultados imediatos frequentemente ficam desapontados. Ao mesmo tempo, médicos que repetem os exames laboratoriais precocemente podem concluir, equivocadamente, que o tratamento falhou, quando simplesmente não houve tempo suficiente para que ocorresse uma resposta biológica.

Se a ferritina é tão importante, por que não prescrevemos ferritina?

Se a ferritina é supostamente o indicador ideal dos estoques de ferro e se a medicina moderna está tão focada em aumentar a ferritina, então por que não administramos a própria ferritina? Por que não extrair ferritina de órgãos animais, como fígado ou baço, secá-la, purificá-la e administrá-la aos pacientes? É nesse ponto que a história se torna muito mais interessante.

Historicamente, essa ideia não é tão estranha quanto pode parecer. A ferritina foi isolada pela primeira vez em 1937 a partir do baço de cavalo pelo cientista tcheco Vilém Laufberger. Muito antes do surgimento da biotecnologia moderna, os pesquisadores obtinham ferritina diretamente de tecidos animais porque essa era a única forma prática de estudá-la. Em teoria, poderíamos imaginar a produção de ferritina a partir de baços ou fígados de animais para utilização como fonte de ferro.

O problema é que a biologia raramente coopera com ideias simples. A ferritina é uma proteína, e as proteínas que entram no trato digestivo são tratadas principalmente como alimento, e não como moléculas biológicas intactas. O ácido gástrico, as enzimas digestivas e os processos intestinais são projetados para decompor proteínas em peptídeos menores e aminoácidos. Como resultado, a ferritina consumida por via oral provavelmente não permanece intacta durante a digestão. O organismo pode recuperar parte do ferro contido na molécula de ferritina, mas a própria proteína ferritina é, em grande parte, desmontada durante o processo digestivo.

Existem também desafios práticos. A ferritina extraída de tecidos animais conteria uma mistura de proteínas, quantidades variáveis de ferro e, potencialmente, outros contaminantes biológicos. Os padrões farmacêuticos modernos exigem níveis extraordinários de pureza, consistência e segurança. Produzir grandes quantidades de ferritina a partir de órgãos animais seria muito mais complicado do que fabricar sais de ferro purificados ou os modernos complexos de ferro utilizados por via intravenosa.

Os cientistas estudam a ferritina intensivamente há décadas e, nos últimos 20 anos, ela se tornou um tema central em pesquisas de nanomedicina, biotecnologia, terapia contra o câncer e sistemas de entrega de medicamentos.

O desafio é que a ferritina não é uma molécula simples, como o sulfato ferroso, a vitamina C, a insulina ou os hormônios tireoidianos. Não basta produzir corretamente a estrutura da proteína; ela também precisa dobrar-se adequadamente, montar-se corretamente, incorporar ferro de forma apropriada e interagir de maneira adequada com as células. Isso torna a ferritina muito mais difícil de fabricar como produto terapêutico do que muitos hormônios ou vitaminas.

Os pesquisadores conseguiram produzir **ferritina humana recombinante** utilizando técnicas de engenharia genética. Em outras palavras, os laboratórios conseguem fabricar ferritina. Os cientistas podem até modificá-la, ligar medicamentos à sua estrutura, carregá-la com diferentes substâncias e utilizá-la como veículo de transporte. Numerosos estudos experimentais investigaram **nanopartículas** de ferritina para tratamento do câncer, entrega direcionada de medicamentos, vacinas, agentes de contraste para ressonância magnética e terapia gênica.

A parte surpreendente é que, apesar de toda essa pesquisa, **a própria ferritina nunca se tornou um tratamento amplamente**

utilizado para a deficiência de ferro. Uma das razões é que o comportamento biológico da ferritina é muito mais complexo do que simplesmente fornecer ferro. As células possuem receptores específicos para ferritina. Diferentes tecidos interagem com a ferritina de maneiras distintas. A ferritina participa da regulação imunológica, da inflamação, das respostas ao estresse oxidativo e de vias de sinalização celular que ainda não são completamente compreendidas.

Isso cria um paradoxo. Sentimo-nos relativamente confortáveis em administrar ferro porque temos uma compreensão razoavelmente boa de como ele é transportado pela transferrina e utilizado pelo organismo. A ferritina é diferente. **A ferritina é biologicamente ativa**. Ela se comunica com as células. Ela interage com o sistema imunológico. Parece desempenhar funções que vão muito além do simples armazenamento de ferro.

Como resultado, os cientistas geralmente passaram a considerar a ferritina não como um substituto da terapia com ferro, mas como um sistema biológico digno de investigação. De fato, a pesquisa moderna sobre ferritina concentra-se muito mais em utilizá-la como uma plataforma nanotecnológica do que como um suplemento de ferro.

Até o momento, os consumidores devem abordar com considerável cautela qualquer produto comercializado simplesmente como "suplemento de ferritina". Apesar de décadas de pesquisa, **a ferritina em si nunca se tornou um tratamento estabelecido para a deficiência de ferro, nem é reconhecida como uma terapia padrão de ferro por via oral ou intravenosa**. Se uma empresa afirma ser capaz de aumentar diretamente os níveis de ferritina fornecendo a própria ferritina, essa alegação merece análise crítica. Isso não significa automaticamente que todo produto seja fraudulento. No entanto, significa que os consumidores devem fazer uma pergunta importante: onde estão as evidências clínicas demonstrando que a ferritina administrada permanece biologicamente ativa, alcança seu alvo pretendido e produz benefícios clínicos significativos? Até que existam evidências convincentes, as alegações de marketing sobre suplementos de ferritina devem ser encaradas com saudável ceticismo científico, e não aceitas sem questionamento.

Ferro intravenoso: o próximo nível de tratamento

Se os suplementos orais de ferro representam a primeira etapa da terapia moderna com ferro, o ferro intravenoso representa o próximo nível de intervenção. Nas últimas duas décadas, o uso do ferro intravenoso tornou-se cada vez mais popular, não apenas entre os médicos, mas também entre pacientes que procuram resultados mais rápidos. À medida que a popularidade dos testes de ferritina aumentou, também cresceu a demanda por tratamentos capazes de elevar rapidamente os níveis de ferritina.

Ao contrário dos suplementos orais, o ferro intravenoso contorna completamente o trato digestivo. Em vez de depender da absorção intestinal, o ferro é administrado diretamente na corrente sanguínea. Essa abordagem é frequentemente apresentada como mais eficiente, mais confiável e mais potente do que a terapia oral. Em muitas situações clínicas, ela pode, de fato, ser útil. No entanto, a crescente popularidade do ferro intravenoso também gerou novas preocupações.

Um dos desenvolvimentos mais notáveis foi a gradual migração da terapia com ferro para fora dos ambientes médicos tradicionais. Os suplementos orais de ferro podem ser adquiridos sem prescrição médica em muitos países. Embora o ferro intravenoso geralmente exija administração por profissionais treinados, ele está sendo oferecido cada vez mais em uma ampla variedade de ambientes. Dependendo da legislação local, as infusões podem ser realizadas não apenas em hospitais e clínicas médicas especializadas, mas também em centros de bem-estar, clínicas privadas de infusão, clínicas antienvelhecimento, serviços médicos personalizados, centros comerciais de tratamento e outros estabelecimentos que funcionam fora do contexto tradicional da medicina hospitalar.

O marketing em torno do ferro intravenoso frequentemente enfatiza conveniência, resultados rápidos, aumento de energia, melhora do desempenho físico, maior clareza mental e correção acelerada de níveis baixos de ferritina. Os pacientes podem ser incentivados a enxergar as infusões de ferro como uma intervenção rotineira de bem-estar, e não como um tratamento médico. No entanto, o ferro intravenoso não é um suplemento nutricional no sentido tradicional. Trata-se de uma intervenção farmacológica que administra uma grande quantidade de ferro biologicamente ativo diretamente na circulação.

Antes de discutir os riscos, benefícios e controvérsias relacionados ao ferro intravenoso, precisamos primeiro responder a uma pergunta básica: o que exatamente está sendo infundido na veia do paciente?

Muitos pacientes imaginam que o ferro intravenoso consiste simplesmente em ferro dissolvido circulando livremente em uma bolsa de infusão. Na realidade, as preparações modernas de ferro intravenoso são muito mais complexas. O ferro livre é altamente reativo e potencialmente tóxico. Se grandes quantidades de ferro não ligado fossem injetadas diretamente na corrente sanguínea, poderiam ocorrer complicações graves. Por esse motivo, o ferro intravenoso é administrado na forma de complexos especializados de ferro-carboidrato, desenvolvidos para fornecer ferro de maneira controlada.

As preparações mais utilizadas incluem carboximaltose férrica, sacarose férrica, derisomaltose férrica (anteriormente denominada isomaltosídeo férrico), ferumoxitol e dextrano férrico de baixo peso molecular. Embora difiram em estrutura e esquemas de dosagem, todas se baseiam no mesmo princípio: um núcleo de ferro férrico (Fe^{3+}) envolvido por uma camada de carboidrato que estabiliza o complexo e impede a liberação imediata de grandes quantidades de ferro livre na circulação.

Uma vez que a infusão entra na corrente sanguínea, o ferro não se torna imediatamente disponível para a produção de glóbulos vermelhos. Ao contrário da crença popular, a medula óssea não simplesmente capta o ferro e começa a produzir hemoglobina em minutos ou horas.

Em vez disso, os complexos ferro-carboidrato são reconhecidos e removidos principalmente pelas células do sistema reticuloendotelial, especialmente pelos macrófagos localizados no fígado, no baço, na medula óssea e em outros tecidos. Essas células atuam como os principais recicladores de ferro do organismo. Normalmente, elas recuperam o ferro dos glóbulos vermelhos envelhecidos e o devolvem à circulação. Após uma infusão de ferro, elas também processam grande parte do ferro administrado.

Dentro dos macrófagos, a camada de carboidrato se degrada gradualmente, liberando ferro férrico. Parte desse ferro é armazenada na forma de ferritina. Outra parte pode permanecer temporariamente retida em compartimentos intracelulares de armazenamento. Outra fração é exportada de volta para a corrente sanguínea por meio da ferroportina, onde se liga à transferrina, a principal proteína transportadora de ferro do organismo.

Somente após entrar no sistema de transporte da transferrina o ferro pode ser eficientemente entregue à medula óssea para a produção de glóbulos vermelhos. Lá, o ferro é incorporado à hemoglobina durante a eritropoiese. Todo esse processo leva tempo.

De modo geral:

- infusão de ferro → em horas a dias: captação pelos macrófagos;
- a ferritina aumenta rapidamente, frequentemente dentro de 24–72 horas;
- o ferro é gradualmente transferido para a transferrina ao longo de vários dias;
- os reticulócitos começam a aumentar após aproximadamente 5–10 dias;

- a hemoglobina geralmente começa a subir após 2–3 semanas;
- o benefício hematológico máximo pode exigir de 4 a 8 semanas ou mais.

Esse é um dos equívocos mais importantes relacionados ao ferro intravenoso. Muitos pacientes recebem uma infusão em uma sexta-feira, repetem a dosagem de ferritina uma semana depois e observam um aumento dramático. Eles assumem que o ferro já se transformou em novo sangue. Na realidade, grande parte desse ferro ainda está sendo processada, armazenada, transportada ou reciclada. **Um aumento rápido da ferritina não significa um aumento rápido da hemoglobina**. A medula óssea ainda precisa de tempo para produzir novos glóbulos vermelhos, e a biologia não pode ser acelerada simplesmente porque o ferro foi administrado diretamente em uma veia.

Uma questão ainda mais importante não é quanto ferro pode ser armazenado após uma infusão, mas quanto desse ferro será realmente utilizado.

Essa distinção costuma ser negligenciada. Quando um paciente recebe 500 mg, 1.000 mg ou até mais ferro intravenoso, é tentador presumir que a maior parte desse ferro se transformará rapidamente em hemoglobina e novos glóbulos vermelhos.

Sabemos com bastante precisão quanto ferro é necessário para produzir um determinado aumento da hemoglobina. O que não sabemos, em um paciente individual, é qual porcentagem da dose de ferro infundida será, em última análise, utilizada para a produção de glóbulos vermelhos e qual porcentagem permanecerá armazenada a longo prazo. A resposta depende do grau de anemia, da atividade da medula óssea, da presença de inflamação, dos níveis de hepcidina, da função renal, de perdas sanguíneas contínuas e de numerosos outros fatores fisiológicos.

Para um paciente individual que recebe ferro intravenoso, **não dispomos de um método clínico confiável que permita**

determinar qual porcentagem do ferro infundido acaba sendo incorporada à hemoglobina e qual porcentagem permanece armazenada.

No entanto, podemos estimar alguns limites fisiológicos.

Um adulto típico contém cerca de 2 a 3 gramas de ferro na hemoglobina. Cada grama de hemoglobina contém aproximadamente 3,4 mg de ferro. Se a hemoglobina aumentar em 10 g/L (1 g/dL) em um adulto médio com cerca de 5 litros de sangue, o organismo terá produzido aproximadamente 50 gramas adicionais de hemoglobina. Essa quantidade de hemoglobina contém cerca de 170 mg de ferro.

Portanto:

- um aumento de 10 g/L (1 g/dL) na hemoglobina requer aproximadamente 150–200 mg de ferro incorporados a novos glóbulos vermelhos;
- um aumento de 20 g/L (2 g/dL) requer aproximadamente 300–400 mg de ferro;
- a correção completa de uma anemia grave por deficiência de ferro pode exigir que 500–1.000 mg ou mais de ferro sejam incorporados aos glóbulos vermelhos recém-formados, dependendo da gravidade da anemia e do tamanho corporal.

Agora compare esses valores com as doses comuns de ferro intravenoso:

- infusão de 500 mg;
- infusão de 1.000 mg;
- infusão de 1.500 mg.

Se um paciente recebe 1.000 mg de ferro intravenoso e a hemoglobina aumenta em 10 g/L, apenas cerca de 150–200 mg podem ser diretamente atribuídos à hemoglobina recém-formada durante esse período. O restante do ferro:

- entrou nos compartimentos de armazenamento;
- reabasteceu o ferro tecidual;
- permaneceu dentro dos macrófagos;
- foi incorporado a enzimas e outras proteínas que contêm ferro;
- ou permanece aguardando utilização futura.

É por isso que um aumento expressivo da ferritina após a administração de ferro intravenoso não deve ser interpretado como prova de que todo o ferro administrado se tornou ferro funcional.

De fato, vários estudos ferrocinéticos utilizando traçadores radioativos de ferro demonstraram que, em condições de anemia ativa por deficiência de ferro, a medula óssea pode utilizar uma proporção substancial do ferro administrado, por vezes 50–80% ou mais. No entanto, isso ocorre principalmente quando a eritropoiese está intensamente estimulada e a medula realmente apresenta privação de ferro.

Fora dessas circunstâncias, a fração direcionada imediatamente para a produção de glóbulos vermelhos pode ser muito menor, com uma proporção maior entrando inicialmente nos compartimentos de armazenamento.

Isso levanta uma questão surpreendentemente difícil de responder cientificamente: quando a ferritina aumenta de forma acentuada após uma infusão de ferro, quanto desse aumento representa ferro que será efetivamente utilizado para a produção de glóbulos vermelhos e quanto representa ferro que simplesmente foi armazenado?

A resposta é que, muitas vezes, não sabemos. Um nível elevado de ferritina após a administração de ferro intravenoso indica que o ferro entrou no organismo e foi armazenado em algum lugar. Isso não nos diz automaticamente quanto desse ferro acabará sendo transformado em hemoglobina funcional. **A capacidade do organismo de armazenar ferro é consideravelmente maior do que sua capacidade de produzir rapidamente novos glóbulos**

vermelhos. Como resultado, um aumento importante da ferritina pode ocorrer em poucos dias. Em contrapartida, os benefícios clínicos associados ao aumento da hemoglobina podem levar semanas para aparecer — ou podem ser muito menores do que o esperado.

Na verdade, até mesmo esses cálculos representam uma simplificação excessiva. Quando estimamos quanto do ferro administrado poderia teoricamente ser utilizado para aumentar a hemoglobina, estamos assumindo que a maior parte do ferro é direcionada para a produção de glóbulos vermelhos. A fisiologia humana é muito mais complexa.

O ferro não é utilizado exclusivamente para a síntese de hemoglobina. Após uma infusão intravenosa, ele pode ser distribuído para múltiplos compartimentos do organismo. Parte é captada pelos macrófagos do sistema reticuloendotelial. Outra parte pode ser armazenada no fígado, que constitui um dos principais reservatórios de ferro do corpo. Quantidades menores podem ser direcionadas para o baço, a medula óssea, os músculos esqueléticos e numerosos outros tecidos. O ferro também é incorporado a centenas de enzimas, proteínas mitocondriais, citocromos e outras moléculas que contêm ferro e que nada têm a ver com a produção de hemoglobina.

Como resultado, calcular quanto de uma infusão de 500 mg ou 1.000 mg de ferro acaba sendo transformado em hemoglobina é extraordinariamente difícil. O organismo não coloca todo o ferro recebido em um único reservatório para, em seguida, destiná-lo exclusivamente à produção de glóbulos vermelhos. Em vez disso, o ferro entra em um sistema altamente dinâmico de armazenamento, reciclagem, transporte, utilização e redistribuição.

Isso cria uma limitação importante na interpretação dos efeitos do ferro intravenoso. Podemos calcular, com razoável precisão, quanto ferro é necessário para produzir um determinado aumento da hemoglobina. O que não conseguimos determinar com a mesma precisão é quanto do ferro administrado foi desviado para compartimentos de armazenamento, quanto entrou no fígado e em outros tecidos, quanto permaneceu nos macrófagos e quanto foi, finalmente, incorporado aos novos glóbulos vermelhos.

Em outras palavras, a quantidade de ferro administrada é conhecida com precisão. A quantidade de ferro que acaba sendo utilizada para a eritropoiese, muitas vezes, não é. Essa incerteza torna-se particularmente importante quando o sucesso do tratamento é avaliado principalmente pelos níveis de ferritina, porque a ferritina reflete o armazenamento muito mais diretamente do que reflete a utilização.

E, novamente, estamos discutindo situações de verdadeira deficiência de ferro, nas quais a medula óssea não dispõe de ferro suficiente para a produção normal de glóbulos vermelhos. Mas o que acontece se não houver deficiência real de ferro? E se o único achado for um nível baixo de ferritina interpretado como deficiência de ferro, enquanto a medula óssea, o fígado, o baço e outros tecidos já contêm quantidades adequadas de ferro?

Nessa situação, surge uma questão importante: o que acontece com o ferro administrado por via intravenosa? Se o organismo não necessita de quantidades adicionais significativas de ferro para a eritropoiese, para onde vai o ferro infundido? Ele se transforma em hemoglobina? Permanece armazenado? Acumula-se nos macrófagos, no fígado ou em outros tecidos? E, talvez mais importante, quanto do ferro administrado é efetivamente utilizado e quanto contribui apenas para o aumento dos níveis de ferritina?

Essas perguntas são muito mais difíceis de responder do que muitas pessoas imaginam e desafiam a suposição comum de que o aumento da ferritina reflete automaticamente a correção de uma deficiência real de ferro.

A realidade frustrante é que, mesmo na literatura científica mais recente, ainda **não existe nenhum estudo capaz de nos dizer com precisão qual porcentagem de uma infusão de 1.000 mg de ferro se transforma em hemoglobina e qual porcentagem**

permanece nos macrófagos, nos estoques hepáticos ou em outros compartimentos. Os estudos modernos são muito mais eficazes em demonstrar alterações na ferritina, na saturação da transferrina (TSAT) e na hemoglobina do que em rastrear o destino final de cada miligrama de ferro administrado. Essa incerteza continua sendo uma das maiores lacunas científicas em todo o campo do ferro intravenoso.

Outra consideração importante é que o ferro difere de muitos outros nutrientes porque o corpo humano não possui um mecanismo eficiente para eliminar ativamente o excesso de ferro. Podemos regular a quantidade de ferro absorvida pelo intestino, mas, uma vez que o ferro entra no organismo — especialmente por administração intravenosa — sua eliminação torna-se extremamente limitada. Pequenas quantidades são perdidas por meio da descamação da pele, da renovação das células intestinais, da transpiração e de sangramentos, mas não existe uma via fisiológica específica capaz de excretar rapidamente o excesso de ferro.

Esse fato torna-se particularmente relevante ao considerar a terapia intravenosa com ferro. **Tudo o que entra na corrente sanguínea precisa, em última análise, ser utilizado, reciclado ou armazenado em algum lugar do organismo**. Se o ferro não for imediatamente necessário para a produção de glóbulos vermelhos, grande parte dele poderá ser direcionada para compartimentos de armazenamento, especialmente nos macrófagos, no fígado, no baço e na medula óssea.

As técnicas modernas de ressonância magnética forneceram evidências diretas de que o ferro pode se acumular nos órgãos após administrações repetidas de ferro intravenoso. Diversos estudos demonstraram aumento do depósito de ferro no fígado, no baço e em outros tecidos em alguns pacientes que recebem tratamentos prolongados ou repetidos com ferro intravenoso. O significado clínico desses achados continua sendo objeto de investigação, e as consequências provavelmente variam de acordo com a quantidade de ferro administrada, a doença subjacente e a duração da exposição.

O que permanece incerto é o impacto biológico a longo prazo do aumento repetido dos estoques de ferro em indivíduos que talvez nunca tenham apresentado eritropoiese verdadeiramente deficiente em ferro. Sabemos que o ferro é um metal altamente reativo que participa de reações oxidativas. Sabemos que o excesso de ferro pode se acumular nos tecidos. O que nem sempre sabemos é como décadas de armazenamento repetido de ferro podem influenciar a função dos órgãos, particularmente do fígado, que atua como um dos principais reservatórios de ferro do organismo.

Essa incerteza não prova que o ferro intravenoso seja prejudicial. No entanto, ela nos lembra que o conceito de armazenamento não é biologicamente neutro. Quando o ferro é administrado, a questão importante não é apenas se a ferritina aumenta, mas para onde esse ferro vai, por quanto tempo permanece nesses locais e quais efeitos, se houver, poderá produzir nos anos seguintes.

À medida que o ferro intravenoso se torna mais amplamente disponível, surge uma pergunta importante: estamos tratando um paciente com uma condição médica claramente definida ou estamos tratando um valor laboratorial? Em muitos casos, a decisão de administrar ferro intravenoso é motivada principalmente pelos níveis de ferritina, e não por evidências de comprometimento da produção de glóbulos vermelhos, anemia ou deficiência de ferro clinicamente significativa.

Verdadeiros produtos sanguíneos: quando o ferro já não é suficiente

A etapa final da escala terapêutica não é a suplementação de ferro. É a administração de hemoderivados. Ao contrário dos suplementos orais de ferro ou das infusões intravenosas de ferro, os hemoderivados não fornecem matérias-primas que o organismo deverá posteriormente transformar em glóbulos vermelhos. Eles fornecem componentes que já estão completamente formados e imediatamente funcionais.

Dependendo da situação clínica, os médicos podem administrar sangue total, concentrados de hemácias (concentrados eritrocitários), plasma, plaquetas, crioprecipitado ou outros produtos sanguíneos especializados. Esses tratamentos são geralmente reservados para situações que envolvem perda sanguínea significativa, anemia grave, distúrbios da coagulação, trauma, grandes cirurgias, doenças hematológicas ou outras condições potencialmente fatais. Nessas circunstâncias, os hemoderivados podem salvar vidas.

Por essa razão, as transfusões sanguíneas são fundamentalmente diferentes dos suplementos nutricionais, das terapias de bem-estar ou dos tratamentos rotineiros com ferro. Os produtos sanguíneos são tecidos biológicos obtidos de doadores humanos, processados sob rigorosos padrões regulatórios, cuidadosamente compatibilizados, monitorados e administrados em ambientes médicos controlados. Toda transfusão envolve potenciais benefícios, riscos, contraindicações e requisitos de monitoramento.

No entanto, a medicina moderna tem testemunhado uma tendência crescente de diversas terapias derivadas do sangue serem oferecidas fora dos ambientes hospitalares tradicionais. Clínicas de bem-estar, centros de longevidade, estabelecimentos de rejuvenescimento, clínicas estéticas e outros empreendimentos comerciais promovem cada vez mais injeções, infusões e procedimentos baseados em sangue como métodos para melhorar a saúde, a energia, a recuperação, a longevidade ou a aparência física. As evidências científicas que sustentam muitas dessas aplicações variam consideravelmente e, em alguns casos, permanecem limitadas ou controversas.

Essa distinção é importante. Os produtos sanguíneos não são substâncias comuns. Eles estão entre os materiais biologicamente mais complexos utilizados na medicina. Sua administração nunca deve ser encarada como uma intervenção casual de bem-estar.

Sempre que produtos derivados do sangue forem propostos fora de indicações médicas bem estabelecidas, os pacientes devem fazer a mesma pergunta que deveriam fazer sobre qualquer tratamento médico: quais evidências demonstram que os benefícios superam os riscos?

Sejamos honestos. As indicações para transfusão sanguínea são fundamentalmente diferentes das indicações para suplementação de ferro ou terapia intravenosa com ferro. Os hemoderivados não foram desenvolvidos para tratar níveis baixos de ferritina.

Essa distinção é de importância crítica porque a transfusão sanguínea é um tratamento médico, e não uma intervenção nutricional ou um procedimento de bem-estar. Um valor baixo de ferritina, por si só, não constitui indicação para transfusão. Mesmo a anemia por deficiência de ferro não exige automaticamente a administração de hemoderivados. Na maioria dos casos, a transfusão sanguínea é reservada para situações em que a condição clínica do paciente, o nível de hemoglobina, os sintomas, o estado cardiovascular, a presença de sangramento ativo ou o perfil geral de risco indicam que esperar pelo efeito da terapia com ferro seria inseguro.

A decisão de administrar hemoderivados raramente se baseia em um único valor laboratorial. Ao contrário do que muitos acreditam, os médicos não tomam decisões transfusionais exclusivamente com base na hemoglobina, na ferritina ou em qualquer outro marcador isolado. Em vez disso, a indicação de transfusão envolve a integração dos achados clínicos, dos resultados laboratoriais, do diagnóstico subjacente e da condição fisiológica global do paciente.

Entre os exames laboratoriais, a hemoglobina continua sendo um dos parâmetros mais importantes porque reflete a capacidade do sangue de transportar oxigênio. No entanto, a hemoglobina é apenas uma peça do quebra-cabeça. Os médicos também consideram o hematócrito, a contagem de glóbulos vermelhos, a contagem de plaquetas, os testes de coagulação, os marcadores de sangramento ativo, evidências de hemólise, a função renal, o estado cardiovascular, a oxigenação e numerosos outros fatores, dependendo da situação clínica. Igualmente importantes são os sintomas do paciente, incluindo falta de ar, dor torácica, tontura, fraqueza, alteração do estado mental, sinais de má perfusão tecidual e evidências de instabilidade hemodinâmica.

Essa abordagem abrangente destaca outra distinção importante entre a medicina transfusional e a moderna visão centrada na ferritina. A ferritina desempenha pouco ou nenhum papel na maioria das decisões transfusionais. Um paciente pode apresentar níveis muito baixos de ferritina e nunca necessitar de uma transfusão sanguínea. Por outro lado, um paciente com ferritina normal ou elevada pode necessitar urgentemente de hemoderivados devido a sangramento agudo, anemia grave, hemólise, trauma, cirurgia ou outras condições potencialmente fatais.

Em outras palavras, a medicina transfusional continua focada na fisiologia, e não nos marcadores de armazenamento. A questão central não é quanto ferro está armazenado no organismo. A questão central é se o paciente possui componentes sanguíneos funcionais suficientes para manter o transporte de oxigênio, a hemostasia e a sobrevivência. Essa diferença pode parecer sutil, mas reflete duas formas muito distintas de pensar sobre sangue, ferro e saúde humana.

Talvez a diferença mais importante entre a transfusão sanguínea e todas as formas de terapia com ferro discutidas neste capítulo seja que a transfusão atua imediatamente. O ferro oral precisa primeiro ser digerido e absorvido. O ferro intravenoso precisa ser processado, transportado, armazenado e, finalmente, incorporado aos novos glóbulos vermelhos. A transfusão sanguínea contorna completamente essas etapas. O paciente recebe hemácias já formadas, contendo hemoglobina e capazes de transportar oxigênio. Por essa razão, a transfusão é reservada para situações em que o organismo não pode esperar com segurança que a terapia com ferro produza seus efeitos.

Há também outra observação interessante. Uma unidade de concentrado de hemácias contém uma quantidade substancial de ferro, mas os médicos não administram hemoderivados para aumentar os estoques de ferro ou elevar os níveis de ferritina. Os hemoderivados são administrados para restaurar o transporte de oxigênio, sustentar a circulação e preservar a vida. O objetivo principal é a função fisiológica, e não a correção de um marcador de armazenamento. Essa distinção pode parecer óbvia, mas destaca um tema recorrente ao longo deste livro: as decisões clínicas mais importantes frequentemente se baseiam em como o organismo funciona, e não em quanto ferro aparentemente está armazenado.

Ironicamente, quando os médicos enfrentam casos de anemia verdadeiramente grave, hemorragia importante, trauma, complicações cirúrgicas ou outras situações potencialmente fatais, a ferritina praticamente desaparece da discussão. A atenção se volta para a hemoglobina, a perda sanguínea, o transporte de oxigênio, a perfusão tecidual, a estabilidade cardiovascular e a sobrevivência. Nessas circunstâncias, a questão deixa de ser quanto ferro está armazenado no organismo. A questão passa a ser se o paciente possui sangue funcional suficiente para permanecer vivo.

Eventualmente, até mesmo o sangue transfundido retorna à economia do ferro do organismo. Os glóbulos vermelhos transfundidos envelhecem e são removidos pelos macrófagos, e seu ferro é reciclado pelas mesmas vias discutidas ao longo deste livro. No entanto, o objetivo imediato da transfusão não é a reposição de ferro. É a restauração rápida de uma função fisiológica crítica que não pode esperar semanas ou meses para que o metabolismo do ferro realize seu trabalho.

Capítulo 15: Quando o ferro faz mal

O lado sombrio do ferro: estresse oxidativo, ferroptose e envelhecimento

Ao longo deste livro, enfatizei repetidamente que o ferro não é simplesmente mais um nutriente. O ferro é essencial para a vida, mas também pode ser potencialmente perigoso quando presente em excesso ou depositado em locais inadequados. Já discutimos como o acúmulo excessivo de ferro pode afetar órgãos como o fígado, o baço e o coração, bem como outros tecidos. Essas preocupações não são novas. Há décadas os médicos reconhecem que o acúmulo anormal de ferro pode causar danos aos órgãos e contribuir para doenças graves.

Uma das razões pelas quais o organismo regula o ferro de forma tão rigorosa é um processo químico conhecido como **reação de Fenton**. Embora o nome pareça técnico, o princípio subjacente é relativamente simples. O ferro não é um metal inerte. Em determinadas condições, ele pode participar de reações químicas que geram moléculas altamente reativas conhecidas como radicais livres.

A mais importante dessas reações ocorre quando o ferro ferroso (Fe^{2+}) interage com o peróxido de hidrogênio, uma substância produzida naturalmente durante o metabolismo celular normal. Essa interação gera **radicais hidroxila**, que estão entre as moléculas mais reativas e potencialmente danosas encontradas nos sistemas biológicos. Ao contrário de muitos outros compostos reativos, os radicais hidroxila reagem quase imediatamente com as estruturas celulares próximas, deixando pouca oportunidade para que os sistemas de proteção do organismo consigam neutralizá-los.

As consequências podem ser significativas. Os radicais hidroxila podem danificar membranas celulares, alterar proteínas, comprometer enzimas, lesar mitocôndrias e até mesmo causar quebras nas fitas de DNA. Ao longo do tempo, o dano oxidativo excessivo tem sido associado à inflamação, lesão tecidual, envelhecimento acelerado e inúmeras doenças crônicas.

O que torna o ferro particularmente importante nesse processo é o fato de ele atuar como um **catalisador**. Em outras palavras, o próprio ferro não é consumido durante a reação. Um único átomo de ferro pode participar repetidamente de ciclos que geram espécies reativas adicionais de oxigênio. Isso significa que mesmo quantidades relativamente pequenas de ferro inadequadamente controlado podem produzir efeitos biológicos desproporcionais à sua quantidade.

Essa é uma das razões pelas quais o organismo humano raramente permite que o ferro circule livremente. A maior parte do ferro está cuidadosamente ligada a proteínas especializadas, como a transferrina e a ferritina. Essas proteínas fazem muito mais do que transportar e armazenar ferro. Elas também ajudam a impedir que o ferro participe de reações oxidativas descontroladas. Em muitos aspectos, a ferritina e a transferrina funcionam não apenas como reguladoras do ferro, mas também como sistemas de proteção destinados a manter um metal potencialmente perigoso sob rigoroso controle biológico.

A existência de mecanismos regulatórios tão elaborados levanta uma questão importante. Se o ferro fosse simplesmente mais um nutriente, por que a evolução dedicaria tanto esforço ao seu controle? A resposta parece ser que o ferro ocupa uma posição única na biologia. Ele é indispensável para a vida, mas potencialmente prejudicial quando sua regulação falha. As mesmas propriedades químicas que tornam o ferro essencial para o transporte de oxigênio, a produção de energia e o metabolismo celular são também as propriedades que fazem com que o excesso de ferro ou o ferro inadequadamente controlado seja capaz de causar danos.

Durante décadas, a reação de Fenton forneceu a principal explicação para o estresse **oxidativo induzido pelo ferro**. Hoje, porém, os pesquisadores acreditam que a história pode ser ainda mais complexa. Descobertas recentes sugerem que o ferro está envolvido não apenas na lesão oxidativa, mas também na regulação da sobrevivência e da morte celular, abrindo um capítulo inteiramente novo em nossa compreensão da biologia do ferro.

Em 2012, pesquisadores descreveram uma forma anteriormente não reconhecida de morte celular programada chamada ferroptose. Ao contrário da **apoptose**, a **ferroptose** é dependente de ferro. O excesso de ferro promove a peroxidação lipídica nas membranas celulares, levando, em última instância, à destruição celular. Esta é provavelmente a descoberta relacionada ao ferro mais importante da última década.

Atualmente, a ferroptose está sendo estudada em doenças neurodegenerativas, doenças cardiovasculares, doenças hepáticas, lesão renal, diabetes e câncer. O que torna isso fascinante é que o ferro é agora reconhecido como um regulador-chave de uma via fundamental de morte celular.

O que torna a ferroptose particularmente importante é que ela desafia uma das suposições mais profundamente enraizadas na biologia do ferro. Durante décadas, os cientistas consideraram o ferro principalmente como um nutriente que se tornava problemático apenas quando presente em excesso extremo. A ferroptose sugere um papel muito mais ativo. O ferro não está simplesmente se acumulando em tecidos lesionados; ele pode participar ativamente dos mecanismos que determinam se as células sobrevivem ou morrem.

Essa descoberta despertou enorme interesse científico porque a ferroptose parece ocupar um ponto de convergência entre o metabolismo do ferro, o estresse oxidativo, a inflamação, a função mitocondrial e as doenças crônicas. Pesquisadores encontraram evidências de ferroptose em tecidos afetados por acidente vascular cerebral, infarto do miocárdio, doenças neurodegenerativas, lesão renal aguda, doença hepática gordurosa e inúmeras outras condições. Em muitas dessas doenças, o acúmulo de ferro, o dano oxidativo e a lesão celular parecem ocorrer simultaneamente, sugerindo que podem fazer parte de uma via biológica comum, e não de eventos isolados.

A relação entre ferroptose e envelhecimento também tem atraído atenção crescente. À medida que os seres humanos envelhecem, o ferro tende a se acumular gradualmente em muitos tecidos. Ao mesmo tempo, o envelhecimento está associado ao aumento do estresse oxidativo, à disfunção mitocondrial, à inflamação crônica de baixo grau e à perda progressiva da capacidade de adaptação celular. Alguns cientistas agora se perguntam se a lesão celular induzida pelo ferro pode contribuir para pelo menos parte desse processo. Embora respostas definitivas ainda permaneçam evasivas, a própria questão tornou-se uma área ativa de investigação científica.

Talvez o aspecto mais fascinante da ferroptose seja que ela revela quão estreita pode ser a linha entre os efeitos benéficos e prejudiciais do ferro. O mesmo ferro que sustenta o transporte de oxigênio, a produção de energia, a síntese de DNA e o metabolismo celular pode, em circunstâncias diferentes, contribuir para a destruição celular. Na biologia, poucas substâncias ilustram com tanta clareza o princípio de que "a deficiência é prejudicial e o excesso também é prejudicial" quanto o ferro.

É importante destacar que a descoberta da ferroptose não significa que o ferro cause todas essas doenças. Essa conclusão iria muito além das evidências atualmente disponíveis. No entanto, ela sugere que o metabolismo do ferro pode desempenhar um papel muito mais amplo na saúde e na doença do que se reconhecia anteriormente.

Ferro, mitocôndrias e envelhecimento

O ferro é indispensável para a função mitocondrial. As mitocôndrias geram a maior parte da energia necessária às células humanas, e esse processo depende fortemente de estruturas que contêm ferro. Os complexos ferro-enxofre e os citocromos são componentes essenciais da cadeia respiratória mitocondrial, o sistema responsável pela produção de energia celular na forma de ATP.

A deficiência de ferro compromete esses processos. À medida que a disponibilidade de ferro diminui, a produção de energia torna-se menos eficiente, particularmente em tecidos com elevadas demandas metabólicas, como o coração, o cérebro, os músculos esqueléticos e o fígado. Isso ajuda a explicar por que fadiga, redução da tolerância ao exercício, fraqueza muscular e sintomas cognitivos podem se desenvolver mesmo antes do aparecimento de anemia grave.

A relação torna-se mais complexa quando o ferro está presente em excesso. As mitocôndrias não são apenas consumidoras de ferro. Elas importam, utilizam, armazenam e regulam ativamente esse metal. Quando esse equilíbrio é perturbado, o ferro pode se acumular dentro das mitocôndrias e promover dano oxidativo justamente nas organelas responsáveis pela produção de energia celular.

Isso cria um paradoxo biológico. O mesmo ferro necessário para a produção de energia também pode contribuir para danos às membranas mitocondriais, proteínas, enzimas e ao DNA mitocondrial. Como as mitocôndrias produzem naturalmente espécies reativas de oxigênio durante o metabolismo normal, o excesso de ferro pode amplificar essas reações, aumentando, assim, o estresse oxidativo.

O acúmulo de ferro nas mitocôndrias tem sido descrito em um número crescente de doenças, incluindo doenças neurodegenerativas, doenças cardiovasculares, disfunções metabólicas, doenças hepáticas e degeneração tecidual relacionada ao envelhecimento. Também emergiu como um componente importante da ferroptose, a forma de morte celular dependente de ferro descrita em 2012.

A lição é simples. O ferro não é apenas um combustível para a produção de energia celular. As mitocôndrias necessitam de ferro para funcionar, mas o excesso de ferro pode comprometer justamente os sistemas que dele dependem. Na biologia do ferro, deficiência e excesso não são mundos opostos separados por uma grande distância. Muitas vezes, eles estão muito mais próximos do que imaginávamos.

Ferro e o envelhecimento cerebral

Estudos demonstraram aumentos relacionados à idade nas concentrações de ferro no fígado, no cérebro, nos músculos esqueléticos e em outros órgãos. Particularmente intrigantes são os achados envolvendo o cérebro.

O cérebro humano contém quantidades relativamente pequenas de ferro em comparação com órgãos como o fígado, mas o ferro presente no cérebro desempenha funções essenciais. O ferro é necessário para a produção de energia mitocondrial, a síntese de neurotransmissores, a formação de mielina e numerosas reações enzimáticas indispensáveis ao funcionamento neurológico normal. No entanto, como todos os outros órgãos, o cérebro depende da manutenção de um equilíbrio delicado. Quantidades insuficientes de ferro podem comprometer sua função. Quantidades excessivas podem criar problemas completamente diferentes.

Uma das descobertas mais consistentes da pesquisa moderna em neurodegeneração é o acúmulo anormal de ferro em regiões cerebrais afetadas. Concentrações aumentadas de ferro foram documentadas na doença de Parkinson, na doença de Alzheimer, na atrofia de múltiplos sistemas e em várias outras doenças neurodegenerativas. Os avanços na tecnologia de ressonância magnética permitem atualmente que pesquisadores visualizem e quantifiquem depósitos de ferro em pacientes vivos, fornecendo evidências de que essas observações não são meras curiosidades laboratoriais, mas fenômenos biológicos mensuráveis.

As razões para essa associação permanecem incertas. O ferro pode contribuir diretamente para a lesão neuronal por meio do estresse oxidativo, da disfunção mitocondrial, da inflamação e da ferroptose. Alternativamente, o acúmulo de ferro pode ser consequência da neurodegeneração em curso, e não sua causa. Uma terceira possibilidade é que ambos os processos ocorram simultaneamente, criando um ciclo vicioso no qual a lesão celular promove o acúmulo de ferro, que, por sua vez, favorece mais lesão celular.

Isso não prova que o ferro cause essas doenças. Atualmente, não existe consenso sobre o papel exato do ferro nesses distúrbios. Muitos fatores contribuem para as doenças neurodegenerativas, e é improvável que o ferro seja a única explicação. No entanto, do ponto de vista científico, a recorrente presença do ferro é difícil de ignorar. O ferro aparece repetidamente na cena do crime.

Durante décadas, as discussões sobre o ferro concentraram-se principalmente na deficiência. A neurociência moderna introduziu uma nova perspectiva. No cérebro envelhecido, a questão pode não se limitar a saber se existe ferro suficiente. A questão também pode ser se o ferro está presente no local correto, na quantidade adequada e sob o grau apropriado de controle biológico.

Ferro e a biologia do cancer

O ferro ocupa uma posição única na biologia do câncer. Toda célula que se divide rapidamente necessita de ferro para crescer, replicar seu DNA, produzir energia e realizar inúmeras reações metabólicas. As células cancerosas não são exceção. De fato, muitos tumores parecem apresentar uma demanda particularmente elevada por ferro.

Uma das descobertas mais consistentes em diversos tipos de câncer é a alteração do metabolismo do ferro nas células tumorais. Muitos tumores aumentam a expressão dos receptores de transferrina em sua superfície, permitindo-lhes captar mais ferro da circulação. As células tumorais também podem intensificar a captação de ferro, reduzir sua exportação e aumentar a retenção intracelular desse metal. Do ponto de vista biológico, essa estratégia faz sentido. Um tumor em rápido crescimento necessita de um fornecimento contínuo de matérias-primas, e o ferro é uma das mais importantes.

Essas observações despertaram grande interesse porque sugerem que o ferro não é apenas um espectador na biologia do câncer. O ferro parece participar de processos que sustentam o crescimento tumoral, a proliferação celular, a síntese de DNA, a angiogênese e a adaptação metabólica. Como resultado, a oncologia moderna passou a considerar cada vez mais o metabolismo do ferro como um potencial alvo terapêutico, e não apenas como uma questão nutricional.

Isso levou a uma notável mudança nas prioridades da pesquisa. Em vez de perguntar apenas como fornecer ferro, os pesquisadores passaram a explorar maneiras de restringir a disponibilidade de ferro para os tumores, interromper o metabolismo do ferro nas células cancerosas ou explorar vias dependentes de ferro, como a ferroptose, para destruir seletivamente o tecido maligno. Em outras palavras, o mesmo ferro que ajuda a sustentar a função celular normal pode também representar uma vulnerabilidade para determinados tipos de câncer.

A relação, entretanto, permanece complexa. Nenhuma dessas descobertas prova que o ferro cause câncer. O câncer é uma doença multifatorial influenciada por fatores genéticos, exposições ambientais, função imunológica, envelhecimento, inflamação crônica e inúmeros outros fatores. Ainda assim, o envolvimento repetido do ferro na biologia tumoral levanta questões importantes.

Talvez a observação mais impressionante seja que as células cancerosas frequentemente se comportam como se o ferro fosse um recurso pelo qual vale a pena competir. Elas o adquirem ativamente, o retêm e dependem dele. Isso não faz do ferro a causa do câncer, mas sugere que o metabolismo do ferro está profundamente entrelaçado com a biologia do crescimento maligno.

Sob essa perspectiva, o ferro aparece mais uma vez como uma molécula com duas faces. Ele é indispensável para a vida normal, mas também pode sustentar alguns dos próprios processos que a medicina procura prevenir e controlar. A lição não é que o ferro seja prejudicial. A lição é que o ferro é poderoso, e sistemas biológicos poderosos raramente produzem apenas efeitos benéficos em todas as circunstâncias.

Por que o organismo controla o ferro de forma tão rigorosa?

Uma das questões mais reveladoras da biologia do ferro é também uma das mais simples. Por que o organismo dedica tanto esforço ao controle do ferro?

Poucos nutrientes são regulados por uma rede tão elaborada de sistemas de controle. A absorção do ferro é regulada no nível intestinal. O transporte do ferro depende de proteínas especializadas, como a transferrina. O armazenamento do ferro requer a ferritina. A liberação do ferro pelas células é regulada pela ferroportina. A hepcidina atua como reguladora principal, controlando a quantidade de ferro que entra e sai da circulação. Os macrófagos reciclam continuamente o ferro proveniente dos glóbulos vermelhos envelhecidos, recuperando e redistribuindo um dos recursos mais valiosos do organismo. Múltiplos órgãos participam do monitoramento, armazenamento, transporte e regulação do ferro ao longo da vida.

Essa complexidade não surgiu por acaso.

Uma explicação é óbvia: o ferro é essencial. Sem ferro, o transporte de oxigênio é comprometido, a produção de energia celular diminui, a síntese de DNA é prejudicada e inúmeros processos biológicos começam a falhar. A vida, tal como a conhecemos, não seria possível sem o ferro.

No entanto, a necessidade por si só não explica completamente esse extraordinário nível de controle. Muitos nutrientes essenciais são importantes, mas poucos são regulados por tantos sistemas interconectados. O ferro parece ocupar uma categoria especial. O organismo se esforça não apenas para obtê-lo, mas também para contê-lo.

Em conjunto, todas essas observações sugerem que o ferro é muito mais do que um simples nutriente. Trata-se de uma poderosa molécula biológica cujos benefícios e riscos precisam ser continuamente equilibrados. Quantidades insuficientes de ferro causam problemas. Quantidades excessivas de ferro causam problemas diferentes. O organismo deve navegar entre esses extremos todos os dias.

Talvez essa seja a lição mais importante de todas. A extraordinária complexidade da regulação do ferro pode estar nos dizendo algo fundamental. O ferro não é perigoso porque seja raro. O ferro é perigoso porque é poderoso. As mesmas propriedades que tornam o ferro indispensável para a vida são precisamente aquelas que podem causar danos quando a regulação falha. Compreender esse paradoxo pode ser a chave para entender por que a história do ferro é muito mais complexa do que a história da deficiência isoladamente.

O que é sobrecarga de ferro?

Ao longo deste livro, discutimos a deficiência de ferro, a ferritina, a anemia e as consequências biológicas da disponibilidade insuficiente de ferro. No entanto, os distúrbios do ferro não ocorrem apenas em uma extremidade do espectro.

É possível haver excesso de ferro. Essa condição é conhecida como **sobrecarga de ferro**.

À primeira vista, o conceito pode parecer simples. Se deficiência de ferro significa pouco ferro, então sobrecarga de ferro deve significar excesso de ferro. Na realidade, a situação é mais complexa. A sobrecarga de ferro não corresponde a um único resultado de exame de sangue. Ela não significa consumir uma refeição rica em ferro ou tomar alguns comprimidos de ferro. Nem sequer significa, necessariamente, apresentar um nível elevado de ferritina.

A sobrecarga de ferro refere-se ao acúmulo de ferro no organismo além das necessidades fisiológicas normais. Com o tempo, esse excesso de ferro pode ser depositado em órgãos e tecidos, incluindo o fígado, o coração, o pâncreas, as glândulas endócrinas e as articulações.

Tradicionalmente, os clínicos dividem a sobrecarga de ferro em duas grandes categorias. Na **sobrecarga primária de ferro**, o acúmulo excessivo de ferro resulta principalmente de alterações genéticas hereditárias. Na **sobrecarga secundária de ferro**, o acúmulo excessivo de ferro se desenvolve em consequência de outras doenças, tratamentos médicos ou fontes externas de ferro.

Embora as causas sejam diferentes, ambas as formas levam, em última análise, ao mesmo problema fundamental: o organismo contém mais ferro do que consegue administrar com segurança.

Uma distinção importante deve ser feita antes de prosseguirmos. As discussões sobre deficiência de ferro frequentemente envolvem incertezas. Dependendo do marcador laboratorial utilizado, do ponto de corte escolhido e do especialista consultado, a mesma pessoa pode ser classificada como deficiente em ferro, com reservas adequadas de ferro ou em algum ponto intermediário. Grande parte da controvérsia em torno da deficiência de ferro surge precisamente porque limites biológicos claros são frequentemente difíceis de definir.

A sobrecarga de ferro é diferente. Embora os critérios diagnósticos possam variar, **a verdadeira sobrecarga de ferro não**

é uma construção teórica nem uma questão de interpretação. Trata-se de um estado patológico mensurável, caracterizado pelo acúmulo excessivo de ferro no organismo. Mais importante ainda, suas consequências estão bem documentadas. O excesso de ferro pode se acumular nos órgãos, danificar tecidos e comprometer a função fisiológica normal. Ao contrário dos debates sobre onde começa a deficiência, a sobrecarga de ferro é, em última análise, confirmada não por especulação, mas por evidências de excesso de carga de ferro.

Como discutido anteriormente neste livro, o ferro ocupa uma posição única entre os nutrientes e minerais. Ao contrário de muitas substâncias que podem ser prontamente eliminadas pelos rins ou pelo trato gastrointestinal quando presentes em excesso, o corpo humano não possui um mecanismo fisiológico eficiente para remover ativamente grandes quantidades de ferro. **Uma vez que o ferro entra no organismo e é absorvido, ele é, em grande parte, retido e continuamente reciclado.**

Essa realidade biológica tem consequências importantes. O excesso de ferro não pode simplesmente ser "eliminado" quando as reservas corporais se tornam excessivas. Em vez disso, o ferro excedente tende a permanecer no organismo, onde pode se acumular gradualmente ao longo de anos ou até décadas. Como resultado, a sobrecarga de ferro é fundamentalmente diferente dos excessos de muitos outros nutrientes, que frequentemente podem ser eliminados com maior facilidade quando sua ingestão é reduzida.

A sobrecarga de ferro não se refere a uma forma específica de ferro. Se o ferro entrou originalmente no organismo por meio da alimentação, de suplementos, de transfusões sanguíneas ou de outra fonte é, em grande parte, irrelevante. Uma vez incorporado ao metabolismo do ferro do organismo, ele passa a integrar um reservatório fisiológico comum de ferro. Portanto, a sobrecarga de ferro refere-se ao acúmulo excessivo de ferro corporal total, particularmente nos tecidos e órgãos de armazenamento, independentemente de sua origem. Mais especificamente, a sobrecarga de ferro refere-se ao excesso de ferro armazenado principalmente na forma de ferro ligado à ferritina, ferro ligado à hemossiderina e, em estados mais avançados de sobrecarga, ferro não ligado à transferrina (NTBI) e reservatórios de ferro lábil capazes de participar de reações químicas potencialmente lesivas.

Do ponto de vista médico, **a sobrecarga de ferro é mais bem descrita como um estado patológico ou distúrbio**, e não necessariamente como uma doença em si.

Por exemplo:

- Uma pessoa com hemocromatose hereditária e acúmulo excessivo de ferro nos tecidos apresenta uma doença.
- Um paciente que recebe transfusões crônicas pode desenvolver sobrecarga secundária de ferro como complicação de outra doença.
- Alguém pode apresentar sobrecarga de ferro documentada sem ainda apresentar lesão orgânica ou sintomas.

Isso é semelhante à hipertensão arterial. A pressão arterial elevada não é simplesmente um achado laboratorial, mas também nem sempre constitui uma doença isolada. Trata-se de uma condição patológica que pode, eventualmente, levar a doença e dano orgânico.

A sobrecarga de ferro frequentemente produz poucos ou nenhum sintoma em seus estágios iniciais. Quando os sintomas aparecem, eles costumam ser vagos e inespecíficos: fadiga, fraqueza, redução da resistência física, dificuldade de concentração, desconforto articular ou uma sensação geral de mal-estar. Se essa lista parece familiar, há uma razão para isso.

Muitas dessas queixas se assemelham bastante aos sintomas comumente atribuídos à deficiência de ferro. Uma pessoa com pouco ferro pode se queixar de fadiga. Uma pessoa com excesso de ferro também pode se queixar de fadiga. Uma pessoa com eritropoiese restrita por deficiência de ferro pode sentir-se exausta. Uma pessoa com acúmulo excessivo de ferro nos tecidos também pode sentir-se exausta.

Isso cria um importante problema clínico. **Os sintomas, por si só, frequentemente são incapazes de distinguir entre deficiência de ferro e sobrecarga de ferro.** O organismo possui um vocabulário surpreendentemente limitado para sinalizar que algo está errado. Fadiga, fraqueza, redução da tolerância ao exercício e queixas cognitivas acompanham inúmeras condições médicas, incluindo distúrbios que ocupam extremos opostos do espectro do ferro.

Por essa razão, os sintomas não podem determinar de forma confiável se uma pessoa tem pouco ferro, excesso de ferro ou nenhuma dessas condições. O diagnóstico requer evidências objetivas. A biologia do ferro nos lembra repetidamente que o mesmo sintoma pode surgir de estados fisiológicos muito diferentes e que conclusões baseadas exclusivamente em sintomas podem ser enganosas.

Se os sintomas são frequentemente inespecíficos, como a sobrecarga de ferro é diagnosticada? A resposta está nos exames laboratoriais. No entanto, assim como ocorre com a deficiência de ferro, nenhum marcador laboratorial isolado conta toda a história.

A ferritina é frequentemente o primeiro exame que chama a atenção. Em muitos pacientes com sobrecarga de ferro, a elevação da ferritina torna-se a primeira pista laboratorial de que pode haver excesso de ferro.

No entanto, a ferritina apresenta a mesma limitação na sobrecarga de ferro que apresenta na deficiência de ferro: ela não é uma medida direta do ferro corporal total. Um nível elevado de ferritina não prova automaticamente a existência de sobrecarga de ferro.

Ao mesmo tempo, um nível normal de ferritina nem sempre exclui completamente a sobrecarga de ferro. Em alguns indivíduos, particularmente nos estágios iniciais da hemocromatose hereditária, a absorção excessiva de ferro pode já estar ocorrendo enquanto a ferritina permanece dentro dos valores de referência laboratoriais. O acúmulo significativo de ferro nos tecidos geralmente leva, eventualmente, ao aumento da ferritina, mas a ferritina nem sempre representa a alteração mais precoce.

Por essa razão, os médicos frequentemente prestam grande atenção à saturação da transferrina. A elevação da saturação da transferrina pode surgir antes de um aumento importante da ferritina e, frequentemente, constitui uma das primeiras alterações laboratoriais nos distúrbios hereditários de sobrecarga de ferro. Quando a saturação da transferrina permanece persistentemente elevada, isso sugere que o sistema normal de transporte de ferro do organismo está transportando mais ferro do que o habitual.

À medida que a sobrecarga de ferro progride, ferritina e saturação da transferrina frequentemente aumentam em conjunto. Nos casos mais avançados, investigações adicionais, como testes genéticos, ressonância magnética (RM) ou, historicamente, biópsia hepática, podem ser utilizadas para estimar o grau de acúmulo de ferro nos tecidos.

A sobrecarga de ferro, portanto, ilustra uma lição importante já encontrada ao longo deste livro: os marcadores laboratoriais são mais informativos quando interpretados em conjunto. A ferritina fornece informações úteis, mas nem um valor elevado nem um valor normal de ferritina devem ser interpretados isoladamente.

Não existe suplemento nutricional capaz de remover de forma confiável o excesso de ferro do organismo. Quando uma pessoa apresenta verdadeira sobrecarga de ferro, os principais tratamentos são:

1. **Flebotomia terapêutica (remoção de sangue)** — o tratamento padrão para a hemocromatose hereditária e para muitos pacientes com sobrecarga de ferro que não apresentam anemia.
2. **Medicamentos quelantes de ferro** — fármacos que se ligam ao ferro e ajudam a removê-lo, utilizados

principalmente em pacientes com sobrecarga de ferro relacionada a transfusões.

Quanto aos suplementos vendidos ao público, algumas substâncias podem reduzir modestamente a absorção de ferro (por exemplo, cálcio, polifenóis do chá e fitatos), mas elas **não removem o ferro que já está armazenado no organismo.** Não existe nenhum suplemento de venda livre para "desintoxicação de ferro" cuja eficácia no tratamento da sobrecarga de ferro tenha sido comprovada.

Portanto, a resposta prática é a seguinte:

Não existe uma pílula simples, vitamina, erva medicinal ou suplemento capaz de eliminar de forma confiável o excesso de ferro armazenado. Essa é uma das razões pelas quais a sobrecarga clinicamente significativa de ferro é levada tão a sério: **adicionar ferro é fácil; remover o ferro acumulado é muito mais difícil**.

Hemocromatose: o experimento natural do ferro

Se quisermos compreender se o excesso de ferro pode causar doença, a hemocromatose hereditária fornece um dos exemplos mais claros da medicina.

Durante décadas, pesquisadores observaram indivíduos que absorvem e acumulam quantidades excessivas de ferro ao longo da vida devido a alterações genéticas hereditárias. Diferentemente dos experimentos laboratoriais, esses pacientes representam um modelo humano natural de acúmulo crônico de ferro. Os resultados são difíceis de ignorar.

A hemocromatose não tratada tem sido associada ao depósito progressivo de ferro em múltiplos órgãos, particularmente no fígado, coração, pâncreas, articulações e glândulas endócrinas. Com o tempo, esse acúmulo pode levar à fibrose hepática, cirrose, cardiomiopatia, distúrbios do ritmo cardíaco, diabetes mellitus, hipogonadismo, infertilidade, disfunção tireoidiana e artrite crônica.

Historicamente, a hemocromatose hereditária foi considerada uma das doenças hereditárias mais comuns entre indivíduos de ascendência do norte da Europa.

Os sistemas atuais de classificação dividem a hemocromatose hereditária em quatro tipos principais, com base nos genes afetados e nos mecanismos moleculares subjacentes. O tipo 1 está associado a mutações no gene HFE e é responsável pela maioria dos casos. Aproximadamente 1 em cada 200 a 300 pessoas de ascendência do norte da Europa é homozigota para a mutação HFE C282Y, a variante genética mais fortemente associada à hemocromatose hereditária clássica. A própria mutação é ainda mais comum, com cerca de 1 em cada 8 a 10 indivíduos portando uma única cópia.

O tipo 2, frequentemente denominado hemocromatose juvenil, resulta de mutações envolvendo vias relacionadas à hepcidina e geralmente se manifesta em idade mais precoce. O tipo 3 está associado a mutações no gene do receptor 2 da transferrina (TFR2), enquanto o tipo 4 resulta de mutações no gene da ferroportina (SLC40A1). Embora esses distúrbios sejam geneticamente distintos, todos levam ao acúmulo excessivo de ferro no organismo.

Nossa compreensão da hemocromatose hereditária mudou substancialmente na última década. A literatura médica mais antiga frequentemente sugeria que portar uma mutação associada à hemocromatose levaria inevitavelmente à sobrecarga progressiva de ferro e ao dano orgânico. Estudos populacionais modernos desafiaram essa suposição, demonstrando que muitos indivíduos com mutações genéticas associadas à hemocromatose nunca desenvolvem doença clinicamente significativa. Como resultado, os pesquisadores passaram a distinguir entre predisposição genética, evidência bioquímica de sobrecarga de ferro e hemocromatose clínica manifesta. Essa distinção representa uma das mudanças conceituais mais importantes no campo.

Os avanços nas tecnologias diagnósticas também transformaram a avaliação da sobrecarga de ferro. No passado, a biópsia hepática era frequentemente utilizada para avaliar o acúmulo de ferro e o dano tecidual. Atualmente, a ressonância magnética (RM) pode quantificar o depósito de ferro de forma não invasiva, reduzindo significativamente a necessidade de biópsia em muitos pacientes. Ao mesmo tempo, pesquisas crescentes identificaram a hepcidina como o principal regulador do equilíbrio sistêmico do ferro. Os modelos modernos consideram cada vez mais a hemocromatose hereditária como um distúrbio da regulação da hepcidina, uma perspectiva muito menos enfatizada há apenas algumas décadas.

O diagnóstico mais precoce também modificou o quadro clínico da doença. Testes genéticos, avaliações laboratoriais aprimoradas e a quantificação do ferro por ressonância magnética permitem atualmente que muitos pacientes sejam identificados muito antes do desenvolvimento de cirrose, diabetes, cardiomiopatia ou outras complicações clássicas. Consequentemente, os pacientes atuais frequentemente apresentam características muito diferentes das descrições encontradas nos livros-texto que dominaram a literatura médica durante grande parte do século XX.

A história da dosagem da ferritina está intimamente entrelaçada com a história da hemocromatose. Muito antes de a ferritina ser amplamente promovida como marcador de deficiência de ferro, ela já era utilizada para identificar pacientes com sobrecarga de ferro. De fato, um dos primeiros sucessos clínicos da dosagem de ferritina sérica foi sua capacidade de detectar acúmulo excessivo de ferro em pacientes com hemocromatose hereditária e sobrecarga de ferro relacionada a transfusões. Isso foi possível porque a ferritina geralmente aumenta à medida que as reservas corporais de ferro aumentam, tornando-se um marcador substituto prático da carga de ferro.

Durante décadas, a ferritina tem sido um dos exames laboratoriais mais importantes na avaliação da hemocromatose. Níveis elevados de ferritina frequentemente motivavam investigações adicionais, enquanto concentrações muito altas de ferritina frequentemente se correlacionavam com acúmulo substancial de ferro nos tecidos. No entanto, os avanços na biologia do ferro revelaram gradualmente uma limitação importante. A ferritina reflete muito mais do que apenas as reservas de ferro. Como resultado, o diagnóstico moderno da hemocromatose não se baseia mais na ferritina isoladamente.

A hemocromatose hereditária continua sendo um dos distúrbios mais importantes na história da pesquisa sobre o ferro. Ela ajudou os médicos a compreender que a sobrecarga de ferro é um fenômeno biológico real, e não uma possibilidade teórica ou um artefato laboratorial. Ela continua a ilustrar um princípio fundamental da fisiologia humana: quando o acúmulo de ferro excede a capacidade do organismo de administrá-lo com segurança, as consequências podem se estender muito além da corrente sanguínea, afetando múltiplos órgãos em todo o corpo.

Hemossiderose e deposição de ferro nos tecidos

O termo hemossiderose recebe muito menos atenção do que a hemocromatose, mas ocupa um lugar importante na biologia da sobrecarga de ferro. A hemossiderose refere-se ao acúmulo de ferro nos tecidos na forma de hemossiderina, um complexo de armazenamento que se torna progressivamente mais proeminente quando as reservas de ferro excedem a capacidade dos mecanismos normais de armazenamento baseados na ferritina.

A maioria das pessoas já viu hemossiderina sem perceber. Considere o que acontece após um hematoma. O sangue extravasa dos vasos lesionados para os tecidos circundantes, produzindo a familiar coloração azulada, arroxeada e, posteriormente, amarelada ou acastanhada. À medida que os glóbulos vermelhos se degradam, a hemoglobina é liberada e gradualmente processada pelos macrófagos teciduais. Durante esse processo, parte do ferro derivado da hemoglobina é armazenada na forma de hemossiderina. A coloração acastanhada que frequentemente aparece nos estágios mais tardios da cicatrização de um hematoma está relacionada, em parte, a esses produtos de degradação e aos processos de armazenamento de ferro.

A hemossiderina pode ser considerada uma forma de armazenamento de ferro de longo prazo que surge quando as concentrações locais de ferro se tornam excessivas. Ao contrário da ferritina, que é solúvel e prontamente disponível para o metabolismo normal do ferro, a hemossiderina é menos acessível. Ela tende a se acumular quando as necessidades de armazenamento de ferro excedem a capacidade das reservas normais de ferritina.

Em circunstâncias normais, a hemossiderina não é uma substância patológica. Ela faz parte do sistema natural de manejo do ferro do organismo e desempenha um papel importante no armazenamento do ferro liberado pelos glóbulos vermelhos envelhecidos e por pequenas quantidades de sangramento local. Nesse sentido, a formação de hemossiderina é um processo fisiológico normal, e não uma doença.

A situação é muito diferente quando o acúmulo de ferro se torna crônico e excede progressivamente as necessidades normais de armazenamento do organismo. A hemossiderose está mais frequentemente associada a transfusões sanguíneas repetidas, distúrbios hemolíticos crônicos (hemocromatose hereditária, talassemia, doença falciforme, síndromes mielodisplásicas e anemias hemolíticas crônicas) e outras situações nas quais o ferro entra no organismo mais rapidamente do que pode ser utilizado ou armazenado com segurança. Como o corpo humano não possui um mecanismo eficiente para eliminar o excesso de ferro, pode ocorrer deposição progressiva ao longo do tempo, particularmente no fígado, baço, medula óssea e outros tecidos.

Ao contrário de muitas condições médicas, não existe um limite universalmente aceito que separe a deposição normal de hemossiderina da hemossiderose. Pequenas quantidades de hemossiderina são uma consequência normal da reciclagem do ferro e da degradação dos glóbulos vermelhos envelhecidos. A distinção torna-se patológica quando a deposição de ferro excede o esperado em condições fisiológicas normais e é suficientemente extensa para indicar acúmulo anormal de ferro nos tecidos. Na prática, a hemossiderose não é diagnosticada pela simples presença de hemossiderina, mas por sua quantidade excessiva, distribuição disseminada e pelas circunstâncias clínicas em que ocorre.

Portanto, **a hemossiderose não é uma doença específica**. Trata-se de uma condição caracterizada pela deposição excessiva de hemossiderina nos tecidos. A literatura científica sobre hemossiderose é extensa, embora o termo em si geralmente não se refira a uma única doença. A hemossiderose é amplamente estudada, mas geralmente como um processo patológico ou complicação de doenças específicas, e não como uma categoria única de doença comparável à hemocromatose hereditária. Em outras palavras, os pesquisadores frequentemente estudam onde a hemossiderina se acumula, por que ela se acumula e quais são suas consequências, em vez de tratar a "hemossiderose" como uma doença única e uniforme.

Ferritina elevada: até que ponto é segura?

Uma das premissas que impulsionam a terapia moderna com ferro é a ideia de que aumentar a ferritina é inerentemente benéfico. O raciocínio parece simples: se níveis baixos de ferritina são considerados indesejáveis, então níveis mais elevados devem ser melhores. No entanto, a literatura científica apresenta um quadro muito mais complexo.

Uma das razões pelas quais devemos ser cautelosos ao discutir a ferritina é que alguns dos níveis mais elevados de ferritina já observados na medicina não ocorrem na deficiência de ferro e não resultam simplesmente do armazenamento excessivo de ferro pelo organismo. Eles ocorrem em algumas das doenças inflamatórias e imunológicas mais graves conhecidas pela medicina.

Por exemplo, pacientes com doença de Still do adulto, uma condição inflamatória rara caracterizada por febre alta, dor articular e inflamação sistêmica, frequentemente desenvolvem níveis de ferritina que alarmariam a maioria dos médicos. As concentrações de ferritina podem atingir milhares ou até dezenas de milhares de nanogramas por mililitro. Achados semelhantes são observados na síndrome de ativação macrofágica e na linfo-histiocitose hemofagocítica (HLH), doenças potencialmente fatais nas quais as células do sistema imunológico tornam-se excessivamente ativadas, desencadeando uma resposta inflamatória maciça. Nessas condições, os níveis de ferritina podem tornar-se extraordinariamente elevados, às vezes excedendo valores raramente observados nos distúrbios comuns do metabolismo do ferro.

A pandemia de COVID-19 forneceu outra lição inesperada. Médicos em todo o mundo observaram que os níveis de ferritina frequentemente aumentavam de forma dramática em pacientes com doença grave. Concentrações mais elevadas de ferritina estavam associadas a inflamação mais intensa, maior risco de insuficiência respiratória, maior necessidade de cuidados intensivos e piores desfechos clínicos. Observações semelhantes foram relatadas na sepse e em outras infecções graves, nas quais a ferritina frequentemente aumenta à medida que o sistema imunológico entra em um estado de ativação extrema.

O que torna essas observações particularmente interessantes é que ninguém acredita que esses pacientes tenham desenvolvido subitamente uma sobrecarga maciça de ferro. A elevação da ferritina parece estar relacionada não apenas ao armazenamento de ferro, mas também à inflamação, à sinalização imunológica e às respostas celulares ao estresse. Isso levou pesquisadores a propor que a ferritina pode ser mais do que uma proteína passiva de armazenamento. Ela também pode atuar como parte da rede imunológica e inflamatória do organismo.

O problema é que ainda não sabemos exatamente qual papel a ferritina desempenha. A ferritina está protegendo o organismo ao sequestrar o ferro durante períodos de doença grave? Ela simplesmente reflete a intensidade da inflamação? Ou a própria ferritina pode participar de processos biológicos que contribuem para a progressão da doença? Décadas de pesquisa ainda não produziram uma resposta definitiva.

Essa incerteza torna-se importante quando a ferritina é utilizada como alvo terapêutico. Se a ferritina participa da regulação imunológica, da sinalização inflamatória ou de outras vias biológicas que ainda não compreendemos completamente, então aumentar deliberadamente a ferritina pode não ser biologicamente tão simples quanto parece. Isso não significa que elevar a ferritina seja prejudicial. Significa, porém, que devemos reconhecer uma realidade desconfortável: a ferritina claramente faz muito mais do que simplesmente armazenar ferro, e a ciência ainda não explicou plenamente todas as suas funções.

Talvez a conclusão mais honesta seja que ainda não sabemos se níveis mais elevados de ferritina são sempre melhores, sempre piores ou nenhuma dessas opções. O que sabemos é que alguns dos níveis mais altos de ferritina observados na medicina ocorrem nos pacientes mais gravemente enfermos. Esse fato, por si só, deveria estimular certo grau de humildade científica sempre que a ferritina é apresentada como um valor laboratorial que deve ser necessariamente aumentado.

A realidade pode ser ainda mais complexa. A ferritina pode ser protetora em algumas situações, prejudicial em outras e apenas um reflexo da doença subjacente em outras ainda. Essas possibilidades não são mutuamente exclusivas.

O que você deve levar deste livro

Se você chegou ao final deste livro, gostaria de agradecer por dedicar seu tempo a me acompanhar nesta jornada pelo complexo mundo do ferro, da ferritina e da anemia. O fato de você ter lido até aqui sugere que se preocupa com sua saúde, está disposto a fazer perguntas e tem interesse em compreender a ciência por trás de muitas das suposições que frequentemente são apresentadas como fatos estabelecidos.

Meu objetivo nunca foi dizer a você o que pensar. Pelo contrário, procurei incentivá-lo a examinar mais atentamente as evidências, a compreender onde nosso conhecimento é sólido, onde permanecem as incertezas e por que perguntas aparentemente simples sobre o ferro frequentemente levam a respostas surpreendentemente complexas.

Ao longo deste livro, exploramos a biologia do ferro, a história da dosagem da ferritina, os desafios do diagnóstico da anemia, as limitações dos marcadores laboratoriais e as consequências tanto da deficiência quanto da sobrecarga de ferro. Ao longo desse percurso, uma mensagem apareceu repetidamente: a biologia humana raramente é tão simples quanto um único número, um único exame ou uma única explicação.

Antes de encerrarmos esta discussão, vamos dedicar um momento para revisar algumas das lições mais importantes que emergem das evidências. Estas não são regras. Não são dogmas. São simplesmente as ideias principais que espero que você leve consigo muito depois de terminar a leitura deste livro.

- **O Ferro É Essencial para a Vida**

O ferro é um dos minerais mais importantes do corpo humano. Ele participa do transporte de oxigênio, da produção de energia, do metabolismo celular, da função imunológica, da atividade neurológica e de inúmeras reações bioquímicas. A vida, tal como a conhecemos, não seria possível sem o ferro.

• O Ferro Não É Apenas um Nutriente

O ferro é frequentemente apresentado como apenas mais um mineral da dieta, mas sua biologia é muito mais complexa. O organismo regula o ferro por meio de sistemas sofisticados de absorção, transporte, armazenamento, reciclagem e controle hormonal. Poucos nutrientes são administrados com tamanha precisão.

• Ferritina Não É Ferro

A ferritina continua sendo um marcador laboratorial valioso, mas não é uma medida direta do ferro em si. A ferritina reflete múltiplos processos biológicos e pode ser influenciada por inflamação, infecção, algumas doenças, distúrbios metabólicos, envelhecimento e muitas outras condições. A ferritina fornece informações, mas não conta toda a história.

• Anemia Não É um Diagnóstico

A anemia é um achado laboratorial, não uma doença. Por trás de um valor baixo de hemoglobina (ou de ferritina) podem existir dezenas de distúrbios diferentes, cada um exigindo uma abordagem diagnóstica e terapêutica distinta. A questão fundamental não é se a anemia está presente, mas por que ela se desenvolveu.

• Os Sintomas Não Pertencem a Uma Única Doença

Fadiga, fraqueza, dificuldade de concentração, tontura, falta de ar, intolerância ao exercício e muitos outros sintomas frequentemente atribuídos à deficiência de ferro podem ocorrer em inúmeras condições médicas. Os sintomas podem orientar a investigação, mas raramente estabelecem um diagnóstico por si só.

• A Deficiência e a Sobrecarga de Ferro São Igualmente Importantes

Durante décadas, grande parte da discussão pública concentrou-se na deficiência de ferro. No entanto, o acúmulo excessivo de ferro também pode ter consequências clínicas importantes. A biologia humana depende do equilíbrio. Tanto a deficiência quanto a sobrecarga podem comprometer a função fisiológica normal.

• Os Exames Laboratoriais Têm Limitações

Todo exame laboratorial possui pontos fortes e limitações. Nenhuma medida isolada pode descrever plenamente a complexidade da fisiologia humana. A boa medicina exige compreender não apenas o que um exame pode revelar, mas também aquilo que ele não pode revelar.

• Os Valores de Referência Não São Verdades Universais

Os intervalos de referência laboratoriais são ferramentas úteis, mas não são leis imutáveis da biologia. Os valores de referência mudam ao longo do tempo, variam entre laboratórios, diferem entre populações e frequentemente refletem cálculos estatísticos, e não limites biológicos claramente definidos.

• A Medicina Trata Pessoas, Não Números

Uma das lições mais importantes da medicina é que os valores laboratoriais jamais devem substituir o julgamento clínico. Os números ajudam os médicos a compreender os pacientes, mas números não são pacientes. O objetivo não é tratar resultados de exames. O objetivo é compreender e tratar a condição subjacente.

• As Perguntas Muitas Vezes São Mais Importantes do que as Respostas

A ciência avança ao questionar pressupostos. A história da ferritina, da deficiência de ferro, da anemia e da sobrecarga de ferro nos lembra de que as ideias aceitas devem permanecer sempre abertas à reavaliação à medida que novas evidências surgem.

- **A Incerteza Faz Parte da Medicina**

A medicina não é um conjunto de verdades permanentes. É um processo de aprimoramento contínuo da nossa compreensão sobre saúde e doença. Reconhecer a incerteza não é uma fraqueza da ciência. É uma de suas maiores forças.

- **A Armadilha da Ferritina Não É Sobre a Ferritina**

Talvez a lição mais importante deste livro seja que a armadilha da ferritina, na verdade, não é sobre a ferritina.

A ferritina é simplesmente um marcador laboratorial. A armadilha começa quando um único resultado laboratorial passa a substituir o pensamento crítico, o julgamento clínico e uma compreensão mais ampla da biologia humana. A armadilha surge quando sintomas complexos são reduzidos a um único número, quando suposições substituem a incerteza e quando valores laboratoriais se transformam em diagnóstico.

Infelizmente, essa forma de pensar não se limita à ferritina. Ela aparece em toda a medicina moderna, nas redes sociais, em livros populares sobre saúde e em inúmeras discussões on-line nas quais questões biológicas complexas são reduzidas a explicações simplistas. A ferritina é apenas um exemplo de um problema muito maior.

Se algum dia lhe disserem que um resultado de ferritina, por si só, explica todos os seus sintomas, não há motivo para pânico. Um valor laboratorial não é uma emergência. Um resultado de ferritina não é um diagnóstico. Na maioria das situações, você tem tempo para fazer perguntas, buscar informações, compreender as evidências e explorar explicações alternativas antes de tomar decisões importantes sobre sua saúde.

O propósito deste livro nunca foi convencê-lo de que a ferritina é inútil ou de que a deficiência de ferro não existe. Tanto a dosagem da ferritina quanto a deficiência de ferro ocupam um lugar importante na medicina. O objetivo foi incentivar uma abordagem mais cuidadosa da interpretação e lembrar aos leitores que a biologia humana raramente é tão simples quanto um único valor laboratorial sugere.

Se houver uma mensagem final a ser lembrada, é esta: não tenha medo de um resultado laboratorial. Aprenda o que ele significa. Aprenda o que ele não significa. Faça perguntas. Examine as evidências. Compreenda o contexto. **A melhor maneira de evitar a armadilha da ferritina não é ignorar a ferritina, mas compreendê-la.**

Glossário

A

Adenomiose — condição na qual o tecido endometrial cresce na parede muscular do útero.

Aderências intrauterinas — faixas de tecido cicatricial no interior da cavidade uterina que podem interferir na menstruação ou na fertilidade.

Analisador automatizado — instrumento laboratorial que realiza automaticamente exames diagnósticos em amostras biológicas.

Anemia — condição na qual o sangue contém quantidade insuficiente de hemoglobina, glóbulos vermelhos ou ambos para atender às necessidades de oxigênio do organismo.

Anemia da doença crônica (ADC) — forma de anemia associada à inflamação crônica, infecção, câncer, doença renal e outros distúrbios de longa duração que interferem na utilização normal do ferro.

Anemia da inflamação — outra denominação para anemia da doença crônica, que enfatiza o papel dos processos inflamatórios na alteração da disponibilidade de ferro.

Angiogênese — processo pelo qual novos vasos sanguíneos se desenvolvem a partir de vasos sanguíneos preexistentes.

Anticorpo — proteína produzida pelo sistema imunológico que reconhece e se liga a substâncias estranhas específicas, como bactérias, vírus ou alvos de exames laboratoriais.

Antioxidante — substância que ajuda a proteger as células contra danos causados por radicais livres e estresse oxidativo.

Antropologia — estudo científico dos seres humanos, suas origens, evolução, comportamento, culturas e sociedades.

Antropólogo — cientista que estuda os seres humanos, incluindo sua evolução biológica, comportamento, culturas e sociedades, tanto no passado quanto no presente.

Apoferritina — estrutura proteica da ferritina sem ferro, capaz de armazená-lo quando este se torna disponível.

Apoptose — processo normal e programado de morte celular que permite ao organismo eliminar células danificadas, envelhecidas ou desnecessárias.

Artérias espiraladas — vasos sanguíneos especializados do endométrio que sofrem alterações cíclicas durante o ciclo menstrual e a gravidez.

Aspiração da medula óssea — procedimento no qual uma pequena quantidade de medula óssea líquida é retirada para exame laboratorial.

B

Baço — órgão envolvido na função imunológica, na filtração do sangue e na reciclagem de glóbulos vermelhos envelhecidos.

Bactéria — organismo microscópico unicelular que vive no ambiente e no corpo; algumas bactérias são benéficas, enquanto outras podem causar doenças.

Benigno — não canceroso; não invasivo nem propenso a se disseminar para outros tecidos.
Biodisponibilidade — grau em que um nutriente ou substância é absorvido e fica disponível para utilização biológica após ser consumido ou administrado.
Biologia — estudo científico dos organismos vivos e de suas funções.
Biologia reprodutiva — estudo dos processos biológicos envolvidos na reprodução.
Biólogo — cientista que estuda os organismos vivos e os processos biológicos.
Biólogo evolutivo — cientista que estuda como os organismos vivos evoluem ao longo do tempo e os mecanismos que impulsionam as mudanças evolutivas.
Biomarcador — substância biológica mensurável utilizada para avaliar um processo biológico normal, uma doença ou a resposta a um tratamento.
Biópsia — procedimento médico no qual uma pequena amostra de tecido é retirada e examinada ao microscópio para fins diagnósticos.
Biópsia da medula óssea — procedimento no qual uma pequena amostra cilíndrica de tecido da medula óssea é retirada para avaliação microscópica.
Biópsia por trefina — procedimento no qual uma amostra cilíndrica de tecido da medula óssea é retirada para exame microscópico.
Bioquímico — relativo às substâncias químicas e aos processos que ocorrem nos organismos vivos.

C

Cadeia de transporte de elétrons — série de complexos proteicos nas mitocôndrias que gera a maior parte da energia celular.
Calibração — processo de ajuste de equipamentos ou testes laboratoriais para garantir resultados precisos e consistentes.
Câncer — grupo de doenças caracterizadas pelo crescimento e disseminação descontrolados de células anormais.
Capacidade total de ligação do ferro (TIBC) — medida laboratorial que estima a capacidade do sangue de ligar e transportar ferro por meio da transferrina.
Catalase — enzima que ajuda a proteger as células ao decompor o peróxido de hidrogênio em água e oxigênio.
Catalisar — acelerar ou facilitar uma reação química.
Célula decidual — célula endometrial especializada que ajuda a sustentar a implantação e o início da gravidez.
Célula estromal — célula do tecido conjuntivo que fornece suporte estrutural aos órgãos e tecidos.
Célula intestinal (enterócito) — célula especializada que reveste o intestino e absorve nutrientes, incluindo o ferro.
Células natural killer (células NK) — células especializadas do sistema imunológico envolvidas na defesa imunológica e na regulação da implantação e da gravidez.
Centro ferroxidase — região especializada da ferritina que converte ferro ferroso em ferro férrico para seu armazenamento seguro.

Ciência populacional (demografia) — estudo das populações humanas, incluindo seu tamanho, estrutura, distribuição, saúde e mudanças ao longo do tempo.
Cientista populacional — pesquisador que estuda tendências demográficas, incluindo taxas de natalidade, taxas de mortalidade, migração, expectativa de vida e saúde populacional.
Citocina inflamatória — molécula sinalizadora que promove ou regula a inflamação.
Citocinas — proteínas sinalizadoras que regulam as respostas imunológicas, a inflamação e a comunicação entre as células.
Citocromo — família de proteínas que contêm ferro e participam da produção de energia celular e do transporte de elétrons.
Citocromo B duodenal (Dcytb) — enzima localizada nas células intestinais que converte o ferro férrico (Fe^{3+}) em ferro ferroso (Fe^{2+}), permitindo sua absorção.
Citoplasma — material presente no interior da célula que circunda suas estruturas internas e organelas.
Cluster ferro-enxofre (Fe-S) — estrutura que contém átomos de ferro e enxofre e é essencial para muitas enzimas envolvidas na produção de energia e no metabolismo.
Cofator — substância não proteica, frequentemente um mineral ou uma vitamina, necessária para o funcionamento adequado de uma enzima.
Coloração do ferro na medula óssea — técnica laboratorial utilizada para visualizar o ferro armazenado nas células da medula óssea.
Coloração histológica — técnicas laboratoriais utilizadas para visualizar células, tecidos ou substâncias específicas ao microscópio.
Coloração pelo azul da Prússia — técnica de coloração laboratorial utilizada para visualizar depósitos de ferro nos tecidos e na medula óssea.
Concentração de ferro hepático — quantidade de ferro armazenada no tecido do fígado.
Concepção — início da gravidez, geralmente referindo-se à fertilização e ao desenvolvimento embrionário inicial.
Coorte de voluntários — grupo de indivíduos que participa de um estudo de pesquisa, frequentemente utilizado para estabelecer valores laboratoriais de referência.
Corpo lúteo — estrutura temporária produtora de hormônios que se forma no ovário após a ovulação e produz progesterona.
Correlação — relação estatística entre duas variáveis que não demonstra necessariamente que uma seja causa da outra.
Cristalografia — técnica científica utilizada para determinar a estrutura tridimensional de moléculas e cristais.

D

Dano oxidativo — lesão de células e tecidos causada por espécies reativas de oxigênio e radicais livres.
Dano tecidual — lesão de células ou órgãos causada por doença, inflamação, toxinas ou outros processos nocivos.

Decidualização — transformação do endométrio em tecido especializado capaz de sustentar a implantação e a gravidez.
Deficiência nutricional — condição causada pela ingestão, absorção ou utilização insuficiente de um ou mais nutrientes.
Desintoxicação — processo de neutralização, transformação ou eliminação de substâncias potencialmente nocivas.
Diferenciação terminal — estágio em que uma célula adquire uma especialização permanente e não pode mais retornar ao seu estado anterior.
Difração de raios X — técnica científica utilizada para determinar a estrutura tridimensional de moléculas e cristais, incluindo proteínas como a ferritina.
Diretrizes de prática clínica — recomendações baseadas em evidências, desenvolvidas para auxiliar profissionais de saúde na tomada de decisões diagnósticas e terapêuticas.
Dismenorreia — menstruação dolorosa, frequentemente associada às contrações uterinas e à produção de prostaglandinas.
Distribuição estatística — padrão segundo o qual os valores se distribuem em uma população.
Distúrbio da coagulação — condição que afeta a capacidade do organismo de formar coágulos sanguíneos normalmente.
Distúrbio hereditário — doença ou condição causada por alterações genéticas transmitidas de uma geração para outra.
DMT1 (transportador de metais divalentes 1) — proteína que transporta o ferro do intestino para as células intestinais e também participa do transporte de ferro no organismo.
DNA (ácido desoxirribonucleico) — molécula que contém as instruções genéticas para o desenvolvimento, o funcionamento e a reprodução dos organismos vivos.
Doença autoimune — grupo de doenças nas quais o sistema imunológico ataca erroneamente os próprios tecidos e órgãos do organismo, causando inflamação e danos teciduais.
Dopamina — neurotransmissor envolvido no movimento, na motivação, na atenção, na aprendizagem e nos mecanismos de recompensa do cérebro.
Duodeno — primeira porção do intestino delgado, onde ocorre a maior parte da absorção do ferro proveniente da alimentação.

E

Elementos responsivos ao ferro (IREs) — regiões reguladoras presentes em determinadas moléculas de RNA mensageiro que ajudam a controlar a produção de proteínas relacionadas ao ferro.
Elétron — partícula com carga negativa que circunda o núcleo de um átomo e participa de reações químicas.
Embrião — organismo humano em desenvolvimento desde a implantação até o final da oitava semana de desenvolvimento.
Endocrinologia — ramo da medicina e da biologia que estuda os hormônios, as glândulas que os produzem e seus efeitos sobre o organismo.

Endocrinologista — médico especializado no diagnóstico e tratamento de distúrbios hormonais e doenças do sistema endócrino.

Endométrio — revestimento interno do útero que se espessa durante o ciclo menstrual e permite a implantação do embrião.

Endométrio funcional — porção do revestimento endometrial que se espessa e é eliminada durante a menstruação.

Ensaio — técnica laboratorial utilizada para detectar ou medir a quantidade de uma substância específica em uma amostra biológica.

Ensaio diagnóstico — exame laboratorial utilizado para identificar, medir ou monitorar uma substância biológica ou um processo patológico.

Ensaio imunoenzimático — método laboratorial que utiliza enzimas e anticorpos para detectar ou medir substâncias específicas.

Ensaio imunorradiométrico — imunoensaio que utiliza marcadores radioativos ligados a anticorpos para medir quantidades muito pequenas de uma substância.

Enzima — proteína que acelera reações químicas nos organismos vivos sem ser consumida durante o processo.

Epidemiologia — ramo da ciência que estuda como doenças e condições relacionadas à saúde ocorrem, se distribuem e afetam as populações.

Epidemiologia clínica — estudo dos padrões de doenças, diagnóstico, tratamento e desfechos em populações humanas.

Epidemiologista — cientista que estuda a distribuição, as causas e os padrões de doenças e condições de saúde nas populações.

Eritrócito — glóbulo vermelho responsável pelo transporte de oxigênio dos pulmões para os tecidos e pelo transporte de dióxido de carbono de volta aos pulmões.

Eritropoiese — processo de produção de novos glóbulos vermelhos, principalmente na medula óssea.

Espécies reativas de oxigênio (EROs) — moléculas altamente reativas que contêm oxigênio e podem danificar células, proteínas e DNA quando presentes em quantidades excessivas.

Estresse oxidativo — condição na qual a produção de espécies reativas de oxigênio excede a capacidade do organismo de neutralizá-las.

Estrogênio — grupo de hormônios envolvidos no desenvolvimento reprodutivo feminino, na regulação do ciclo menstrual e em numerosas funções em todo o organismo.

Estroma endometrial — estrutura de tecido conjuntivo do endométrio.

Evolução — processo pelo qual os organismos vivos se modificam ao longo de muitas gerações por meio de variação genética, seleção natural e outros mecanismos biológicos.

Expectativa de vida — número médio de anos que uma pessoa deverá viver, com base nas taxas de mortalidade atuais de uma população específica.

Expectativa média de vida — duração média de vida esperada para os membros de uma população nas condições de saúde e mortalidade predominantes.

Expressão gênica — processo pelo qual a informação contida em um gene é utilizada para produzir um produto funcional, como uma proteína.

F

Fator de necrose tumoral-α (TNF-α) — molécula sinalizadora inflamatória envolvida nas respostas imunológicas e na regulação da produção de ferritina.
Fe (Ferrum) — símbolo químico do ferro, derivado de seu nome em latim, *ferrum*.
Ferritina citosólica — ferritina localizada no fluido intracelular, onde armazena ferro e ajuda a regular sua disponibilidade.
Ferritina glicosilada — ferritina à qual estão ligadas moléculas de açúcar; a maior parte da ferritina que circula no sangue encontra-se nessa forma.
Ferritina mitocondrial (FtMt) — forma especializada de ferritina localizada nas mitocôndrias, que ajuda a regular e armazenar o ferro de maneira segura.
Ferritina sérica — ferritina medida no sangue, comumente utilizada como marcador laboratorial na avaliação do estado do ferro no organismo.
Ferro de reserva — ferro mantido em reserva, principalmente na ferritina e na hemossiderina.
Ferro sérico — medida laboratorial da quantidade de ferro que circula no sangue ligado à transferrina.
Ferroportina — única proteína conhecida que exporta ferro das células para a corrente sanguínea.
Ferroxidase — atividade enzimática que converte ferro ferroso (Fe^{2+}) em ferro férrico (Fe^{3+}).
Fertilização — união de um espermatozoide e um óvulo para formar um novo organismo.
Feto — organismo humano em desenvolvimento a partir da nona semana de gestação até o nascimento.
Fisiologia — estudo do funcionamento dos organismos vivos e de suas partes.
Fisiopatologia — estudo dos processos fisiológicos anormais associados às doenças.
Flebotomia — retirada de sangue do organismo, seja para exames laboratoriais, seja como tratamento de condições como a sobrecarga de ferro.
Folículo (folículo ovariano) — pequena estrutura preenchida por líquido no ovário que contém e nutre um óvulo em desenvolvimento.
Fotossíntese — processo pelo qual plantas, algas e determinados microrganismos utilizam a luz solar para converter dióxido de carbono e água em açúcares, liberando oxigênio como subproduto.

G

Gene — segmento de DNA que contém instruções para produzir uma proteína específica ou regular uma função biológica.
Glóbulo branco (WBC) — célula do sistema imunológico que ajuda a proteger o organismo contra infecções, substâncias estranhas e células anormais.
Glóbulo vermelho (GV) — célula sanguínea que contém hemoglobina e transporta oxigênio por todo o organismo.
Grânulo — pequena partícula ou estrutura dentro de uma célula que contém substâncias armazenadas.

H

Hematologia — ramo da medicina que estuda o sangue, os órgãos hematopoiéticos e as doenças do sangue.

Hematologista — médico especializado em doenças do sangue, da medula óssea e dos tecidos relacionados.

Hematopoiese — processo pelo qual todas as células sanguíneas são produzidas, desenvolvidas e substituídas ao longo da vida.

Heme — estrutura que contém ferro, encontrada na hemoglobina, na mioglobina e em determinadas enzimas, permitindo o transporte de oxigênio e outras funções biológicas.

Hemocromatose — distúrbio caracterizado pelo acúmulo excessivo de ferro no organismo, que pode causar danos a órgãos como fígado, coração e pâncreas.

Hemoglobina — proteína que contém ferro presente nos glóbulos vermelhos e responsável pelo transporte de oxigênio dos pulmões para os tecidos.

Hemólise — destruição ou degradação dos glóbulos vermelhos.

Hemorragia — sangramento excessivo ou descontrolado proveniente dos vasos sanguíneos.

Hemossiderina — forma de armazenamento de ferro que geralmente se acumula quando a quantidade de ferro excede a capacidade de armazenamento da ferritina.

Hepatócito — célula do fígado responsável por diversas funções metabólicas, incluindo a produção de hepcidina.

Hepcidina — hormônio produzido principalmente pelo fígado que regula a absorção, o armazenamento e a liberação de ferro em todo o organismo.

Hereditário — transmitido dos pais aos descendentes por meio dos genes.

Hiperplasia — aumento do número de células em um tecido ou órgão, resultando no aumento de seu tamanho.

Hiperplasia endometrial — espessamento anormal do endométrio causado pelo aumento do número de células endometriais, frequentemente associado à estimulação prolongada por estrogênio sem progesterona suficiente.

Histologia — estudo microscópico dos tecidos e das células.

Homeostase — capacidade do organismo de manter um ambiente interno estável apesar das mudanças nas condições.

I

Idade do Bronze — período histórico anterior à Idade do Ferro, caracterizado pelo uso generalizado de ferramentas e armas de bronze.

Implantação — processo pelo qual o blastocisto se adere e se incorpora ao revestimento uterino.

Imunoensaio — exame laboratorial que utiliza anticorpos para detectar ou medir substâncias específicas em amostras biológicas.

Imunologia — ramo da ciência que estuda o sistema imunológico.

Interleucina-1β (IL-1β) — molécula sinalizadora inflamatória produzida por células do sistema imunológico que ajuda a coordenar as respostas imunológicas e inflamatórias.

Intervalo de referência — faixa de valores laboratoriais considerada típica para uma população definida e utilizada como orientação na interpretação dos resultados dos exames.
Intervalo de referência universal — intervalo de referência laboratorial destinado a ser aplicado de forma ampla a diferentes populações, embora verdadeiros intervalos universais sejam frequentemente difíceis de estabelecer.
Intestino delgado — porção do trato digestivo onde ocorre a maior parte da absorção de nutrientes, incluindo o ferro.
Intracelular — localizado no interior de uma célula.
Intravenoso — administrado diretamente em uma veia.
Invasão placentária — processo pelo qual as células placentárias penetram nos tecidos maternos durante a gravidez.
Íon — átomo ou molécula que possui carga elétrica por ter ganhado ou perdido elétrons.

L

Lactoferrina — proteína de ligação ao ferro encontrada no leite, nas lágrimas, na saliva e em outras secreções, que desempenha funções na imunidade e na defesa antimicrobiana.
Leucemia — grupo de cânceres que se originam nos tecidos formadores do sangue, particularmente na medula óssea.
Leucócito (glóbulo branco) — célula do sistema imunológico envolvida na proteção do organismo contra infecções e doenças.
Linfócito — tipo de glóbulo branco que desempenha um papel central nas respostas imunológicas.

M

Macrófago — tipo de célula do sistema imunológico que remove células danificadas, destrói microrganismos e recicla o ferro proveniente de glóbulos vermelhos envelhecidos.
Malignidade — doença cancerosa caracterizada pelo crescimento descontrolado e pela disseminação de células anormais.
Mamífero — animal vertebrado de sangue quente caracterizado pela presença de pelos, produção de leite e, na maioria das espécies, nascimento de filhotes vivos.
Marcador inflamatório — parâmetro laboratorial utilizado para detectar ou monitorar a inflamação no organismo.
Marcador laboratorial — substância mensurável utilizada para avaliar um processo biológico, uma doença ou a resposta a um tratamento.
Matriz alimentar — estrutura física e química de um alimento, incluindo as interações entre seus nutrientes e outros componentes, que podem influenciar a digestão, a absorção e a biodisponibilidade.
Mediador inflamatório — substância que promove, regula ou modifica a inflamação.
Medicina baseada em evidências — prática de tomar decisões médicas utilizando as melhores evidências científicas disponíveis em conjunto com a experiência clínica.

Medula óssea — tecido mole localizado no interior dos ossos onde são produzidas as células sanguíneas, incluindo glóbulos vermelhos, glóbulos brancos e plaquetas.
Megacariócito — grande célula da medula óssea que produz plaquetas, envolvidas na coagulação do sangue.
Meia-vida — tempo necessário para que metade de uma substância seja removida, degradada ou eliminada do organismo.
Metabolismo — conjunto de todas as reações químicas que ocorrem no organismo para manter a vida.
Metaloproteinases da matriz (MMPs) — enzimas que degradam estruturas da matriz extracelular e desempenham um papel importante na descamação do endométrio.
Meteorito — fragmento de rocha ou metal proveniente do espaço que atinge a superfície da Terra.
Micronutriente — vitamina ou mineral necessário em pequenas quantidades para a manutenção da saúde e do funcionamento fisiológico normal.
Mineral-traço — mineral necessário em quantidades muito pequenas para o funcionamento fisiológico normal.
Mioglobina — proteína que contém ferro presente nas células musculares, responsável por armazenar e liberar oxigênio quando necessário.
Mioma (mioma uterino) — crescimento benigno que se origina na parede muscular do útero.
Mitocôndrias — estruturas especializadas no interior das células que produzem a maior parte da energia utilizada pelo organismo.
Molécula — conjunto de átomos ligados quimicamente entre si.
Molécula reativa — molécula que participa facilmente de reações químicas.
Mortalidade — ocorrência de mortes em uma população, frequentemente expressa como número ou taxa de óbitos durante determinado período.
Mutação genética — alteração permanente na sequência do DNA que pode modificar o funcionamento de um gene.

N

Neurodegeneração — perda progressiva da estrutura ou da função das células nervosas.
Neurotransmissor — mensageiro químico que permite a comunicação entre células nervosas e outras células do organismo.
Núcleo — estrutura no interior da célula que contém o material genético.
Número atômico — número de prótons no núcleo de um átomo, que determina a identidade de um elemento químico.

O

Ovulação — liberação de um óvulo maduro por um folículo ovariano.
Oxidação — reação química que envolve a perda de elétrons.

P

Padrão-ouro — exame ou procedimento diagnóstico considerado o método disponível mais preciso para avaliar uma determinada condição.

Padronização biológica — processo de tornar as medições laboratoriais comparáveis entre diferentes laboratórios e sistemas de análise.

Parto cesáreo (cesariana) — parto cirúrgico realizado por meio de incisões no abdome e no útero.

Patologia — estudo das doenças, incluindo suas causas, mecanismos e efeitos sobre o organismo.

Patológico — resultante de ou associado a uma doença ou a processos biológicos anormais, em vez da fisiologia normal.

PCR (proteína C-reativa) — proteína produzida pelo fígado cujos níveis aumentam durante a inflamação e que é comumente utilizada como marcador da atividade inflamatória.

Período pós-parto — período após o parto durante o qual o sistema reprodutor e outros sistemas do organismo retornam gradualmente ao estado anterior à gravidez.

Peróxido de hidrogênio — molécula reativa que contém oxigênio, produzida durante o metabolismo normal, capaz de danificar as células se não for neutralizada.

Placenta — órgão temporário que se desenvolve durante a gravidez e possibilita a troca de oxigênio, nutrientes e produtos residuais entre a mãe e o feto.

Plasma — porção líquida do sangue que transporta células sanguíneas e substâncias dissolvidas por todo o organismo.

Plasma sanguíneo — porção líquida do sangue que transporta células, proteínas, hormônios, nutrientes e produtos residuais pelo organismo.

Preparação de referência — material padronizado utilizado para calibrar exames laboratoriais.

Primata — grupo de mamíferos que inclui seres humanos, grandes símios, macacos e espécies relacionadas.

Progesterona — hormônio produzido principalmente pelo corpo lúteo e pela placenta, que prepara e sustenta o útero para a gravidez.

Prostaglandinas — substâncias semelhantes a hormônios que regulam a inflamação, a dor, a atividade dos vasos sanguíneos e as contrações uterinas.

Proteína — grande molécula biológica composta por aminoácidos que desempenha funções estruturais, de transporte, regulatórias, enzimáticas e outras.

Quimiocinas — moléculas sinalizadoras que atraem e orientam células do sistema imunológico para locais específicos do organismo.

R

Radical livre — molécula altamente reativa capaz de danificar células, proteínas e DNA.

Radioimunoensaio — técnica laboratorial que utiliza marcadores radioativos e anticorpos para medir quantidades muito pequenas de substâncias em amostras biológicas.

Reagente de fase aguda — substância cuja concentração no sangue se altera em resposta à inflamação.
Receptor — molécula, geralmente localizada na superfície ou no interior de uma célula, que se liga a substâncias específicas e desencadeia uma resposta biológica.
Receptor de transferrina — proteína presente na superfície das células que permite a captação do ferro transportado pela transferrina.
Receptor solúvel de transferrina (sTfR) — marcador sanguíneo que reflete a demanda de ferro pelo organismo e a atividade da produção de glóbulos vermelhos.
Recombinante — proteína produzida por meio de técnicas de engenharia genética.
Regeneração — processo de substituição de tecido danificado ou perdido por novo tecido.
Regulação imunológica — processos que controlam e equilibram a atividade do sistema imunológico.
Remodelamento — reestruturação dos tecidos por meio de processos de degradação e reconstrução.
Remodelamento vascular — alterações estruturais nos vasos sanguíneos que ocorrem durante processos fisiológicos normais ou em doenças.
Reservas de ferro nos tecidos — reservas de ferro localizadas nos órgãos e tecidos, principalmente no fígado, baço e medula óssea.
Resistência à insulina — condição na qual as células respondem inadequadamente à insulina, resultando em comprometimento da regulação dos níveis de glicose no sangue.
Respiração celular — processo pelo qual as células convertem nutrientes e oxigênio em energia.
Resposta adaptativa — ajuste fisiológico realizado pelo organismo em resposta a mudanças nas condições internas ou externas, como doença, gravidez, perda de sangue ou inflamação.

S

Sangramento menstrual intenso (SMI) — perda de sangue menstrual que interfere no bem-estar físico, emocional, social ou na qualidade de vida da mulher.
Saturação da transferrina (TSAT) — porcentagem dos locais de ligação da transferrina ocupados por ferro.
Saúde populacional — estudo e manejo dos desfechos de saúde em grupos de pessoas, em vez de pacientes individuais.
Sequestro — armazenamento ou isolamento de uma substância, como o ferro, no interior de células ou tecidos.
Siderofilina — denominação original da transferrina, a principal proteína transportadora de ferro no sangue.
Síndrome metabólica — conjunto de condições, incluindo obesidade, níveis elevados de glicose no sangue, níveis anormais de colesterol e pressão arterial elevada, que aumentam o risco de doenças cardiovasculares e diabetes.
Síntese de DNA — processo pelo qual as células produzem novo DNA antes da divisão celular.

Sistema endócrino — rede de glândulas e hormônios que regula o crescimento, o metabolismo, a reprodução e muitas outras funções do organismo.
Sistema imunológico — rede de células, tecidos e órgãos que protege o organismo contra infecções, substâncias estranhas e células anormais.
Sistema reticuloendotelial — rede de células, principalmente macrófagos, que remove células sanguíneas envelhecidas, recicla o ferro e participa da defesa imunológica.
Sítio catalítico — região de uma enzima onde ocorre uma reação química.
Soro — porção líquida do sangue que permanece após a coagulação.
Soro sanguíneo (soro) — porção líquida do sangue que permanece após a coagulação e a remoção dos fatores de coagulação.
Supernova — explosão que ocorre no estágio final da evolução de uma estrela de grande massa, durante a qual elementos pesados, como o ferro, são formados e dispersos pelo espaço.

T

Tabela periódica — organização dos elementos químicos de acordo com sua estrutura atômica e suas propriedades.
Tampão — substância ou sistema que ajuda a manter a estabilidade, evitando alterações excessivas nas condições químicas ou nas concentrações.
Toxicidade — capacidade de uma substância de causar efeitos nocivos ao organismo.
Transferrina — principal proteína responsável pelo transporte de ferro pela corrente sanguínea.
Transfusão de sangue — transferência de sangue ou de seus componentes de um doador para um receptor.
Trato gastrointestinal — termo geral para o sistema gastrointestinal, particularmente o estômago e os intestinos envolvidos na digestão e na absorção de nutrientes.
Trimestre — cada um dos três períodos de aproximadamente três meses em que se divide a gravidez.
Trofoblasto — camada externa de células do embrião em estágio inicial que contribui para a formação da placenta.

V

Vesícula — pequena estrutura delimitada por membrana no interior de uma célula, utilizada para transporte ou armazenamento.
VHS (velocidade de hemossedimentação) — exame de sangue que avalia indiretamente a inflamação ao determinar a velocidade com que os glóbulos vermelhos sedimentam em um tubo de ensaio.
Via metabólica — série de reações químicas interligadas que ocorrem nas células para manter a vida.
Vitamina — composto orgânico necessário em pequenas quantidades para o crescimento, o metabolismo e o funcionamento fisiológico normal.

Referências

1. Achebe MM, Gafter-Gvili A. How I treat anemia in pregnancy: iron, cobalamin, and folate. Blood. 2017;129(8):940-949.
2. Adams PC, Barton JC. How I treat hemochromatosis. Blood. 2010;116(3):317-325.
3. Addison GM, Beamish MR, Hales CN, Hodgkins M, Jacobs A, Llewellin P. An immunoradiometric assay for ferritin in the serum of normal subjects and patients with iron deficiency and iron overload. J Clin Pathol. 1972;25(4):326-329.
4. Adeli K, Higgins V, Nieuwesteeg M, et al. Biochemical marker reference values across pediatric ages: establishment of the CALIPER database. Clin Biochem. 2015;48(9):666-673.
5. Aguree S, Gernand AD. Plasma volume expansion across healthy pregnancy: a systematic review and meta-analysis of longitudinal studies. BMC Pregnancy Childbirth. 2019;19:508.
6. Alkhateeb AA, Connor JR. The significance of ferritin in cancer. Seminars in Cancer Biology. 2013;23(4):209-217.
7. Allen KJ, Gurrin LC, Constantine CC, et al. Iron-overload-related disease in HFE Hereditary Hemochromatosis. N Engl J Med. 2008;358:221-230.
8. Anderson GJ, Frazer DM. current understanding of iron homeostasis. Am J Clin Nutr. 2017;106(Suppl 6):1559S-1566S.
9. Andrews NC. Disorders of iron metabolism. N Engl J Med. 1999;341(26):1986-1995.
10. Andrews NC. Forging a field: the golden age of iron biology. Blood. 2008;112(2):219-230.
11. Arosio P, Elia L, Poli M. Ferritin, cellular iron storage and regulation. IUBMB Life. 2017;69(6):414-422.
12. Arosio P, Ingrassia R, Cavadini P. Ferritins: a family of molecules for iron storage, antioxidation and more. Biochim Biophys Acta. 2009;1790(7):589-599.
13. Auerbach M, Adamson JW. How we diagnose and treat iron deficiency anemia. Blood. 2016;126(17):1971-1979.
14. Auerbach M, Adamson JW. Iron deficiency and anemia in heart failure: contemporary review of intravenous iron therapy. Circulation. 2022.
15. Auerbach M, Deloughery TG. Intravenous iron in clinical practice. Lancet Haematol. 2022;9(12):e892-e904.
16. Auerbach M, Deloughery TG. Single-dose intravenous iron for iron deficiency: a new paradigm. Hematology American Society of Hematology Education Program. 2016;2016(1):57-66.
17. Baird DT, Cameron ST, Critchley HOD, Drudy TA, Howe A, Jones RL, Lea RG, Kelly RW. Prostaglandins and menstruation. Eur J Obstet Gynecol Reprod Biol. 1996;70(1):15-17.
18. Baker FC, Driver HS. Circadian rhythms, sleep, and the menstrual cycle. Sleep Med. 2007;8(6):613-622.

19. Baker RD, Greer FR; Committee on Nutrition, American Academy of Pediatrics. Diagnosis and prevention of iron deficiency and iron-deficiency anemia in infants and young children (0-3 years of age). Pediatrics. 2010;126(5):1040-1050.
20. Beard JL, Dawson H, Piñero DJ. Iron metabolism: a comprehensive review. Nutr Rev. 1996;54(10):295-317.
21. Beard JL, Tobin BW. Iron status and exercise. Am J Clin Nutr. 2000;72(2 Suppl):594S-597S.
22. Bellofiore N, Cousins FL, Temple-Smith P, et al. A missing piece: the spiny mouse and the puzzle of menstruating species. Biol Reprod. 2017;97(4):519-535.
23. Bergmann RL, Bergmann KE, Dudenhausen JW. Iron stores in newborn infants: influence of gestational age, birth weight, and maternal factors. Eur J Pediatr. 1996;155(9):755-762.
24. Beutler E, Hoffbrand AV, Cook JD. Iron deficiency and overload. Hematology Am Soc Hematol Educ Program. 2003:40-61.
25. Bhandari S, Pereira DIA, Chappell HF, Drakesmith H. Intravenous irons: from basic science to clinical practice. Pharmaceuticals. 2018;11(3):82.
26. Bradley JM, Le Brun NE, Moore GR, et al. Human mitochondrial ferritin exhibits highly unusual iron-sulfur cluster coordination and redox behavior. Nature Communications. 2025;16:59463.
27. Brissot P, Pietrangelo A, Adams PC, de Graaff B, McLaren CE, Loréal O. Haemochromatosis. Nat Rev Dis Primers. 2018;4:18016.
28. Brosens JJ, Parker MG, McIndoe A, Pijnenborg R, Brosens IA. A role for menstruation in preconditioning the uterus for successful pregnancy. Am J Obstet Gynecol. 2009;200(6):615.e1-615.e6.
29. Brosens JJ, Salker MS, Teklenburg G, Nautiyal J, Salter S, Lucas ES, et al. Uterine selection of human embryos at implantation. Sci Rep. 2014;4:3894.
30. Camaschella C. Iron deficiency. Blood. 2019;133(1):30-39.
31. Camaschella C. Iron metabolism and iron disorders revisited in the hepcidin era. Haematologica. 2020;105(2):260-272.
32. Camaschella C. Iron-deficiency anemia. N Engl J Med. 2015;372(19):1832-1843.
33. Camaschella C. New insights into iron deficiency and iron deficiency anemia. Blood Rev. 2017;31(4):225-233.
34. Campanella A, Rovelli E, Santambrogio P, et al. Mitochondrial ferritin limits oxidative damage by iron sequestration in cancer cells. Proc Natl Acad Sci U S A. 2008;105(33):11400-11405.
35. Cappellini MD, Musallam KM, Taher AT. Iron deficiency anaemia revisited. J Intern Med. 2020;287(2):153-170.
36. Cappellini MD, Musallam KM, Taher AT. Iron deficiency anaemia revisited. Journal of Internal Medicine. 2020;287(2):153-170.
37. Chodankar R, Critchley HOD. Biomarkers in abnormal uterine bleeding. Biol Reprod. 2019;101(3):569-577.

38. Colantonio DA, Kyriakopoulou L, Chan MK, et al. Closing the gaps in pediatric laboratory reference intervals: the CALIPER initiative. Clin Biochem. 2012;45(9):737-742.
39. Cook JD, Finch CA, Smith NJ. Evaluation of the iron status of a population. Blood. 1976;48(3):449-455.
40. Cook JD, Lipschitz DA, Miles LE, Finch CA. Serum ferritin as a measure of iron stores in normal subjects. Am J Clin Nutr. 1974;27(7):681-687.
41. Critchley HOD, Babayev E, Bulun SE, Clark S, Garcia-Grau I, Gregersen PK, et al. Menstruation: science and society. Am J Obstet Gynecol. 2020;223(5):624-664.
42. Critchley HOD, Maybin JA, Armstrong GM, Williams ARW. Physiology of the endometrium and regulation of menstruation. Physiol Rev. 2020;100(3):1149-1179.
43. Cullis JO. Diagnosis and management of hyperferritinaemia. BMJ. 2018;351:h3692.
44. Darnton-Hill I, Mkparu UC. Micronutrients in pregnancy in low- and middle-income countries. Nutrients. 2015;7(3):1744-1768.
45. Domellöf M. Iron requirements in infancy. Ann Nutr Metab. 2011;59(1):59-63.
46. Finch CA, Huebers H. Perspectives in iron metabolism. N Engl J Med. 1982;306(25):1520-1528.
47. Finch CA. Iron metabolism: pathophysiology and diagnosis of iron disorders. Raven Press; 1982.
48. Finn CA. Implantation, menstruation and inflammation. Biol Rev. 1986;61(3):313-328.
49. Finn CA. Menstruation: a nonadaptive consequence of uterine evolution. Q Rev Biol. 1998;73(2):163-173.
50. Fisher AL, Nemeth E. Iron homeostasis during pregnancy. Am J Clin Nutr. 2017;106(Suppl 6):1567S-1574S.
51. Fonseca Ó, Branco M, Almeida A. New perspectives on circulating ferritin: Its role in health, immune function, and disease. Molecules. 2023;28(23):7707.
52. Fraser IS, Critchley HOD, Munro MG, Broder M. Can we achieve international agreement on terminologies and definitions used to describe abnormalities of menstrual bleeding? Hum Reprod. 2007;22(3):635-643.
53. Gale E, Torrance J, Bothwell T. The quantitative estimation of total iron stores in human bone marrow. J Clin Invest. 1963;42(7):1076-1082.
54. Ganz T, Nemeth E. Hepcidin and disorders of iron metabolism. Annu Rev Med. 2011;62:347-360.
55. Ganz T, Nemeth E. Iron Homeostasis in Host Defence and Inflammation. Nat Rev Immunol. 2015;15(8):500-510.
56. Ganz T, Nemeth E. Iron homeostasis in host defence and inflammation. Nat Rev Immunol. 2015;15:500-510.
57. Ganz T. Hepcidin and iron regulation, 10 years later. Blood. 2011;117(17):4425-4433.

58. Ganz T. Systemic iron homeostasis. Physiol Rev. 2013;93(4):1721-1741.
59. Gao G, Li L, Duan X, et al. Mitochondrial ferritin protects hydrogen peroxide-induced neurotoxicity via regulating iron homeostasis. Aging and Disease. 2017;8(5):543-553.
60. Gao G, Wang W, Wang F. Mitochondrial ferritin in the regulation of brain iron homeostasis and neurodegenerative diseases. Front Pharmacol. 2014;5:19.
61. Gellersen B, Brosens JJ. Cyclic decidualization of the human endometrium in reproductive health and failure. Endocr Rev. 2014;35(6):851-905.
62. Georgieff MK. Iron assessment to protect the developing brain. Am J Clin Nutr. 2017;106(Suppl 6):1588S-1593S.
63. Georgieff MK. The benefits and risks of iron supplementation in pregnancy and childhood. Annu Rev Nutr. 2020;40:121-146.
64. Girelli D, Ugolini S, Busti F, Marchi G, Castagna A. Modern iron replacement therapy: clinical and pathophysiological insights. Int J Hematol. 2018;107(1):16-30.
65. Goodnough LT, Nemeth E, Ganz T. Detection, evaluation and management of iron-restricted erythropoiesis. Blood. 2010;116(23):4754-4761.
66. Gurrin LC, Bertalli NA, Dalton GW, et al. HFE C282Y homozygotes are at low risk of hemochromatosis-associated morbidity. Hepatology. 2009;50(1):94-101.
67. Hallberg L, Bengtsson C, Lapidus L, Lindstedt G, Lundberg PA, Hultén L. Screening for iron deficiency: an analysis based on bone-marrow examinations and serum ferritin determinations in a population sample of women. Br J Haematol. 1993;85(4):787-798.
68. Harrison PM, Arosio P. The ferritins: molecular properties, iron storage function and cellular regulation. Biochim Biophys Acta. 1996;1275(3):161-203.
69. Hentze MW, Muckenthaler MU, Andrews NC. Balancing acts: molecular control of mammalian iron metabolism. Cell. 2004;117(3):285-297.
70. Hershko C, Camaschella C. How I treat unexplained refractory iron deficiency anemia. Blood. 2014;123(3):326-333.
71. Hurrell R, Egli I. Iron bioavailability and dietary reference values. Am J Clin Nutr. 2010;91(5 Suppl):1461S-1467S.
72. Infusino I, Braga F, Dolci A, Panteghini M. Soluble transferrin receptor and transferrin receptor-ferritin index for diagnosis of iron deficiency. Clin Chim Acta. 2012;413(15-16):1185-1190.
73. Infusino I, Braga F, Dolci A, Panteghini M. Solving the puzzle of ferritin standardization. Clinical Chemistry and Laboratory Medicine. 2013;51(9):1661-1663.
74. Iron Recycling and Erythrophagocytosis in Macrophages. Genes (MDPI). 2021;12(9):1364.
75. Jabbour HN, Kelly RW, Fraser HM, Critchley HOD. Endocrine regulation of menstruation. Endocr Rev. 2006;27(1):17-46.

76. Jacobs A, Worwood M. Ferritin in serum: clinical and biochemical implications. N Engl J Med. 1975;292(18):951-956.
77. Kaunitz AM. Menstruation: choosing whether-and when-to bleed. Lancet. 2000;355(9207):1298-1299.
78. Kell DB, Pretorius E. Serum ferritin is an important inflammatory disease marker. Metallomics. 2014;6(4):748-773.
79. Kernan KF, Carcillo JA. Ferritin: from iron, through inflammation and autoimmunity, to cytokine storm. J Clin Immunol. 2017;37(1):4-18.
80. Ko CW, Siddique SM, Patel A, et al. AGA Clinical Practice Guidelines on the Gastrointestinal Evaluation of Iron Deficiency Anemia. Gastroenterology. 2020.
81. Koenig MD, Tussing-Humphreys L, Day J, Cadwell B, Nemeth E. Hepcidin and iron homeostasis during pregnancy. Nutrients. 2014;6(8):3062-3083.
82. Kotla NK, Reddy BR, Maddika S. The role of ferritin in health and disease: Recent insights. Int J Mol Sci. 2022;23(11):6141.
83. Kowdley KV, Brown KE, Ahn J, Sundaram V. ACG Clinical Guideline: Hereditary Hemochromatosis. Am J Gastroenterol. 2019;114(8):1202-1218.
84. Labranche R, Gilbert G, Cerny M, et al. Liver Iron Quantification with MRI. Can Assoc Radiol J. 2018;69(4):373-381.
85. Levi S, Corsi B, Biasiotto G, et al. Mitochondrial ferritin: Its role in physiological and pathological conditions. Int J Mol Sci. 2021;22(6):3004.
86. Li L, Fang CJ, Ryan JC, Niemi EC, Lebrón JA, Björkman PJ, Arase H, Torti FM, Torti SV, Nakamura MC, Seaman WE. A ferritin receptor mediates iron uptake and is required for adaptive thermogenesis. Cell. 2010;163(4):1026-1037.
87. Liao Y, Wang M, Liu J, et al. Ferritin's role in infectious diseases: Exploring pathogenic iron sequestration and immune regulation. Current Research in Immunology. 2025;6:100207.
88. Lopez A, Cacoub P, Macdougall IC, Peyrin-Biroulet L. Iron deficiency anaemia. Lancet. 2016;387(10021):907-916.
89. Lozoff B, Beard J, Connor J, Barbara F, Georgieff M, Schallert T. Long-lasting neural and behavioral effects of iron deficiency in infancy. Nutr Rev. 2006;64(5 Pt 2):S34-S43.
90. Maybin JA, Critchley HOD. Menstrual physiology: implications for endometrial pathology and beyond. Hum Reprod Update. 2015;21(6):748-761.
91. Maybin JA, Murray AA, Saunders PTK, Hirani N, Carmeliet P, Critchley HOD. Hypoxia and hypoxia-inducible factor-1α are required for normal endometrial repair during menstruation. Nat Commun. 2018;9:295.
92. McDonagh T, Damy T, Doehner W, et al. Screening, diagnosis and treatment of iron deficiency in chronic heart failure. Eur J Heart Fail. 2022;24(12):2302-2315.

93. Means RT Jr. Iron deficiency and iron deficiency anemia: implications and impact in pregnancy, fetal development, and early childhood parameters. Nutrients. 2020;12(2):447.
94. Mei Z, Cogswell ME, Looker AC, et al. Assessment of iron status in US children and adolescents. Am J Clin Nutr. 2011;93(6):1312-1320.
95. Mei Z, et al. Physiologically based trimester-specific serum ferritin thresholds for iron deficiency in pregnancy. Am J Clin Nutr. 2024.
96. Meloni A, Detterich J, Pepe A, et al. Cardiac Iron Overload by MRI T2.* Blood Rev. 2017;31(3):183-192.
97. Milman N. Iron and pregnancy - a delicate balance. Ann Hematol. 2006;85(9):559-565.
98. Moffett A, Colucci F. Uterine natural killer cells: active regulators at the maternal-fetal interface. J Clin Invest. 2014;124(5):1872-1879.
99. Moffett A, Loke C. The immunological paradox of pregnancy. Nat Rev Immunol. 2006;6(8):584-594.
100. Moreira AC, Mesquita G, Silva T, et al. Ferritin: An inflammatory player keeping iron at the core of pathogen-host interactions. Microorganisms. 2020;8(4):589.
101. Muckenthaler MU, Rivella S, Hentze MW, Galy B. A red carpet for iron metabolism. Cell. 2017;168(3):344-361.
102. Munoz M, Auerbach M, Bhandari S, et al. International consensus statement on the peri-operative management of anaemia and iron deficiency. Anaesthesia. 2017;72(2):233-247.
103. Munro MG, Critchley HOD, Broder MS, Fraser IS. FIGO classification system (PALM-COEIN) for causes of abnormal uterine bleeding. Int J Gynaecol Obstet. 2011;113(1):3-13.
104. Nemeth E, Ganz T. Hepcidin-Ferroportin Interaction Controls Systemic iron homeostasis. Int J Mol Sci. 2021;22(12):6493.
105. Nemeth E, Ganz T. Regulation of iron metabolism by hepcidin. Annu Rev Nutr. 2006;26:323-342.
106. O'Toole F, et al. Screening and treatment of iron deficiency anemia in pregnancy: a review and appraisal of current international guidelines. Int J Gynaecol Obstet. 2024;166(1):214-227.
107. Oertelt-Prigione S. The influence of sex and gender on the immune response. Autoimmun Rev. 2012;11(6-7):A479-A485.
108. Pasricha SR, Drakesmith H, Black J, Hipgrave D, Biggs BA. Control of iron deficiency anemia in low- and middle-income countries. Blood. 2013;121(14):2607-2617.
109. Pasricha SR, Tye-Din J, Muckenthaler MU, Swinkels DW. Iron deficiency. Lancet. 2021;397(10270):233-248.
110. Pavord S, Daru J, Prasannan N, et al. UK guidelines on the management of iron deficiency in pregnancy. Br J Haematol. 2020;188(6):819-830.
111. Pietrangelo A. Hereditary hemochromatosis: pathogenesis, diagnosis, and treatment. Gastroenterology. 2010;139(2):393-408.

112. Pijnenborg R, Vercruysse L, Hanssens M. The uterine spiral arteries in human pregnancy: facts and controversies. Placenta. 2006;27(9-10):939-958.
113. Ponikowski P, Kirwan BA, Anker SD, et al. Ferric carboxymaltose for iron deficiency after acute heart failure. N Engl J Med. 2020;382:405-415.
114. Porter JB, Garbowski MW. The pathophysiology of transfusional iron overload. Hematol Oncol Clin North Am. 2014;28(4):683-701.
115. Porter JB. Practical management of iron overload. Br J Haematol. 2001;115(2):239-252.
116. Powell LW, Seckington RC, Deugnier Y. Haemochromatosis. Lancet. 2016;388(10045):706-716.
117. Profet M. Menstruation as a defense against pathogens transported by sperm. Q Rev Biol. 1993;68(3):335-386.
118. Punnonen K, Irjala K, Rajamäki A. Serum transferrin receptor and its ratio to serum ferritin in the diagnosis of iron deficiency. Blood. 1997;89(3):1052-1057.
119. Rao R, Georgieff MK. Iron in fetal and neonatal nutrition. Semin Fetal Neonatal Med. 2007;12(1):54-63.
120. Rao R, Georgieff MK. Iron therapy for preterm infants. Clin Perinatol. 2009;36(1):27-42.
121. Rosário C, Zandman-Goddard G, Meyron-Holtz EG, D'Cruz DP, Shoenfeld Y. The hyperferritinemic syndrome. Autoimmun Rev. 2013;12(2):348-355.
122. Rouault TA. The role of iron in health and disease. N Engl J Med. 2020;382:305-315.
123. Ruddell RG, Hoang-Le D, Barwood JM, et al. Ferritin functions as a proinflammatory cytokine via iron-independent protein kinase C zeta/nuclear factor kappaB-regulated signaling in rat hepatic stellate cells. Hepatology. 2009;49(3):887-900.
124. Sandnes M, Ulvik RJ, Vorland M, Reikvam H. Hyperferritinemia-A Clinical Overview. J Clin Med. 2021;10(9):2008.
125. Sangkhae V, Nemeth E. Iron homeostasis during pregnancy: maternal, placental, and fetal iron metabolism. Annu Rev Nutr. 2023;43:243-268.
126. Shen Y, Li X, Dong D, Zhang B, Xue Y, Shang P. Ferritin nanocage: a promising platform for drug delivery, imaging, and theranostics. Int J Nanomedicine. 2020;15:4429-4450.
127. Sholzberg M, Hillis C, Crowther M, Selby R. Diagnosis and management of iron deficiency in females. CMAJ. 2025;197(24):E680-E687.
128. Short MW, Domagalski JE. Iron deficiency anemia: evaluation and management. Am Fam Physician. 2013;87(2):98-104.
129. Siddappa AM, Rao R, Long JD, Widness JA, Georgieff MK. The assessment of newborn iron stores at birth: a review of the literature and standards for ferritin concentrations. NeoReviews. 2007;8(4):e134-e141.
130. Skikne BS. Serum transferrin receptor. Am J Hematol. 2008;83(11):872-875.

131. Snook J, Bhala N, Beales ILP, et al. British Society of Gastroenterology guidelines for the management of iron deficiency anaemia in adults. Gut. 2021;70(11):2030-2051.
132. Strassmann BI. The evolution of endometrial cycles and menstruation. Q Rev Biol. 1996;71(2):181-220.
133. Taher AT, Musallam KM, Cappellini MD. β-Thalassemias. N Engl J Med. 2021;384:727-743.
134. Taher AT, Saliba AN. Iron overload in thalassemia: different organs at different rates. Hematology. 2017;2017(1):265-271.
135. Tolkien Z, Stecher L, Mander AP, Pereira DIA, Powell JJ. Ferrous sulfate supplementation causes significant gastrointestinal side-effects in adults: a systematic review and meta-analysis. PLoS One. 2015;10(2):e0117383.
136. Torti SV, Torti FM. Iron and cancer: more ore to be mined. Nat Rev Cancer. 2013;13(5):342-355.
137. Truffi M, Fiandra L, Sorrentino L, Monieri M, Corsi F, Mazzucchelli S. Ferritin nanocages: a biological platform for drug delivery, imaging, and cancer therapy. Pharmaceutics. 2021;13(2):256.
138. Vricella LK. Emerging understanding and measurement of plasma volume expansion in pregnancy. Am J Clin Nutr. 2017;106(Suppl 6):1620S-1625S.
139. Walters GO, Miller FM, Worwood M. Serum ferritin concentration and iron stores in normal subjects. J Clin Pathol. 1973;26(10):770-772.
140. Wang P, Liu Y, Yang Y, et al. Mitochondrial ferritin alleviates apoptosis by enhancing mitochondrial energy metabolism in ischemia-reperfusion injury. Cell Signal. 2022;94:110332.
141. Weiss G, Goodnough LT. Anemia of chronic disease. N Engl J Med. 2005;352(10):1011-1023.
142. West CP, Lumsden MA, Lawson S, Williamson J, Baird DT. Measurement of menstrual blood loss in women suffering from menorrhagia. Br J Obstet Gynaecol. 1991;98(7):690-694.
143. Wolf M, Rubin J, Achebe M, et al. Effects of iron isomaltoside versus ferric carboxymaltose on hypophosphatemia: two randomized clinical trials. JAMA. 2020;323(5):432-443.
144. Wood JC. Use of Magnetic Resonance Imaging to Monitor Iron Overload. Hematology Am Soc Hematol Educ Program. 2011:443-450.
145. World Health Organization. Assessing the iron status of populations. 2nd ed. Geneva: WHO; 2007.
146. World Health Organization. Haemoglobin concentrations for the diagnosis of anaemia and assessment of severity. Geneva: World Health Organization; 2011.
147. World Health Organization. Nutritional anaemias: tools for effective prevention and control. Geneva: World Health Organization; 2017.
148. World Health Organization. Serum ferritin concentrations for the assessment of iron status and iron deficiency in populations. Geneva: WHO; 2011.

149. World Health Organization. WHO guideline on use of ferritin concentrations to assess iron status in individuals and populations. Geneva: World Health Organization; 2020.
150. Worwood M. Indicators of the iron status of populations: ferritin. In: Assessing the Iron Status of Populations. WHO/CDC; 2nd ed. 2007.
151. Worwood M. Serum ferritin. CRC Crit Rev Clin Lab Sci. 1979;10(2):171-204.

Sobre a autora

Olena Berezovska

Médica-pesquisadora, obstetra-ginecologista, autora de livros, escritora, palestrante, conferencista, fundadora e CEO da International Academy of Healthy Life, Inc. (Canadá).

- 20 anos de experiência no Mount Sinai Hospital (Toronto, Canadá), na Unidade de Pesquisa Clínica do Departamento de Obstetrícia e Ginecologia.
- Certificações adicionais em oncologia ginecológica, sexologia feminina, medicina reprodutiva, medicina baseada em evidências, psicologia, nutrição e medicina alternativa.
- Professora convidada para estudantes de medicina, médicos, parteiras e enfermeiros em universidades, faculdades de medicina e hospitais da Ucrânia: universidades estaduais de medicina de Ivano-Frankivsk, Odessa, Vinnytsia e Kharkiv; Faculdade de Medicina de Ivano-Frankivsk; Maternidade Regional de Ivano-Frankivsk e Hospital Infantil Regional; Centro Regional de Reprodução de Lviv; clínica do Dr. Artemchuk (Kharkiv); Evidence Clinic (Vinnytsia); hospital do Dr. Valikhnovsky; Instituto Nacional Amosov de Patologia Cardiovascular (Kyiv); clínica "Miy Likar" (Poltava); Centro de Saúde da Família de Lyudmila Lototska (Lviv); Klinikom do Dr. Komarovsky, entre outros.
- Palestrante na Escola de Educação Sexual para Adolescentes e Pais (UNICEF Ucrânia, UNICEF Alemanha).
- Autora de mais de 20 livros sobre saúde da mulher e gravidez, oito dos quais se tornaram best-sellers ("9 Meses de Felicidade", "1.000 Perguntas e Respostas em Ginecologia", "Quando Você Estiver Pronta", "É Tudo Hormônio", "Bebê, Você Vem Logo?", "Olá, Bebê", "Quando Você Tem 35+ Anos"). Seus livros foram publicados e reeditados com sucesso na Ucrânia, Rússia, Belarus, Cazaquistão e outros países.
- De 2008 a 2011, fundadora da revista de saúde *Sanatate* (República da Moldávia), onde atuou como editora-chefe e editora médica.
- De 2004 a 2012, consultora principal em obstetrícia e ginecologia da rede médica Likar.Info (Ucrânia).
- De 2009 a 2012, especialista oficial do projeto Health@Mail.ru (Rússia).
- Participação em mais de 200 conferências, seminários e outras atividades educacionais destinadas ao público sem formação médica em diversos países, além de encontros com seguidores e leitores na Ucrânia, Rússia, Espanha, Polônia, Canadá, Estados Unidos e outros países.
- Artigos publicados no *American Journal of Obstetrics and Gynecology*, *Journal of Obstetrics and Gynaecology Canada*, "A Word on Health!", "Health of Ukraine",

"Preschool Nurse", *Proceedings of the Russian Academy of DNA Genealogy*, entre outras publicações.

- Mais de 500 artigos e entrevistas publicados em revistas e veículos de comunicação de grande circulação, incluindo *Cosmopolitan*, *Vogue*, *CHIPS Journal*, "Ukrainska Pravda", "Observer", "Focus", "Lvivska Newspaper", "People's Correspondent", "My Child", "Interlocutor", "Komsomolskaya Pravda", "Women's Health", "Peasant Life", "Beauty and Health", "Doctor Peter", Letidor, Zdrave.to, WOMO, *Sanatate*, NEN, Nur KZ e muitas outras publicações da Ucrânia, Rússia, Cazaquistão, Polônia, Bulgária, Moldávia e Belarus.
- Desde 2015, participação frequente como convidada em programas de televisão (Snidanok 1+1, Vezha, Za Zhive, TRK Karpaty, Paradise Breakfast, IRT Poltava, Obzrevatel TV, canal VINTERA, Direct Channel, Territoriya Pozitiva, Short.Media, Telekanal Kyiv, Important Stories) e de rádio (The Highest Gift, Radio Era.fm, Vezha, Gorod S, Radio Russkaya Reklama New York).

Livros de Olena Berezovska

1. Мій шлях до вічного. Березовська О.А. — 90 стор. Самовидав. Івано-Франківськ, Україна, 1995.

2. Интернет: Мифы и реальность заработка. Березовская Е.П. — 110 стр. Несколько онлайн-публикаций. Украина-Россия-Беларусь, 2000. (Ebook ISBN: 9780986778650).

3. Тысячиии… вопросов и ответов по гинекологии. Березовская Е.П. — 360 стр. Пресс-экспресс. Львов, Україна, 2008. (Print ISBN: 9668360087).

4. Ангел. Березовская Е.П. — 94 стр. Торонто, Канада, 2008. (Print ISBN: 9781997797067, Ebook ISBN: 978-0-9867786-2-9).

5. День серебристого дождя. Березовская Е.П. — 107 стр. Торонто, Канада, 2008. (Ebook ISBN: 9780986778636).

6. Настольное пособие для беременных женщин. Березовская Е.П. — 400 стр. International Academy of Healthy Life. Канада-Украина, 2010. (Print ISBN: 9780986778612).

7. Подготовка к беременности. Березовская Е.П. — 200 стр. International Academy of Healthy Life. Канада-Украина, 2012. (Print ISBN: 9780986778605).

8. Гормонотерапия в акушерстве и гинекологии: иллюзии и реальность. Березовская Е.П. — 600 стр. International Academy of Healthy Life. Канада, 2013. (Ebook ISBN: 9780986778667).

9. 9 месяцев счастья. Настольное пособие для беременных женщин. Березовская Е.П. — 596 стр. ЭКСМО. Москва, Россия, 2015. (Print and Ebook ISBN: 9785699801022).

10. Настільний посібник для вагітних. Березовська О.П. — 400 стор. Электронна версія. International Academy of Healthy Life. Торонто, Канада, 2016. (Ebook ISBN: 9780986778612).

11. Підготовка до вагітності. Березовська О.П. — 205 стор. International Academy of Healthy Life. Торонто, Канада, 2016. (Print ISBN: 9780986778605).

12. Посібник для вагітних. Березовська О.П. — 392 стор. Манускрипт. Львів, Україна, 2016. (Print ISBN: 9789662400557).

13. 1000 вопросов и ответов по гинекологии. Березовская Е.П. — 432 стр. ЭКСМО. Москва, Россия, 2017. (Print and Ebook ISBN: 9785699801015).

14. Дочки-матери: Все, о чем вам не рассказывала ваша мама и чему стоит научить свою дочь. Березовская Е.П. — 288 стр. ЭКСМО. Москва, Россия, 2018. (Print and Ebook ISBN: 9785040900213).

15. 9 місяців щастя. Березовська О.П. — 576 стор. BookChef. Київ, Україна, 2018. (Print and Ebook ISBN: 9786177559183).

16. 9 месяцев счастья (второе издание). Настольное пособие для беременных женщин. Березовская Е.П. — 596 стр. ЭКСМО. Москва, Россия, 2019. (Print and Ebook ISBN: 9785040989812).

17. Это все гормоны! Березовская Е.П. — 410 стр. ЭКСМО. Москва, Россия, 2019. (Print and Ebook ISBN: 9785041018702).

18. Малыш, ты скоро? Березовская Е.П. — 384 стр. ЭКСМО. Москва, Россия, 2019. (Print and Ebook ISBN: 9785041033590).

19. Когда ты будешь готова. Березовская Е.П. — 348 стр. ЭКСМО. Москва, Россия, 2020. (Print and Ebook ISBN: 9785041169329).

20. Здравствуй, малыш. Березовская Е.П. — 320 стр. ЭКСМО. Москва, Россия, 2021. (Print and Ebook ISBN 9785041211202).

21. Все, что нужно знать о женском здоровье. Березовская Е.П. — 432 стр. ЭКСМО. Москва, Россия, 2021. (Print and Ebook ISBN 9785041202743).

22. Педіатрія: у 3-х т. Т. 3: підручник для студ. вищих мед. навч. закладів IV рівня акред. Катілов О., Варзарь А., Валіуліс А., Дмитрієв Д., та ін. — 656 стор. Нова Книга. Вінниця, Україна, 2022. (Print ISBN: 9789663829319).

23. 9 місяців щастя. Посібник для вагітних (оновлене й доповнене видання). Березовська О.П. — 624 стор. BookChef. Київ, Україна, 2023. (Print and Ebook ISBN: 9786175481226).

24. Коли тобі 35+. Як завагітніти й народити дитину. Березовська О.П. — 256 стор. BookChef. Київ, Україна, 2023. (Print and Ebook ISBN: 9786175481240).

25. Когда тебе 35+. Как забеременеть и родить ребенка. Березовская Е.П. — 290 стр. International Academy of Healthy Life. Торонто, Канада, 2024. (Print ISBN: 9798232447892, Ebook ISBN: 9780986778674).

26. Angel. Olena Berezovska. — 256 p. International Academy of Healthy Life. Toronto, Canada, 2024. (Print ISBN: 9780986778681, Ebook ISBN: 9780986778681).

27. Ангел. Березовська О.П. — 270 стор. International Academy of Healthy Life. Торонто, Канада, 2024. (Print ISBN 9780986778698, Ebook ISBN 9781997797005).

28. Grandma Lena's Bedtime Stories. Olena Berezovska. — 154 p. International Academy of Healthy Life. Toronto, Canada, 2024. (Print ISBN: 9781069160300).

29. Привіт, малюк! Як пройти четвертий триместр без турбот і хвилювань. Березовська О.П. — 290 стор. International Academy of Healthy Life. Торонто, Канада, 2024. (Print ISBN: 9781069160331, Ebook ISBN: 9798232763923).

30. Growing Up Strong: A Guide to Girls' Health and Well-Being. Olena Berezovska. — 422 p. International Academy of Healthy Life. Toronto, Canada, 2025. (Print ISBN: 9781069160348, Ebook ISBN: 9781069454461).

31. Вечірні казочки бабусі Олени. Березовська О.П. — 180 стор. International Academy of Healthy Life. Toronto, Canada, 2025 (Print ISBN: 9781069160317).

32. Вечерние сказки бабушки Лены. Березовская Е.П. — 172 стр. International Academy of Healthy Life. Toronto, Canada, 2025 (Ebook ISBN: 9781069160324).

33. The Curious Escapades of a Corpse Named Jack. Book 1. Olena Berezovska. — 190 p. International Academy of Healthy Life. Toronto, Canada, 2025 (Print ISBN: 9781069160355, Ebook ISBN: 9781997797029).

34. Основи здоров'я дівчаток: Практичний путівник для батьків. Березовська О. — 570 стор. International Academy of Healthy Life. Toronto, Canada, 2025 (Print ISBN: 9781069160362, Ebook ISBN: 9781069454478).

35. The Curious Escapades of a Corpse Named Jack. Book 2. Olena Berezovska. — 112 p. International Academy of Healthy Life. Toronto, Canada, 2025 (Print ISBN: 9781069160379, Ebook ISBN: 9781997797036).

36. Hormonal Intelligence: How Hormones Shape Health and Well-being. Olena Berezovska. — 478 p. International Academy of Healthy Life. Toronto, Canada, 2025 (Print ISBN: 978-1-0691603-8-6, Ebook ISBN: 9781069454447).

37. Все про гормони: Таємна мова вашого тіла. Олена Березовська. — 460 стор. International Academy of Healthy Life. Торонто, Канада, 2025 (Print ISBN: 9781069160393, Ebook ISBN: 9781069454454).

38. Дивовижні пригоди трупа на ім'я Джек: Книга 1. Олена Березовська. — 180 стор. International Academy of Healthy Life. Торонто, Канада, 2025 (Print ISBN: 9781069454409, Ebook ISBN: 9781997797043).

39. Підготовка до вагітності: Посібник з усвідомленого батьківства. Олена Березовська. — 468 стор. International Academy of Healthy Life. Торонто, Канада, 2025 (Print ISBN: 97810694544416, Ebook ISBN: 9781069454485).

40. DIY Bestseller: How to Write, Publish, and Market Your Book in the AI Era. Olena Berezovska. — 432 p. International Academy of Healthy Life. Toronto, Canada, 2025 (Print ISBN: 9781069454423, Ebook ISBN: 9781997797012).

41. Mind Over Muscle: A Journal for Teen Athletes. Olena Berezovska. — 58 p. International Academy of Healthy Life. Toronto, Canada, 2025 (Print ISBN: 9781069454430, Ebook ISBN: 9781069454430).

42. Kopf schlägt Muskeln: Ein Journal für jugendliche Athleten. Olena Berezovska. — 58 p. International Academy of Healthy Life. Toronto, Canada, 2025 (Print ISBN: 9781997797074 , Ebook ISBN: 9798231304943).

43. After Delivery: A Doctor's Guide to Postpartum Healing and Recovery. Olena Berezovska. – 400 p. International Academy of Healthy Life. Toronto, Canada, 2025 (Print ISBN: 9781997797081, Ebook ISBN: 9781997797098).

44. Дивовижні пригоди трупа на ім'я Джек: Книга 2. Олена Березовська. — 123 стор. International Academy of Healthy Life. Торонто, Канада, 2025 (Print ISBN: 9781997797128, Ebook ISBN: 9781997797142).

45. Удивительные приключения трупа по имени Джек: Книга 1. Елена Березовская (Olena Berezovska). — 167 стр. International Academy of Healthy Life. Toronto, Canada, 2025 (Print ISBN: 9798231198023, Ebook ISBN: 9798232383688).

46. DIY Bestseller: Как написать, издать и продвинуть свою книгу в эпоху искусственного интеллекта. Елена Березовская (Olena Berezovska). — 432 стр. International Academy of Healthy Life. Toronto, Canada, 2025 (Print ISBN: 9781997797135, Ebook ISBN: 9798231985005).

47. Смехотерапия. Сборник юмористических стихов и историй. Елена Березовская (Olena Berezovska). — 240 стр. International Academy of Healthy

Life. Toronto, Canada, 2025 (Print ISBN: 9798231985005, Ebook ISBN: 9798232523060).

48. Жизнь без грима: о любви, времени и человеческих слабостях. Елена Березовская (Olena Berezovska). — 128 стр. International Academy of Healthy Life. Toronto, Canada, 2025 (Print ISBN: 9798232094775, Ebook ISBN: 9798232183653).

49. Удивительные приключения трупа по имени Джек: Книга 2. Елена Березовская (Olena Berezovska). — 125 стр. International Academy of Healthy Life. Toronto, Canada, 2025 (Print ISBN: 9798232092221, Ebook ISBN: 9798232464608).

50. DIY Bestseller: Від рукопису до бестселера з допомогою штучного інтелекту. Олена Березовська (Olena Berezovska). — 407 стор. International Academy of Healthy Life. Toronto, Canada, 2026 (Print ISBN: 9798245350677).

51. If You Want a Baby After 35: A Doctor's Honest Guide to Fertility, Pregnancy, and Healthy Motherhood. Olena Berezovska. – 284 p. International Academy of Healthy Life. Toronto, Canada, 2026 (Print ISBN: 9798252396439, Ebook ISBN: 9798233677434).

52. Безпліддя: правда, міфи і реальні шанси стати батьками. - Олена Березовська (Olena Berezovska). — 390 стор. International Academy of Healthy Life. Toronto, Canada, 2026 (Print ISBN: 9798195182427, Ebook ISBN: 9798235851535).

53. Wenn Sie mit 35+ ein Baby möchten: Ein ehrlicher ärztlicher Leitfaden zu Fruchtbarkeit, Schwangerschaft und gesunder Mutterschaft. Olena Berezovska. - 340 Seiten. International Academy of Healthy Life. Toronto, Canada, 2026 (Print ISBN: 9798197963376, Ebook ISBN: 9798197963376).

54. 35+: Se vuoi un bambino. Una guida medica sincera alla fertilità, alla gravidanza e alla maternità sana. Olena Berezovska. – 307 pagine. International Academy of Healthy Life. Toronto, Canada, 2026 (Print ISBN: 9798198744103, Ebook ISBN: 9798235484443).

55. The ferritin trap: the hidden truth about iron, fatigue, and anemia. Olena Berezovska. – 268 p. International Academy of Healthy Life. Toronto, Canada, 2026 (Print ISBN: 9798181698314, Ebook ISBN: 9798181698314).

56. ¿Quieres tener un bebé después de los 35? Una guía médica honesta sobre fertilidad, embarazo y maternidad saludable. Olena Berezovska. – 322 p. International Academy of Healthy Life. Toronto, Canada, 2026 (Print ISBN: 9798182195058, Ebook ISBN: 9798233322815).

57. Ферритиновая ловушка: скрытая правда о железе, усталости и анемии. Елена Березовская (Olena Berezovska). — 360 стр. International Academy of

Healthy Life. Toronto, Canada, 2026. (Print ISBN: 9798235807761, Ebook ISBN: 9798235104785).

58. Die Ferritin-Falle: Die verborgene Wahrheit über Eisen, Müdigkeit und Anämie. Olena Berezovska. – 342 s. International Academy of Healthy Life. Toronto, Canada, 2026 (Print ISBN: 9798189484537, Ebook ISBN: 9798189484537).

59. Le piège de la ferritine : La vérité cachée sur le fer, la fatigue et l'anémie. Olena Berezovska. – 335 p. International Academy of Healthy Life. Toronto, Canada, 2026 (Print ISBN: 9798190568394, Ebook ISBN: 9798232273606).

www.ingramcontent.com/pod-product-compliance
Lightning Source LLC
LaVergne TN
LVHW100136061126
851857LV00010B/111